Soign deux langues

—

Nursing in two languages

DISTRIBUTEUR:

PRODUCTION ET ÉDITION ASMS
5000, RUE IBERVILLE BUR. 220
MONTRÉAL, QC
H2H 2S6

ACADEMIA

A B

BRUYLANT

L'auteur remercie :

The author thanks :

le Fonds Marie-Madeleine BIHET,
pour son intervention financière à la réalisation de la traduction en anglais de l'ouvrage
"Soigner en deux langues".

the Marie-Madeleine BIHET Foundation,
for their financial support in carrying out the English translation of the book
"Nursing in two languages".

Mademoiselle France Pochart,
étudiante en langues à l'Ecole Normale Catholique du Brabant Wallon à Nivelles, pour
sa traduction en anglais de la partie théorique de l'ouvrage **" Soigner en deux langues**
" , comme travail de fin d'étude.

Miss France Pochart,
language student at the " Ecole Normale Catholique du Brabant Wallon " in Nivelles,
*for her English translation of the theory in the book " **Nursing in two languages** " as*
her end of study work.

Pierre Bachus, ingénieur civil,
Illustrations - *Illustrations*

Luc Legrand, licencié-agrégé en philologie romane,
Révision linguistique française - *French linguistic review*

Tessa Dunscombe, translator,
Jenny Hammersley-Cureton, State registered nurse,
Joan Leonard, Dip. Com., University of Strathclyde,
Révision linguistique anglaise - *English linguistic review*

Nicole Bureau - Denise Cullus - Nadine Gilmont - Dominique Lemenu - Nicole
Lepage Dominique Patte - Marie-Françoise Piette - Francette Radelet - Nicole
Sengier - Françoise Simon - Christine Simons - Myriam Vandenbak - Nicole
Vanderveken - Marie-Christine Velghe - Françoise Wagneur,
infirmières graduées hospitalières et enseignantes,
Révision pour le contenu professionnel et technique - *Professional content review*

Marianne Marchal,
Conseils méthodologiques - *Methodological advice*

SOIGNER EN DEUX LANGUES

―――

NURSING IN TWO LANGUAGES

―――

Conçu, structuré et réalisé par
Devised, structured and produced by

Huguette FIZAINE

Infirmière graduée hospitalière (Edith Cavell)
Lic. Sc. Médico-Soc. et Hospitalières
option Education pour la Santé (UCL)

Traduction en anglais - *English translation:*

Julie Atkins

State registered nurse

et - and

France Pochart

Etudiante en langues
à l'Ecole Normale Catholique du Brabant Wallon à Nivelles
Language student
Higher language school

ACADEMIA
A B
BRUYLANT

© **Bruylant-Academia s.a.**
Grand'Place, 29
B- 1348 Louvain-la-Neuve

Dépôt légal: D/1994/4910/35

ISBN: 2-87209-394-X

TABLE DES MATIERES
CONTENTS

—

AVANT-PROPOS
PREFACE

—

Infirmière enseignante, j'ai conçu cet ouvrage avec l'objectif suivant:
"FAVORISER au maximum les contacts du personnel hospitalier avec les malades quelle que soit leur appartenance linguistique".

Tout échange verbal au moment de l'administration des soins hospitaliers y est consigné et traduit en français et en anglais.

L'ouvrage est utilisable tant par les anglophones que par les francophones.

Une progression chronologique et logique y est respectée: la prise d'information, la pratique des soins, le confort physique, le soutien psychologique.

De petits dessins et des histoires agrémentent le texte. Le vocabulaire et les verbes sont adaptés à des situations concrètes. Des exercices d'apprentissage sont proposés.

As a nursing tutor, I have written this book with the following purpose:
"To maximise contact between hospital staff and their patients regardless of their linguistic background".

Any verbal exchange when administering health care has been put down in writing and translated into French and English.

The work can be used by French speakers and by English speakers with the same measure of success.

The different subjects are chronologically and logically organized: obtaining information, nursing care (medical practice), physical comfort, psychological support.

Small drawings and stories enliven the text. Vocabulary and verbs are adapted to real-life situations. Practical exercises are suggested.

L'ouvrage a été conçu de manière à accompagner l'enseignement dispensé aux futurs praticiens, mais aussi pour faciliter la tâche du personnel déjà en fonction.

Pour ces mêmes motifs, il a fait l'objet d'une édition français/allemand et d'une édition français/néerlandais.

Ce travail contribue à un objectif "d'humanisation de l'hôpital".

Si tous ces appoints pédagogiques se retrouvent dans l'ouvrage, il n'est cependant pas un manuel scolaire, car il n'est pas conçu pour apprendre l'anglais ou le français de façon systématique.

Il vise essentiellement à permettre aux soignants d'entrer en contact avec les patients, dans la langue maternelle de ceux-ci, alors qu'ils vivent une hospitalisation. Dans ce but, il est construit sous la forme d'un "lexique", c'est-à-dire de phrases toutes faites destinées à coïncider avec les circonstances et les gestes de la réalité professionnelle. Il facilite ainsi au maximum l'information et le dialogue avec les patients.

Qu'y a-t-il de plus angoissant pour un patient que de recevoir des soins sans l'accompagnement d'un dialogue adéquat ?

Qu'y a-t-il de plus frustrant pour une infirmière que de désirer communiquer avec un malade et de ne pouvoir le faire, parce que les mots de l'autre culture lui échappent ?

This book has been devised to assist in the teaching of student nurses, as well as to help nurses who are already working.

For the same reasons, this book has already been translated into Dutch and into German.

This work is intended to make a contribution towards "the humanization of the hospital".

In spite of the many educational points in this handbook, it should not be used as a textbook since it has not been devised to teach the English language or the French language systematically.

Its main aim is to help nurses converse with inpatients in their mother tongue. To do so, the book has been built up in the form of a "lexicon", i.e. a series of short sentences that can easily be transposed to several professional contexts. Information and dialogue with patients are thus made easier.

What can be more harrowing for a patient than to receive nursing care without being able to talk to the carer ?

What can be more frustrating for nurses than to be unable to communicate with their patients, when they'd like to, because of cultural and linguistic differences ?

Le lexique épouse la logique des soins infirmiers dans l'ordre de leur exécution et donne ainsi la possibilité d'un contact qui apportera un "plus" dans le confort physique et psychologique des malades.

Soigner en deux langues est destiné à renforcer l'apprentissage de la pratique professionnelle, en l'exerçant sous forme de "jeux de rôle" en relation étroite avec la réalité professionnelle.

Une collaboration entre les professeurs de nursing et les professeurs de langues s'avère souhaitable.

Cet ouvrage est donc conçu non seulement pour les élèves infirmier(e)s dans l'apprentissage de leur pratique professionnelle, mais également pour aider, dans les services hospitaliers, les infirmièr(e)s diplômé(e)s confronté(e)s avec des malades d'une autre culture.

Puisse le dialogue suggérer une manière d'être !

The lexicon follows the nurses' treatment schedule in logical order and will provide them with opportunities for making contact with the patients which will contribute a "plus" to the physical comfort and psychological well-being of people who are ill.

"Nursing in two languages" is intended to reinforce the practical learning process by performing some role plays closely related to professional reality.

It shows the desirability of cooperation between nursing teachers and language teachers.

This handbook has not only been written for nursing students learning professional skills, but is also intended to help qualified nurses in the hospital environment to deal with patients of another language or culture.

I hope such dialogue will suggest a "way of being" !

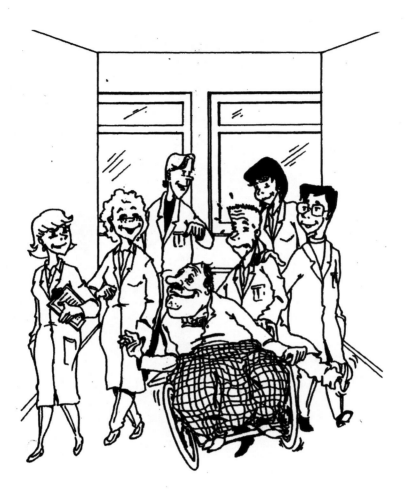

"Si votre regard se pose sur lui, si votre sourire provoque le sien, si votre main saisit la sienne, si votre bras le soutient, c'est un malade **entouré**.
Mais, si votre message lui parvient dans sa langue maternelle et si les paroles qu'il prononce rencontrent votre compréhension, c'est un malade qui **participe à sa guérison**".

*"When you look at him, when his smile responds to yours, when you take his hand, when your arm supports him, he is a patient who knows he is **not alone**.
But when he gets the message in his own language, when his words can be understood by you, he is a patient who **is contributing to his own recovery**".*

INTRODUCTION

INTRODUCTION

1

Les objectifs ———— *The aims*

L'ouvrage veut offrir à tou(te)s les infirmièr(e)s l'accès au dialogue avec les patients dans les deux langues et accessoirement proposer un dialogue de base aux élèves infirmièr(e)s dans l'administration des soins aux patients.

Cet ouvrage suppose la connaissance de base des deux langues, acquise dans l'enseignement secondaire.

Ce volume comprend le vocabulaire technique associé aux pratiques de soins de 1ère année et une partie de celui de 2ème année.

The main aim of this book is to enable nurses to communicate with patients in both languages, while at the same time offering student nurses a basic dialogue that can be used while taking care of patients.

This book assumes that a basic knowledge of both languages has been acquired (secondary school level).

In this book you will find the technical vocabulary associated with practical skills learned during the first year and part of the second year in nursing.

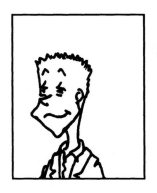

ERIC - ERIC

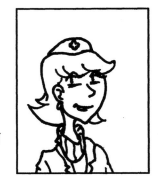

CARINE - *KAREN*

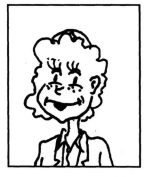

MARY - MARIE

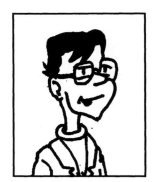

CHARLES - *CHARLES*

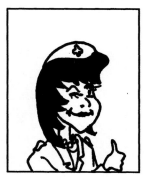

ANN - ANNE

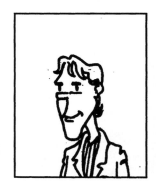

PIERRE - *PETER*

ERIC, CARINE, MARIE, CHARLES, ANNE, PIERRE
vous présentent leurs acquis progressifs en anglais dans la pratique professionnelle au cours de leurs trois années de formation de base.

ERIC, KAREN, MARY, CHARLES, ANN, PETER
are going to show you all that they have learned in French in the daily practice of their jobs, during their 3-year basic nursing course.

2

| La présentation des personnages | Introducing the characters |

Eric, Carine, Marie, Charles, Anne et Pierre vous présentent les progrès qu'ils ont réalisés en anglais dans la pratique professionnelle au cours de leurs trois années de formation de base.

Eric et Carine sont en première année. Après deux mois de cours théoriques et d'étude de la pratique professionnelle, ils commencent leur stage dans le service de chirurgie.

Marie et Charles sont en deuxième année et sont également dans le service de chirurgie. Ils pratiquent des soins plus élaborés.

Anne et Pierre sont en troisième année. Ils effectuent leur stage en salle d'opération. Les aînés aident leurs camarades plus jeunes.

Antoine Petit est un patient aimable et coopératif, très handicapé. C'est la "coqueluche" des élèves. C'est un hospitalisé de longue date qui se laisse soigner par les élèves même s'ils sont un peu lents et maladroits ! C'est le préféré d'Eric.

Eric, Karen, Mary, Charles, Ann and Peter are going to show you the progress they have made in French in the daily practice of their job during their 3-year basic course.

Eric and Karen are in the first year. After two months of theory and study of professional practice, they are starting practical nursing training on a surgical ward.

Mary and Charles are in the second year and are also on the surgical ward where they give more elaborate nursing care.

Ann and Peter are in the third year. Their on-the-job training takes place in the operating theatre. The older students help the younger ones.

Anthony Small is a very cooperative and friendly, severely handicapped in-patient. He is the "darling" of the students. He has been an in-patient for a very long time and is always ready to be taken care of by students, even when they are a little bit slow or clumsy. He is Eric's favourite.

3

La méthodologie ——— *Methodology*

Le dialogue suivra généralement le déroulement suivant :

- La prise d'information
  L'information au patient
- La pratique des soins

- Le confort physique du patient

  Les conseils - L'éducation du patient
  Le confort psychologique du patient

Chaque dialogue se rapporte à une pratique des soins; il donne ce qui peut être "dit", sous différentes formes, au cours des étapes de ces soins.

Il est proposé un vocabulaire, des verbes, des conjugaisons et des exercices relatifs à ces soins.

Les dessins, la petite histoire font le lien entre les personnages présentés et le contenu de ce dialogue professionnel.

Ces petites phrases sont là pour vous offrir un éventail de possibilités dans le dialogue avec le malade. Elles doivent être utilisées dans les circonstances adéquates et être l'expression de vos sentiments.

The dialogue will generally be structured as follows:

- *Gathering information*
  Informing the patient
- *Applying the treatment and/or nursing care*
- *Providing physical comfort for the patient*
  Advising/educating the patient
  Providing psychological support for the patient

Each dialogue covers a particular aspect of nursing care and contains several different possible phrases which can be used at each stage of the treatment.

You will not only find vocabulary, verbs and conjugations relating to this treatment but exercises as well.

The drawings and the story are used to link the characters and the content of these professional dialogues.

The little phrases that are suggested give a range of ways of talking to the patient. They should be used in the appropriate circumstances and should reflect your own feelings.

CONTEXTE MEDICAL
MEDICAL BACKGROUND

—

1

Le cadre hospitalier ———— The hospital environment

Infrastructure générale	1.1	General infrastructure
clinique (la)	a	clinic (the)
hôpital (l')	b	hospital (the)
entrée (l')	c	entrance (the)
hall (le)	d	hall (the)
sortie (la)	e	exit (the)
ascenseur(s) (l',les)	f	lift(s) (the)
escalier(s) (l',les)	g	stairs (the)
étage(s) (l',les)	h	floor(s) (the)
auditoire(s) (l',les)	i	auditorium(ria) (the)
bibliothèque (la)	j	library (the)
boutique (la)	k	shop (the)
cafétéria (la)	l	cafeteria (the)
restaurant (le)	m	restaurant (the)
vestiaire(s) (le,les)	n	changing room(s) (the)

Services administratifs	1.2	Administrative departments
administration (l')	a	administration (the)
admission(s) (l',les)	b	admission(s) (the)
archives (les)	c	archives (the)
bureau(x) (le,les)	d	office(s) (the)
central (le) téléphonique	e	switchboard (the)
comptabilité (la)	f	accounting department (the)
information (l')	g	information (the)
réception (la)	h	reception (the)

Etages d'hospitalisation	1.3	Ward areas
bureau (le) des infirmières	a	nurses' office (station) (the)
bureau (le) du médecin	b	doctor's office (the)
chambre(s) (la,les)	c	room(s) (the)
office (l')	d	duty room (the)
réfectoire (le)	e	dining room (the)
réserve (la) de matériel	f	equipment store (the)

salle(s) (la,les)	g	room (the)
salle (la) de bains	h	bathroom (the)
salle (la) d'examen	i	examination room (the)
salle (la) de préparation des soins	j	treatment preparation room (the)
salle (la) de rangement	k	storage room (the)
salle (la) de télévision	l	television room (the)
"utility" (l') propre	m	"clean" utility (the)
"utility" (l') sale	n	"dirty" utility (the)
vidoir (le)	o	tidy room (the)

Services d'hospitalisation 1.4 Hospital departments

garde (la)	a	guard (night admissions) (the)
urgence (l')	b	accident & emergency department (the)
chirurgie (la)	c	surgical ward (the)
médecine (la) interne	d	medical ward (the)
salle (la) d'opération	e	operating room (the) [theatre]
soins (les) intensifs	f	intensive care unit (the)
réanimation (la)	g	reanimation ward (the)
réveil (le)	h	post-operative room (the)
bloc (le) d'accouchement	i	delivery ward (the)
bloc (le) des isolements	j	isolation ward (the)
isolement (l') aseptique	k	aseptic isolation (the)
isolement (l') septique	l	septic isolation (the)
maternité (la)	m	maternity ward (the)
néonatalité (la)	n	nursery (the)
obstétrique (l')	o	obstetric ward (the)
pédiatrie (la)	p	pediatric ward (the)
prématurés (les)	q	premature baby unit (the)
réadaptation (la)	r	readaptation ward (the)
réhabilitation (la)	s	rehabilitation ward (the)
revalidation (la)	t	revalidation ward (the)

Services de traitements et d'examens 1.5 Treatment and examination departments

dialyse (la)	a	dialysis ward (the)
hématologie (l')	b	haematology department (the)
transfusion (la)	c	transfusion ward (the)
cobalthérapie (la)	d	cobalt therapy unit (the)
endoscopie (l')	e	endoscopy department (the)
isotopes (les)	f	radio-isotope department (the)
radiographie (la)	g	radiology department (the)
radioscopie (la)	h	radioscopy department (the)
radiothérapie (la)	i	radiotherapy department(the)
simulation (la)	j	simulation department (the)
scanner (le)	k	scanner (the)
ergothérapie (l')	l	ergotherapy department (the)
physiothérapie (la)	m	physiotherapy department (the)

Services annexes à l'hospitalisation 1.6 Ward annexes

biberonnerie (la)	a	milk kitchen (the)
laboratoire (le)	b	laboratory (the)
service (le) social	c	social services (the)
stérilisation (la)	d	sterilisation unit (the)
pharmacie (la)	e	pharmacy (the)

Spécialités/Consultations	1.7	Specialities/out-patients departments
bactériologie (la)	a	*bacteriology (the)*
cardiologie (la)	b	*cardiology (the)*
dermatologie (la)	c	*dermatology (the)*
endocrinologie (l')	d	*endocrinology (the)*
gastro-entérologie (la)	e	*gastro-enterology (the)*
gériatrie (la)	f	*geriatrics (the)*
gérontologie (la)	g	*gerontology (the)*
gynécologie (la)	h	*gynaecology (the)*
néphrologie (la)	i	*nephrology (the)*
neurologie (la)	j	*neurology (the)*
oncologie (l')	k	*oncology (the)*
ophtalmologie (l')	l	*ophthalmology (the)*
orthopédie (l')	m	*orthopaedics (the)*
otho-rhino-laryngologie (l')	n	*ear, nose and throat*
pneumologie (la)	o	*pneumology (the)*
psychiatrie (la)	p	*psychiatry (the)*
rhumatologie (la)	q	*rhumatology (the)*
stomatologie (la)	r	*stomatology (the)*
urologie (l')	s	*urology (the)*

Services de maintenance	1.8	Maintenance areas
buanderie (la)	a	*laundry (the)*
cuisine (la)	b	*kitchen (the)*
lingerie (la)	c	*linen room (the)*
magasins (les)	d	*stores (the)*

Locaux du culte	1.9	Religious areas
chapelle (la)	a	*chapel (the)*
morgue (la)	b	*morgue (the)*

2

Le personnel hospitalier ——— The hospital personnel

Personnel administratif	2.1	Administrative personnel
caissier(ère) (le,la)	a	cashier (the)
comptable (le)	b	accountant (the)
économe (l')	c	economist (the)
facteur (le)	d	postman (the)
réceptionniste (le,la)	e	receptionist (the)
téléphoniste (le,la)	f	telephonist (the)

Personnel de l'hospitalisation	2.2	Ward personnel
accoucheuse(s) (l',les)	a	midwife(ves) (the)
brancardier(s) (le,les)	b	stretcher-bearer(s) (the), porter(s) (the)
chef(s) (la,les) de salle	c	head nurse(s) (the)
chef(s) (la,les) de service	d	ward sister(s) (the), charge nurse (the)
directrice(s) (la,les)	e	nursing officer(s) (the)
élève(s) (l',les)	f	student(s) (the)
infirmier(s) (l',les)	g	male nurse(s) (the)
infirmière(s) (l',les)	h	nurse(s) (the)
infirmière(s) (l',les) de nuit	i	night nurse(s) (the)
garde(s)-malade(s) (la,les)	j	ward assistant(s) (the)
puéricultrice(s) (la,les)	k	nursery nurse(s) (the)
stagiaire(s) (la,les)	l	trainee(s) (the)
veilleuse(s) (la,les)	m	night watch (the)

Médicaux	2.3	Doctors
anesthésiste (l')	a	anaesthetist (the)
chirurgien (le)	b	surgeon (the)
interne (l')	c	intern (the)
médecin (le)	d	doctor (the)
médecin (le) de garde	e	doctor (the) on call
résident (le)	f	resident (the)

Paramédicaux	2.4	Paramedics
assistant(e) (l') social(e)	a	social assistant (the)
diététicien(ne) (le,la)	b	dietitian (the)
laborantin(e) (le,la)	c	laboratory assistant (the)
kinésithérapeute (le,la)	d	physiotherapist (the)
pharmacien(ne) (le,la)	e	pharmacist (the)
préleveuse (la)	f	blood sample taker (the)
psychologue (le,la)	g	psychologist (the)
technicien (le) labo	h	laboratory technician (the)
technicien (le) radio	i	radiology assistant (the)

Spécialistes médicaux	2.5	Specialists (consultants)
bactériologue (le)	a	bacteriologist (the)
cardiologue (le)	b	cardiologist (the)
cardiologue (le)	c	heart specialist (the)
dermatologue (le)	d	dermatologist or skin specialist (the)
endocrinologue (l')	e	endocrinologist (the)
gastro-entérologue (le)	f	gastro-enterologist (the)
gériatre (le)	g	geriatrician (the)
gérontologue (le)	h	gerontologist (the)
gynécologue (le)	i	gynaecologist (the)
néphrologue (le)	j	nephrologist (the)
neurologue (le)	k	neurologist (the)
cancérologue (le)	l	cancerologist (the)
ophtalmologue (l')	m	ophthalmologist (the)
orthopédiste (l')	n	orthopaedic surgeon (the)
otho-rhino-laryngologue (l')	o	ear, nose and throat specialist (the)
otho-rhino-laryngologue (l')	p	otho-rhino-laryngologist (the)
pédiatre (le)	q	pediatrician (the)
pneumologue (le)	r	pneumologist (the)
psychiatre (le)	s	psychiatrist (the)
radiologue (le)	t	radiologist (the)
rhumatologue (le)	u	rhumatologist (the)
stomatologue (le)	v	stomatologist (the)
urologue (l')	w	urologist (the)

Personnel de maintenance	2.6	Maintenance personnel
femme (la) de ménage	a	domestic help (the)
nettoyeuse (la)	b	cleaning lady (the)
technicien (le)	c	technician (the)

Personnes du culte	2.7	Religious personnel
aumônier (l')	a	chaplain (the)
conseiller (le) laïc	b	lay counsellor (the)
rabbin (le)	c	rabbi (the)

Personnes extérieures	2.8	External personnel
barbier (le)	a	barber (the)
bénévole (le,la)	b	voluntary worker (the)
coiffeur (le)	c	hairdresser (the)
pédicure (la)	d	pedicure (the)

3

L'organigramme des soins hospitaliers

Nursing organisation chart

Directrice du nursing
Director of Nursing

Infirmière hygiéniste
Nurse Hygienist

Cadre intermédiaire
Infirmière Chef de Service
Nursing Officer
Head Ward Nurse (Ward Sister)

Infirmière formation permanente
Nurse Tutor

Infirmière en chef
Head Nurse (Staff Nurse)

Infirmière
Nurse

4

Rappels anatomiques	Anatomical reminders

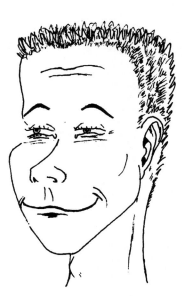

la(les) tête(s)	: *the head(s)*
le(s) crâne(s)	: *the skull(s)/cranium(-nia)*
le(s) cheveu(x)	: *the hair*
le(s) poil(s)	: *the hair(s)*
le(s) front(s)	: *the forehead(s)*
l'oeil (les yeux)	: *the eye(s)*
le(s) cil(s)	: *the eyelash(es)*
le(s) sourcil(s)	: *the eyebrow(s)*
la(les) paupières	: *the eyelid(s)*

le(s) nez	: *the nose(s)*
la(les) narine(s)	: *the nostril(s)*

l'(les) oreille(s)	: *the ear(s)*
le(s) pavillon(s)	: *the external ear(s)*
la(les) bouche(s)	: *the mouth(es)*
la(les) lèvre(s)	: *the lip(s)*
la(les) dent(s)	: *the tooth (teeth)*
la(les) langue(s)	: *the tongue(s)*
la(les) joue(s)	: *the cheek(s)*
le(s) menton(s)	: *the chin(s)*
le(s) maxillaire(s)	: *the maxillary(ies)/ jawbone(s)*

le(s) cerveau(x)	: *the brain(s)*
le(s) cervelet(s)	: *the hindbrain(s)*

l'(les)iris	: *the iris(es)*
la(les) pupille(s)	: *the pupil(s)*
la(les) conjonctive(s)	: *the conjunctiva(e)*
la(les) cornée(s)	: *the cornea(e)*
la(les) sclérotique(s)	: *the sclera(e)*

le(s) tympan(s)	: *the eardrum*
le(s) conduit(s) auditif(s)	: *the auditory canal*
le(s) canal(aux) lacrymal(aux)	: *the lachrymal duct(s)/tearduct(s)*
la(les) fosse(s) nasale(s)	: *the nasal cavity(ies)*

la(les) cavité(s) bucale(s)	: *the oral cavity (ies)*
la(les) luette(s)	: *the uvula(e)*
l'(les) amygdale(s)	: *the tonsil(s)*
l'(les) épiglotte(s)	: *the epiglottis*
la(les) corde(s) vocale(s)	: *the vocal cord(s)*
la(les) glande(s) salivaire(s)	: *the salivary gland(s)*
le(s) pharynx	: *the pharynx (-es)*
le(s) larynx	: *the larynx (-es)*

le(s) cou(s) : neck (the)
la(les) nuque(s) : nape (the) of (the) neck

le(s) thorax : thorax (the) or chest (the)
le(s) sternum(s) : sternum (the)
la(les) poitrine(s) : chest (the) or thorax (the)
le(s) sein(s) : bust (the) or breast(s) (the)
la(les) glande(s) mammaire(s) : mammary gland(s) (the)

le(s) dos : back (the)

le(s) ventre(s) : tummy(-mies) (the)
le(s) nombril(s) : navel (the)
l'(les) abdomen(s) : abdomen (the)
le(s) pubis : pubis (the)
le(s) périnée(s) : perineum (the)

l'(les) ovaire(s) : ovary (ies) (the)
l'(les) utérus : uterus(-ri) (the) / womb (the)
la(les) trompe(s) : tube(s) (the)
le(s) vagin(s) : vagina (the)

les grandes lèvres : major lips (the), (labia majora)
les petites lèvres : minor lips (the), (labia minora)
le(s) clitoris : clitoris (the)

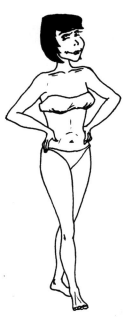

la(les) trachée(s) : trachea(-ae) (the)
l'(les) oesophage(s) : oesophagus (the)
le(s) pylore(s) : pylorus(-ri) (the)

le(s) poumon(s) : lung (the)
la(les) bronche(s) : bronchus(-chis(the)
la(les) bronchiole(s) : bronchiole (the)
l'(les) alvéole(s) : alveolus(-lis) (the)
la(les) plèvre(s) viscérale(s) : visceral pleura(-ae) (the)
la(les) plèvre(s) pariétale(s) : parietal pleura(-ae) (the)

la(les) cage(s) thoracique(s) : ribcage (the)
la(les) côte(s) : rib(s) (the)
la(les) colonne(s) vertébrale(s) : vertebral column / spine / backbone (the)
le(s) disque(s) intervertébral(aux) : intervertebral disk(s) (the)

le(s) coeur(s) : heart (the)
l'(les) aorte(s) : aorta (the)
la(les) carotide(s) : carotid artery(ies) (the)
l'(les) artère(s) : artery (the)
la(les) veine(s) : vein (the)
le(s) vaisseau(x) : blood vessel(s) (the)
le(s) capillaire(s) : capillary(ies) (the)

l'(les) estomac(s)	: *stomach (the)*
le(s) duodénum(s)	: *duodenum (the)*
la(les) voie(s) biliaire(s)	: *bile duct(s) (the)*
le(s) pancréas	: *pancreas (the)*
la(les) rate(s)	: *spleen (the)*
le(s) foie(s)	: *liver (the)*
la(les) vésicule(s) biliaire(s)	: *gall bladder(s) (the)*
le(s) péritoine(s)	: *peritoneum (the)*
l'(les) intestin(s) grêle(s)	: *small intestine(s) (the)*
le(s) côlon(s) ascendant(s)	: *ascending colon(s) (the)*
le(s) côlon(s) transverse(s)	: *transverse colon(s) (the)*
le(s) côlon(s) descendant(s)	: *descending colon(s) (the)*
le(s) rectum(s)	: *rectum (the)*
l'(les) ampoule(s) rectale(s)	: *rectal ampulla (the)*
l'(les) anus	: *anus(-ni) (the)*
le(les) coccyx	: *coccyx (the)*
le(les) rein(s)	: *kidney(-eys) (the)*
l'(les) uretère(s)	: *ureter (the)*
la(les) vessie(s)	: *bladder (the)*
l'(les) urètre(s)	: *urethra (the)*
la(les) glande(s) séminale(s)	: *seminal vesicle(s) (the)*
la(les) prostate(s)	: *prostate (the)*
le(s) testicule(s)	: *testicle(s) (the)*
la(les) verge(s)	: *penis (the)*
le(s) gland(s)	: *glans penis (the)*

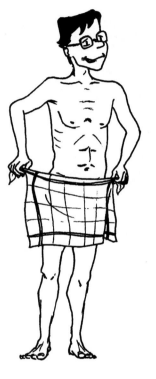

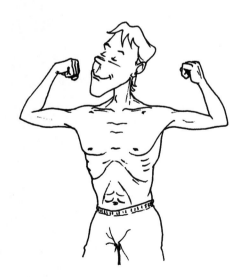

l'(les) épaule(s)	: *shoulder (the)*
la(les) clavicule(s)	: *collar bone (the)*
l'(les) omoplate(s)	: *shoulder blade(s) (the)*
l'(les) humérus	: *humerus(-i) (the)*
le(s) bras	: *arm (the)*
le(s) coude(s)	: *elbow (the)*
le(s) radius	: *radius (the)*
le(s) cubitus	: *ulna(-ae) (the)*
l'(les) avant-bras	: *forearm (the)*
le(s) poignet(s)	: *wrist (the)*
la(les) main(s)	: *hand (the)*
le(s) doigt(s)	: *finger (the)*
l'(les) ongle(s)	: *nail (the)*
la(les) phalange(s)	: *phalanx(-es) (the)/finger bone(s) (the)*
la(les) hanche(s)	: *hip (the)*
le(s) bassin(s)	: *pelvis (the)*
le(s) fémur(s)	: *femur (the)*
le(s) col(s) du fémur	: *neck (the) of the femur*
la(les) cuisse(s)	: *thigh (the)*
la(les) fesse(s)	: *buttock (the)*
le(s) genou(x)	: *knee (the)*
le(s) ménisque(s)	: *meniscus (the)*
la(les) jambe(s)	: *leg (the)*
le(s) tibia(s)	: *tibia(-ae) (the) / shinbone (the)*
le(s) péroné(s)	: *fibula(-ae) (the)*
le(s) mollet(s)	: *calf, calves (the)*
la(les) cheville(s)	: *ankle (the)*
le(s) pied(s)	: *foot(eet) (the)*
la(les) phalange(s)	: *phalanx(-es) (the)/toe bone(s) (the)*
l'(les) orteil(s)	: *toe(s) (the)*
le(s) muscle(s)	: *muscle (the)*
le(s) nerf(s)	: *nerve (the)*
le(s) tendon(s)	: *tendon (the)*
la(les) glande(s)	: *gland (the)*
le(s) sphincter(s)	: *sphincter (the)*
le(s) méat(s)	: *meatus(-ses) (the)*
l'(les) os	: *bone (the)*
l'(les) articulation(s)	: *joint (the)*
la(les) vertèbre(s)	: *vertebra(-ae) (the)*
le(s) cartilage(s)	: *cartilage (the)*

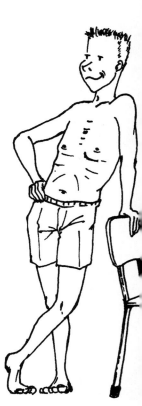

32

GUIDE PRATIQUE
PRACTICAL GUIDE

—

1

Les mots clefs ———— *The key words*

Tout de suite	: *Immediately*	Voilà	: *There is, there are*
Tout à l'heure	: *Later*	Avec qui, quoi, quelle, quel	: *With whom, what, which*
Comment ?	: *How ?*	Dans quel, quelle	: *In what, which*
Combien ?	: *How many ?*	Dans quoi	: *In what*
Pourquoi ?	: *Why ?*	Hier	: *Yesterday*
Quand ?	: *When ?*	Aujourd'hui	: *Today*
Où ?	: *Where ?*	Demain	: *Tomorrow*
Quel, quelle ?	: *Which ?*	Après-demain	: *The day after tomorrow*
Quoi ?	: *What ?*	Ce matin	: *This morning*
Qui ?	: *Who ?*	Cet après-midi	: *This afternoon*
Voici	: *Here is / here are*		.

2

| Les préfixes et les suffixes | The prefixes and suffixes |

-métrie = mesure

-stomie = bouche, abouchement à la peau

-tomie = ouverture (section)

-ectomie = ablation

-ite = inflammation

-algie = douleur

-hémie = dans le sang

-urie = dans les urines

-pathie = affection

-rragie = écoulement

-rrhée = écoulement

-a ou an = absence

-plégie = paralysie

-thérapie = traitement

- metry = measurement

- stomy = mouth, opening

- tomy = cutting open (cutting)

- ectomy = removal, ablation

- itis = inflammation

- algia = pain

- emy = in the blood

- uria = in the urine

- pathy = illness

- rrhage = flow

- rrhoea = flow

- a or an = absence of

- plegia = paralysis

- therapy = treatment

3

Les traitements "per os" — *Oral treatment*

Le(s) comprimé(s) 3.1 *The tablet(s)*

Les <u>comprimés</u> sont des préparations médicamenteuses de consistance solide, de formes et de poids divers, (en général cylindriques et aplaties) obtenues par compression ou par moulage de substances médicamenteuses (poudres).

<u>Tablets</u> are medicinal preparations in solid form of different shapes and weights (generally cylindrical and flat), obtained by pressing or moulding of medicinal substances (powders).

Le(s) cachet(s) 3.2 *The cachet(s)*

Les <u>cachets</u> sont formés par la réunion de 2 cupules de pain azyme qui laissent entre elles une cavité pouvant contenir de la poudre médicamenteuse.

<u>Cachets</u> are two hollow cups of rice paper, sealed together, which contain a medicinal powder.

La (les) gélule(s), la (les) capsule(s) 3.3 The capsule(s)

Les capsules, les gélules sont des préparations médicamenteuses constituées par une enveloppe de substances inactives (gélatine) susceptibles de se dissoudre dans les sucs digestifs. Enveloppes ovoïdes ou sphériques destinées à faciliter l'absorption de certains médicaments liquides ou solides de saveur ou d'odeur désagréables.

Capsules are pharmaceutical preparations consisting of an outer casing of inactive substances (gelatine) which will be dissolved by the digestive juices. Oval or round casings are used to facilitate the absorption of solid or liquid medecines with an unpleasant smell or taste.

La (les) pilule(s) 3.4 The pill(s)

Les pilules sont de petites masses sphériques de consistance ferme destinées à être administrées par voie buccale sans séjourner dans la bouche.

Pills are small round balls of a firm consistency which are intended to be taken orally and swallowed immediately.

La (les) dragée(s) 3.5 The sugar coated pill(s) (dragée(s))

Les dragées sont des formes médicamenteuses composées d'un noyau (comprimé ou pilule) enrobé de sucre poli.

Dragées are tablets or pills composed of a compressed centre with a sugar coating.

La (les) pastille(s) 3.6 The pastille(s)

Les pastilles sont des médicaments solides, hémisphériques, obtenus en coulant un mélange fondu de sucre avec un produit médicamenteux.

Pastilles are solid hemispherical medecines obtained by melting together a mixture of sugar and a medicinal compound.

La (les) pastille(s) à sucer	3.7	*The lozenge(s)*
La(les) goutte(s)	3.8	*The drop(s)*
Le(s) sirop(s)	3.9	*The syrup*
L'(les) ampoule(s) buvable(s)	3.10	*The drinkable ampulla(ae)*
Le(s) granulé(s)	3.11	*The granule(s)*
Le(s) sachet(s)	3.12	*The sachet / powder(s)*

4

Les types d'injection ——— Types of injection

I.V. : intraveineuse	*I.V. : intravenous*
I.M. : intramusculaire	*I.M. : intramuscular*
S/C : sous-cutanée	*S/C : subcutaneous*
I.D. : intradermique	*I.D. : intradermal*

5

Les mesures ——— Measurements

1 ml (millilitre)	=	*1 ml (millilitre)*
1 cc (centimètre cube)	=	*1 cc (cubic centimetre)*
1 / 1.000 de litre (1 millième de litre)		*1 / 1.000 litre (1 thousandth of a litre)*
1000 ml (millilitres)	=	*1000 ml (millilitres)*
1000 cc (centimètres cubes)	=	*1000 cc (cubic centimetres)*
1 litre		*1 litre*
1 cm (centimètre)	=	*1 cm (centimetre)*
1/100 de mètre (1 centième de mètre)		*1/100 metre (1 hundredth of a metre)*
100 cm (centimètres)	=	*100 cm (centimetres)*
1 mètre		*1 metre*
1 mg (milligramme)	=	*1 mg (milligram)*
= 1 / 1000 de gramme		*= 1 / 1000 gram*
(1 millième de gramme)		*(1 thousandth of a gram)*
1000 mg (milligrammes)	=	*1000 mg (milligrams)*
1 gramme		*1 gram*

1	=	1 gamma	=	10^{-3} mg	=	0,001 mg
10	=	10 gamma	=	10^{-2} mg	=	0,01 mg
100	=	100 gamma	=	10^{-1} mg	=	0,1 mg
1000	=	1000 gamma	=	1 mg		

6

Les chiffres ———— Numbers

un, deux, trois, quatre, cinq, six, sept, huit, neuf, dix,	**1 à 10**	*one, two, three, four, five, six, seven, eight, nine, ten,*
onze, douze, treize, quatorze, quinze, seize, dix-sept, dix-huit, dix-neuf, vingt.	**11 à 20**	*eleven, twelve, thirteen, fourteen, fifteen, sixteen, seventeen, eighteen, nineteen, twenty.*

La règle de 20 à 100

En français et en anglais, à partir de 20:
la dizaine précède l'unité :
vingt et un, vingt-deux, vingt-trois, ...
trente et un, trente-deux, ...
quarante et un, quarante-deux, ...

The rule from 20 to 100

*In English and in French from 20
onwards the ten precedes the unit :
twenty-one, twenty-two, twenty-three,
thirty-one, thirty-two, ...
forty-one, forty-two, ...*

dix, vingt, trente, quarante, cinquante, soixante, septante, quatre-vingts, nonante, cent	**10 à 100**	*ten, twenty, thirty, forty, fifty, sixty, seventy, eighty, ninety, one hundred*

cent	**100**	*one hundred*
cent cinquante	**150**	*one hundred and fifty*
deux cents	**200**	*two hundred*
deux cent cinquante	**250**	*two hundred and fifty*
trois cents	**300**	*three hundred*
trois cent cinquante	**350**	*three hundred and fifty*
quatre cents	**400**	*four hundred*
quatre cent cinquante	**450**	*four hundred and fifty*
cinq cents	**500**	*five hundred*
mille	**1.000**	*one thousand*
dix mille	**10.000**	*ten thousand*
cent mille	**100.000**	*one hundred thousand*
un million	**1.000.000**	*one million*

7

Emploi de l'impératif ——— *Use of the imperative*

En français, on utilise pratiquement toujours la forme en « -ez » (sauf si on s'adresse à un ami, un membre de sa famille); souvent on ajoute «s'il vous plaît», ou «je vous prie».

In English the imperative is formed with the infinitive and is often completed by other small words. «Please» usually precedes or follows the order.

Ex:

    Ven**ez**, je vous prie.

    Essay**ez**, s'il vous plaît.

    Lav**ez**-vous donc.

Ex:

    Come here, please !

    Try this, please !

    Please, do try !

    Please, wash yourself !

Rappel des deux
conjugaisons classiques :
« Etre » et « Avoir »

8

Revision of two
basic conjugations:
« To be» and « To have»

AVOIR (infinitif) — 8.1 — TO HAVE (infinitive form)

	Indicatif présent	Interrogatif	Indicatif passé composé	Indicatif imparfait	Indicatif futur simple	Impératif	Plus-que-parfait	Futur antérieur
	J'ai	Ai-je ?	J'ai eu	J'avais	J'aurai		J'avais eu	J'aurai eu
	Tu as	As-tu ?	Tu as eu	Tu avais	Tu auras	Aie		
	Il a	A-t-il ?	Il a eu	Il avait	Il aura			
	Nous avons	Avons-nous ?	Nous avons eu	Nous avions	Nous aurons	Ayons		
	Vous avez	Avez-vous ?	Vous avez eu	Vous aviez	Vous aurez	Ayez	Vous aviez eu	Vous aurez eu
	Ils ont	Ont-ils ?	Ils ont eu	Ils avaient	Ils auront			

Simple Present	Interrogative form	Present Perfect	Past Continuous	Simple Future	Imperative	Past Perfect	Perfect Conditional
I have	Have I ? / Do I have?	I've had	I was having / I had	I'll have		I had had	I would have had
You have	Have you ? / Do you have ?	You've had	You were having / You had	You'll have	Have		
*He has	Has he* ? / Does he have ?	*He has had	*He was having / He had	*He'll have			
We have	Have we? / Do we have?	We've had	We were having / we had	We'll have	Let us have		
You have	Have you ? / Do you have ?	You've had	You were having / you had	You'll have	Have	You had had	You would have had
They have	Have they ? / Do they have ?	They have had	They were having / they had	They'll have			

* He / she / it

ETRE (infinitif) 8.2 TO BE (infinitive form)

Indicatif présent	Interrogatif	Indicatif passé composé	Indicatif imparfait	Indicatif futur simple	Impératif	Plus-que-parfait	Futur antérieur
Je suis	Suis-je?	J'ai été	J'étais	Je serai		J'avais été	J'aurai été
Tu es	Es-tu?	Tu as été	Tu étais	Tu seras	Sois		
Il est	Est-il?	Il a été	Il était	Il sera			
Nous sommes	Sommes-nous?	Nous avons été	Nous étions	Nous serons	Soyons		
Vous êtes	Êtes-vous?	Vous avez été	Vous étiez	Vous serez	Soyez	Vous aviez été	Vous aurez été
Ils sont	Sont-ils?	Ils ont été	Ils étaient	Ils seront			

Simple Present	Interrogative form	Present Perfect	Past Perfect	Past Continuous	Simple Future	Perfect Conditional	Imperative
I am	Am I ?	I've been	I had been	I was	I'll be	I would have been	
You are	Are you ?	You've been	You had been	You were	You'll be	You would have been	Be !
*He is	Is he *?	*He has been	*He had been	*He was	*He'll be	*He would have been	
We are	Are we ?	We have been	We had been	We were	We will be	We would have been	Let us be !
You are	Are you ?	You have been	You had been	You were	You will be	You would have been	Be !
They are	Are they ?	They have been	They had been	They were	They will be	They would have been	

* He/she/it

9

Verbes souvent utilisés
en milieu hospitalier :
«Falloir», «Devoir», «Valoir»

*Verbs commonly used
in hospitals :
«to be necessary», «to have to/must»,
«to be worth»*

Avec l'indicatif présent et futur simple
de «falloir», «devoir», vous convaincrez
ou ordonnerez de manière directe ...

With the simple present tense and
simple future tense of « to be
necessary» and «to have to», « must »,
you'll convince or give direct
instructions ...

Indicatif présent
Il faut ... Vous devez ...

Simple present:
It is necessary ...
You have to ... , You must ...

Indicatif futur simple:
Il faudra ... Vous devrez ...

Simple future:
It will be necessary ...
You will have to ...

Avec le conditionnel présent, vous convaincrez ou ordonnerez de manière moins
directe ...

With the present conditional tense,
you'll convince or give instructions
less directly ...

Conditionnel présent:
Il faudrait ...
Vous devriez ...

Present conditional:
It would be better if ...
You should ...

Suggestions de quelques formes et expressions utilisées pour inviter le malade à
l'action en la lui suggérant ...

Suggestions of some forms and expressions used to request the patient to take
action by suggesting it ...

Il vaut mieux (Indicatif présent valoir)

It is better if ...
(Simple Present)

Il vaudra mieux (Indicatif futur valoir)

It will be better if ...
(Simple Future)

Il vaudrait mieux (Cond. présent valoir)

It would be better if ...
(Present conditional)

Ce serait mieux ...
Je vous conseille ...
Essayez de ...
Vous pourriez ...
Je pense que ...
Je crois que ...
Je suis convaincu(e) que ...

It would be better if ...
I advise you to ...
Try to ...
You could ...
I think that ...
I believe that ...
I am convinced that ...

Les principales conjugaisons utilisées par l'infirmière

10

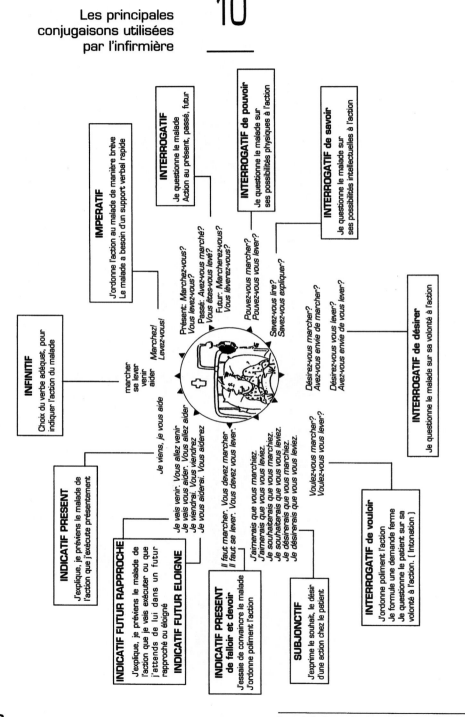

INFINITIF
Choix du verbe adéquat, pour indiquer l'action du malade

marcher
se lever
venir
aider

IMPERATIF
J'ordonne l'action au malade de manière brève
Le malade a besoin d'un support verbal rapide

Marchez!
Levez-vous!

INTERROGATIF
Je questionne le malade
Action au présent, passé, futur

Présent: Marchez-vous?
Vous levez-vous?
Passé: Avez-vous marché?
Vous êtes-vous levé?
Futur: Marcherez-vous?
Vous leverez-vous?

INTERROGATIF de pouvoir
Je questionne le malade sur ses possibilités physiques à l'action

Pouvez-vous marcher?
Pouvez-vous vous lever?

INTERROGATIF de savoir
Je questionne le malade sur ses possibilités intellectuelles à l'action

Savez-vous lire?
Savez-vous expliquer?

INDICATIF PRESENT
J'explique, je préviens le malade de l'action que j'exécute présentement

INDICATIF FUTUR RAPPROCHE
J'explique, je préviens le malade de l'action que je vais exécuter ou que j'attends de lui dans un futur rapproché ou éloigné

Je vais venir. Vous allez venir
Je vais vous aider. Vous allez aider
Je viendrai. Vous viendrez
Je vous aiderai. Vous aiderez

Je viens, je vous aide

INDICATIF FUTUR ELOIGNE

INDICATIF PRESENT de falloir et devoir
J'essaie de convaincre le malade
J'ordonne poliment l'action

Il faut marcher. Vous devez marcher.
Il faut se lever. Vous devez vous lever.

SUBJONCTIF
J'exprime le souhait, le désir d'une action chez le patient

J'aimerais que vous marchiez.
J'aimerais que vous vous leviez.
Je souhaiterais que vous marchiez.
Je souhaiterais que vous vous leviez.
Je désirerais que vous marchiez.
Je désirerais que vous vous leviez.

INTERROGATIF de vouloir
J'ordonne poliment l'action
Je formule une demande ferme
Je questionne le patient sur sa volonté à l'action. (Intonation)

Voulez-vous marcher?
Voulez-vous vous lever?

INTERROGATIF de désirer
Je questionne le malade sur sa volonté à l'action

Désirez-vous marcher?
Avez-vous envie de marcher?
Désirez-vous vous lever?
Avez-vous envie de vous lever?

Les principales conjugaisons utilisées par l'infirmière
The main conjugations used by the nurse

PRACTICAL GUIDE

10

*The main conjugations
used by the nurse*

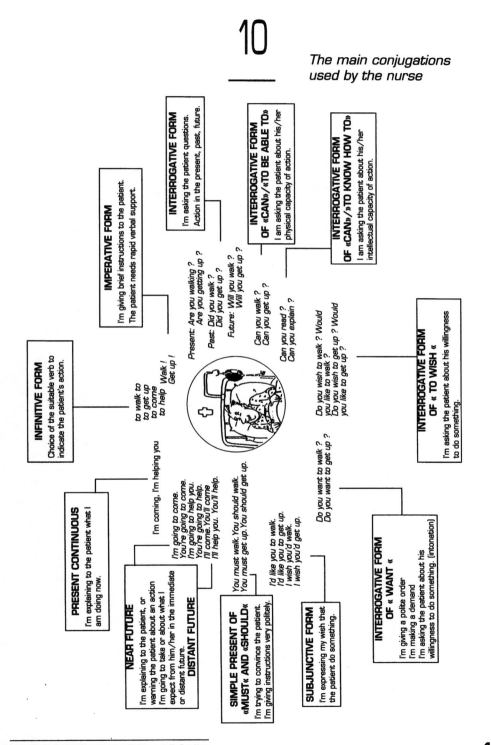

INTERROGATIVE FORM
I'm asking the patient questions.
Action in the present, past, future.

IMPERATIVE FORM
I'm giving brief instructions to the patient.
The patient needs rapid verbal support.

INTERROGATIVE FORM OF «CAN»/«TO BE ABLE TO»
I am asking the patient about his/her physical capacity of action.

INTERROGATIVE FORM OF «CAN»/»TO KNOW HOW TO»
I am asking the patient about his/her intellectual capacity of action.

INFINITIVE FORM
Choice of the suitable verb to indicate the patient's action.

Present: Are you walking ?
Are you getting up ?
Past: Did you walk ?
Did you get up ?
Future: Will you walk ?
Will you get up ?

Can you walk ?
Can you get up ?

Can you read ?
Can you explain ?

to walk to
to get up
to come   Walk !
to help   Get up !

INTERROGATIVE FORM OF « TO WISH «
I'm asking the patient about his willingness to do something.

Do you wish to walk ?
you like to walk ?
Do you wish to get up ? Would
you like to get up ?

PRESENT CONTINUOUS
I'm explaining to the patient what I am doing now.

I'm coming. I'm helping you

NEAR FUTURE
I'm explaining to the patient, or warning the patient about an action I'm going to take or about what I expect from him/her in the immediate or distant future.
DISTANT FUTURE

I'm going to come.
You're going to come.
I'm going to help you.
You're going to help.
I'll come. You'll come
I'll help you. You'll help.

SIMPLE PRESENT OF «MUST« AND «SHOULD«
I'm trying to convince the patient.
I'm giving instructions very politely.

You must walk. You should walk.
You must get up. You should get up.

I'd like you to walk.
I'd like you to get up.
I wish you'd walk.
I wish you'd get up.

Do you want to walk ?
Do you want to get up ?

SUBJUNCTIVE FORM
I'm expressing my wish that the patient do something.

INTERROGATIVE FORM OF « WANT «
I'm giving a polite order
I'm making a demand
I'm asking the patient about his willingness to do something. (intonation)

Les principales conjugaisons utilisées par le patient

11

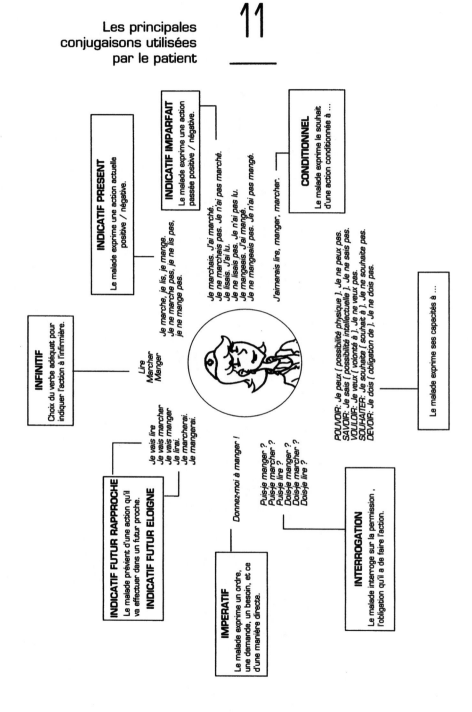

INDICATIF PRESENT
Le malade exprime une action actuelle positive / négative.

INDICATIF IMPARFAIT
Le malade exprime une action passée positive / négative.

CONDITIONNEL
Le malade exprime le souhait d'une action conditionnée à ...

Je marche, je lis, je mange.
Je ne marche pas, je ne lis pas, je ne mange pas.

Je marchais. J'ai marché.
Je ne marchais pas. Je n'ai pas marché.
Je lisais. J'ai lu.
Je ne lisais pas. Je n'ai pas lu.
Je mangeais. J'ai mangé.
Je ne mangeais pas. Je n'ai pas mangé.

J'aimerais lire, manger, marcher.

INFINITIF
Choix du verbe adéquat pour indiquer l'action à l'infirmière.

Lire
Marcher
Manger

POUVOIR: Je peux (possibilité physique). Je ne peux pas.
SAVOIR: Je sais (possibilité intellectuelle). Je ne sais pas.
VOULOIR: Je veux (volonté à). Je ne veux pas.
SOUHAITER: Je souhaite (souhait à). Je ne souhaite pas.
DEVOIR: Je dois (obligation de). Je ne dois pas.

INDICATIF FUTUR RAPPROCHE
Le malade prévient d'une action qu'il va effectuer dans un futur proche.

INDICATIF FUTUR ELOIGNE

Je vais lire
Je vais marcher
Je vais manger
Je lirai.
Je marcherai.
Je mangerai.

Donnez-moi à manger !

Puis-je manger ?
Puis-je marcher ?
Puis-je lire ?
Dois-je manger ?
Dois-je marcher ?
Dois-je lire ?

Le malade exprime ses capacités à ...

IMPERATIF
Le malade exprime un ordre, une demande, un besoin, et ce d'une manière directe.

INTERROGATION
Le malade interroge sur la permission , l'obligation qu'il a de faire l'action.

44

11

The main conjugations used by the patient

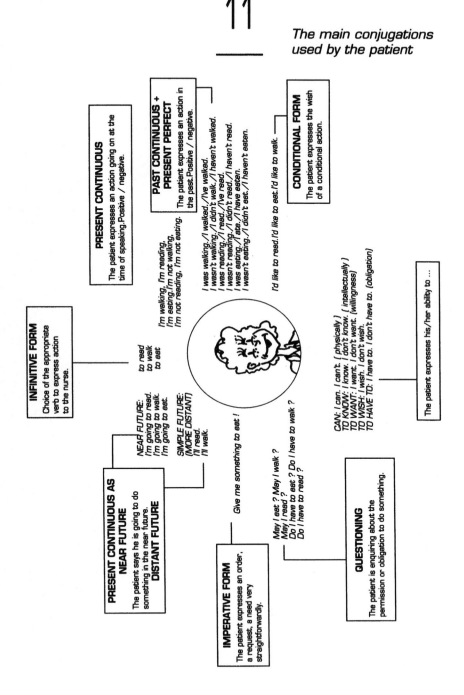

INFINITIVE FORM
Choice of the appropriate verb to express action to the nurse.

to read
to walk
to eat

PRESENT CONTINUOUS
The patient expresses an action going on at the time of speaking.Positive / negative.

I'm walking, I'm reading,
I'm eating.I'm not walking,
I'm not reading, I'm not eating.

PAST CONTINUOUS + PRESENT PERFECT
The patient expresses an action in the past.Positive / negative.

I was walking./ I walked./ I've walked.
I wasn't walking./ I didn't walk. / I haven't walked.
I was reading./ I read./ I've read.
I wasn't reading./ I didn't read./ I haven't read.
I was eating./ I ate./ I have eaten.
I wasn't eating./ I didn't eat./ I haven't eaten.

CONDITIONAL FORM
The patient expresses the wish of a conditional action.

I'd like to read.I'd like to eat.I'd like to walk.

PRESENT CONTINUOUS AS NEAR FUTURE
The patient says he is going to do something in the near future.
DISTANT FUTURE

NEAR FUTURE:
I'm going to read.
I'm going to walk.
I'm going to eat.

SIMPLE FUTURE:
(MORE DISTANT)
I'll read.
I'll walk.

IMPERATIVE FORM
The patient expresses an order, a request, a need very straightforwardly.

Give me something to eat !

May I eat ? May I walk ?
May I read ?
Do I have to eat ? Do I have to walk ?
Do I have to read ?

QUESTIONING
The patient is enquiring about the permission or obligation to do something.

CAN: I can. I can't. (physically)
TO KNOW: I know. I don't know. (intellectually)
TO WANT: I want. I don't want. (willingness)
TO WISH: I wish. I don't wish.
TO HAVE TO: I have to. I don't have to. (obligation)

The patient expresses his/her ability to ...

Dialoguer et soigner
Dialogue and nursing

—

Avertissement

Les dessins sont conçus pour suggérer le dialogue qui peut s'établir entre les soignant(e)s et les soigné(s).

C'est l'esprit du dessin qui est à saisir et non les détails ponctuels

Warning

The drawings are designed to suggest the dialogue between patient and carer.

It's the spirit of the drawing which is important, not the details.

48

1

L'accueil - L'admission - L'installation du patient
Le dossier infirmier - Les examens courants (paramètres)

Welcome - Admission - Settling the patient in
The nursing file - Routine examinations (parameters)

1

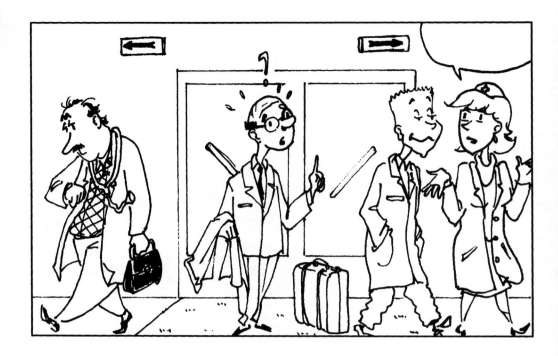

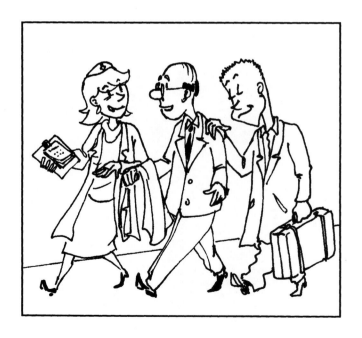

1.1

Une petite histoire _____ A short story

Ce sont les premiers jours de stage. Eric et Carine se retrouvent dans le couloir après leurs soins, un peu perdus! Beaucoup de monde circule dans ce couloir: des médecins, des infirmières, des kinés, etc ..., tous très occupés.

Monsieur Burton, futur patient, vient d'entrer dans ce couloir agité ! Il est aussi un peu perdu et angoissé. C'est la première fois qu'il vient à l'hôpital et il s'exprime difficilement en français.

Eric l'aperçoit. C'est sans doute l' entrant anglophone dont on a parlé au rapport.

Carine et Eric se débrouillent bien en anglais et vont vers lui. Tout va soudain beaucoup mieux pour monsieur Burton, ... et pour Eric et Carine aussi.

Ils sont contents d'installer ce malade, de lui indiquer sa chambre, de se charger de son dossier et de ses examens de routine.

The training period started a few days ago. Eric and Karen are standing in the corridor a bit lost. They have finished their tasks. A lot of people are walking in the corridor: doctors, nurses, physiotherapists, etc ... , all very busy.

Mr. Burton, patient-to-be, has just entered this busy corridor. He is also feeling a bit lost and nervous as it is his first time in hospital and he doesn't speak very good English.

Eric notices him. It must be the French speaking admission we talked about at this morning's report.

Karen and Eric are quite good at French; they decide to approach him. All of a sudden, Mr. Burton is feeling a lot better ... Eric and Karen too.

They are happy to settle this patient in, to show him the way to his room, to see to his file and his routine tests.

Exercices _____ Exercises

Exprimez l'aspect négatif du dessin A et l'aspect positif du dessin B

Explain the negative aspect of drawing A and the positive aspect of drawing B.

1

L'accueil - L'admission
L'installation
Le dossier infirmier
Les examens courants
(paramètres)

1.2
_____

Welcome - Admission
Settling in
The nursing file
Routine examinations
(parameters)

L'accueil - L'admission   1.2.1   *Welcome - Admission*

Bonjour Madame, Monsieur, Mademoiselle ...

1 *Good morning, good afternoon, good evening Mrs. ... , Mr. ... , Miss ... .*

Quel est votre nom ? Avez-vous une lettre de votre médecin ?

2 *What is your name ? Do you have a letter from your doctor ?*

Pourrais-je connaître votre nom ? Pour quel médecin entrez-vous ? Avez-vous une attestation de votre médecin de famille ?

3 *Could I have your name please ? Which doctor have you come for ? Do you have a letter from your family doctor ?*

Pouvez-vous me donner votre carte d'identité, votre carnet de mutuelle, votre plaquette de mutuelle ?

4 *Could you give me your identity card, your medical insurance booklet, your medical insurance card ?*

Etes-vous déjà venu ici ?

5 *Have you been here before ?*

Désirez-vous une chambre individuelle, à 2 lits, à 4 lits ?

6 *Would you like a single room, a two-bed, a four-bed room ?*

Pouvez-vous verser un acompte (une provision) de ... ?

7 *Could you pay an advance of ... francs ?*

Voulez-vous signer ici ?

8 *Would you sign here please ?*

Avez-vous la carte de votre groupe sanguin ?

9 *Do you have your blood group card ?*

Voulez-vous me suivre ? Je vous indique votre chambre.

10 *Would you follow me please ? I'll show you to your room.*

Pouvez-vous marcher ? Madame peut-elle marcher ?

11 *Can you walk ? Can the lady walk ? (Can your mother/wife walk ?)*

Voulez-vous une chaise roulante ?

12 *Would you like a wheelchair ?*

Pouvez-vous rester assise ? Cela ira-t-il en chaise roulante ?	**13**	Can you remain seated ? Will you be alright in a wheelchair ?
Voulez-vous un brancard ? Faut-il une civière ?	**14**	Would you like a stretcher ? Do you need a stretcher ?
Je vais chercher une chaise roulante.	**15**	I'll go and fetch a wheelchair.
Je vais vous conduire vers votre chambre en chaise roulante.	**16**	I'll take you to your room in the wheelchair.
Donnez-moi votre valise. Venez avec moi.	**17**	Give me your suitcase. Come with me.
Nous allons vers votre chambre.	**18**	We're going to your room.
Vous pouvez monter directement dans votre chambre. Vous irez au service des admissions ensuite. Je vous propose de monter directement dans votre chambre.	**19**	You can go immediately (directly) to your room. You will go to Admissions afterwards. I suggest you go straight to your room.
C'est au 4ème (quatrième) étage, la chambre 402. C'est ici, entrez.	**20**	It's on the 4th (fourth) floor, room 402. It's here, go in please.
Je vais vous demander de patienter, votre chambre n'est pas prête.	**21**	I'll have to ask you to be patient, your room isn't ready.
Votre lit n'est pas prêt, pouvez-vous patienter ?	**22**	Your bed isn't quite ready, would you mind waiting ?
Nous sommes désolés mais votre chambre n'est pas encore prête.	**23**	I'm sorry but your room is not ready yet.
Nous avons beaucoup de patients pour le moment.	**24**	We have a lot of patients at the moment.
Le service est plein pour le moment.	**25**	The ward is full at the moment.
Je vous mets un bracelet d'identification.	**26**	I'm going to put your identification bracelet on.
C'est un bracelet que vous garderez durant tout le séjour.	**27**	It's a bracelet you must wear for the whole of your stay.
C'est pour éviter toute erreur.	**28**	It's to avoid any possible error.

1

La présentation	1.2.2	Introduction

Je suis l'infirmièr(e) du service de cardiologie.	**1**	I'm the nurse from the cardiology ward.
Je m'appelle ... . Mon nom est	**2**	My name is ... .
Je suis un(e) élève de 2ème année. Je vais m'occuper de vous.	**3**	I'm a second year student. I'll be looking after you.
Je suis l'infirmièr(e) du 3ème étage. Je m'occupe de vous.	**4**	I'm the nurse from the third floor. I'll look after you.
Je suis élève-infirmière en 2ème année.	**5**	I'm a student nurse, in second year.
Madame UNTEL est la chef de service.	**6**	Mrs WHATSIT is the ward sister.
Madame UNTEL ! Voici Madame "X", la patiente annoncée.	**7**	Mrs WHATSIT ! This is Mrs "X", the patient who was expected.
Je suis élève. Je travaille dans le service du docteur UNTEL.	**8**	I'm a student. I work in Doctor WHATSIT's ward/department.

L'installation	1.2.3	Settling the patient in

Voici votre chambre. C'est ce lit-ci.	**1**	Here is your room. This is your bed.
Vous avez une voisine: Madame UNTEL.	**2**	Your neighbour is Mrs WHATSIT.
Voici Madame UNTEL, votre voisine.	**3**	This is Mrs WHATSIT, your neighbour.
Votre voisin, Monsieur UNTEL, revient tout à l'heure.	**4**	Your neighbour, Mr WHATSIT, will be back later.
Pouvez-vous me donner votre fiche d'identification (vos vignettes d'identification) ?	**5**	Could you give me your identification card (your identification labels) ?
Vous avez bien demandé une chambre privée ? (une chambre individuelle ?)	**6**	You did ask for a private room ? (a single room?)

Vous avez demandé une chambre à 2 lits, à 4 lits ?

7 *Did you ask for a two-bed ... , a four-bed room ?*

Nous sommes obligés de vous placer ici, en attendant qu'une autre chambre se libère.

8 *I'm afraid we have to put you here until another room is free.*

Si vous désirez changer, si vous désirez une autre chambre, il faut vous adresser au service des admissions.

9 *If you wish to change, if you'd like another room, you must go to the Admissions' office.*

Dès que cela sera possible, nous vous donnerons une autre chambre.

10 *As soon as it's possible, we will give you another room.*

Désirez-vous une chambre à deux lits ?

11 *Do you want a two-bed room ?*

Il n'y a pas d'autre place pour le moment.

12 *At the moment there is no room available elsewhere.*

Il y aura de la place dans deux jours.

13 *There will be more room in two day's time.*

Il y aura moyen de changer de chambre dans deux jours.

14 *It will be possible to change rooms in two days.*

Je pense que vous serez bien ici.

15 *I think you'll be fine here.*

Voici votre armoire, votre portemanteau.

16 *This is your cupboard, your coat-hanger.*

Ce côté-ci de l'armoire vous est réservé. Ce côté-ci est pour vous.

17 *This side of the cupboard is yours. This side is for you.*

Le cabinet de toilette est ici. Le W.C. est là. Les toilettes sont là.

18 *The toilet(s) is (are) there. There is the toilet.*

Vous utilisez les crochets, les porte-essuie-mains (porte-serviettes) ayant le numéro de votre lit.

19 *Please use the hooks and the towel-rail with your bed number on them (it).*

Voici la sonnette pour nous appeler. Vous poussez ici pour appeler.

20 *This is the bell to call us. You push here to call us.*

Voici comment elle fonctionne. Je vous montre comment elle fonctionne.

21 *This is how it works. I'll show you how it works.*

Vous poussez sur ce bouton pour nous appeler. Ici ce sont les lumières.

22 *You push this button to call us. These are the lights.*

1

Mettez votre valise (sac) ici. Votre bagage se range ici.	**23**	*Put your suitcase (bag) here. Your luggage can be put here.*
Désirez-vous le téléphone ? Voici le téléphone.	**24**	*Do you want a telephone ? Here is the telephone.*
Pour téléphoner à l'extérieur, vous faites d' abord le numéro ... Vous appelez la centrale et vous demandez votre numéro.	**25**	*To call outside, dial the number ... first. You call the operator and ask for your number.*
Désirez-vous la TV ?	**26**	*Would you like a T.V. ? (Would you like to watch T.V. ?)*
Vous pouvez vous installer dans le lit. Installez-vous dans le lit.	**27**	*You can get into bed. Get into bed please.*
Pouvez-vous vous débrouiller seul(e) ?	**28**	*Can you manage alone ? (on your own)*
Pouvez-vous vous mettre seul(e) au lit? Je vous aide.	**29**	*Can you get into bed by yourself ? I'll help you.*
Voulez-vous mettre votre chemise de nuit ?	**30**	*Would you put your nightdress on please?*
Voulez-vous mettre votre pyjama, votre vêtement de nuit ?	**31**	*Would you put your pyjamas, your nightdress, on please ?*
Voulez-vous passer cette blouse-ci ?	**32**	*Would you put this gown on please ?*
Voulez-vous que je vous aide ? Je vais vous aider.	**33**	*Shall I help you ? I'll help you.*
Avez-vous assez de coussins (oreillers), de couvertures ?	**34**	*Do you have enough pillows, blankets ?*
Vous n'avez pas de coussin. Je vous apporte un coussin tout de suite.	**35**	*You don't have a pillow. I'll bring you a pillow straight away.*
Est-il confortable, mou, dur ?	**36**	*Is it comfortable, soft, hard ?*
Je vais installer un perroquet pour vous aider à bouger dans le lit.	**37**	*I'm going to place a lifting handle to help you to move in bed.*
Avez-vous besoin de quelque chose ?	**38**	*Do you need anything ?*
Etes-vous bien installé(e) ?	**39**	*Are you settled in ?*
Désirez-vous d'autres renseignements ?	**40**	*Would you like any more information ?*

1

Avez-vous un problème ?
41 *Do you have a problem ?*

Le dossier infirmier	1.2.4	The nursing file

Pouvons-nous vous demander de remplir cette feuille ?
1 *Could I ask you to fill in this form ?*

Ce sont les renseignements pour le dossier infirmier.
2 *This is the information for the nursing file.*

Pouvez-vous répondre aux quelques questions que je vais vous poser concernant vos habitudes, les habitudes de votre mari(de votre épouse) ?
3 *Could you answer some questions I'm going to ask you about your habits, your husband's (wife's) habits ?*

A quelle heure êtes-vous entré(e) ?
4 *At what time did you come in ?*

Avez-vous une profession ? Avez-vous une religion ? Laquelle ?
5 *Do you have a profession ? Do you have a religion ? Which ?*

Quelle est la personne à prévenir si vous avez besoin de quelque chose ?
6 *Who is the person to be informed if you need something ?*

Quelles sont les personnes à prévenir ?
7 *Who are the people to be informed ?*

Leurs numéros de téléphone ?
8 *Their telephone numbers ?*

Vous êtes la fille, le fils, l'époux du patient ?
9 *You are the patient's daughter, son, husband ?*

Quel est votre médecin traitant ? Connaissez-vous son adresse, son numéro de téléphone ?
10 *Who is your doctor (general practitioner)? Do you know his address, his telephone number ?*

Venez-vous de chez vous (de votre domicile) ou d'une autre institution ?
11 *Did you come from home (your home) or from another institution ?*

Souffrez-vous d'asthme, d'emphysème ?
12 *Do you suffer from asthma, emphysema ?*

Présentez-vous une allergie ? Souffrez-vous du diabète, d'hypertension ?
13 *Are you allergic to anything ? Do you have diabetes, do you suffer from high blood pressure ?*

Avez-vous des crises d'épilepsie ?
14 *Do you suffer from epilepsy (epileptic fits) ?*

1

Êtes-vous hémophile ?	**15**	*Are you haemophiliac ?*
Êtes-vous allergique à un médicament, à certains aliments, à certaines substances ?	**16**	*Are you allergic to any medicine, to certain foods, to certain substances ?*
Êtes-vous allergique au ruban adhésif ? (Sparadrap(R), micropore(R) , transpore(R))	**17**	*Are you allergic to adhesive tape ? (Elastoplats(R), micropore(R), transpore(R))*
Avez-vous l'habitude de fumer ? Fumez-vous beaucoup ?	**18**	*Do you smoke ? Do you smoke a lot ?*
Avez-vous l'habitude de consommer de l'alcool ? Quel alcool ?	**19**	*Do you drink ? What kind of alcohol ?*
Boit-elle beaucoup d'alcool ? Quelle quantité ?	**20**	*Does she drink a lot of alcohol ? How much ?*
Est-il dans vos habitudes de prendre certains médicaments ? Quels médicaments ?	**21**	*Do you regularly take any medicine ? Which medicine ?*
Prenez-vous de la drogue ? Quelle drogue ?	**22**	*Do you take drugs ? Which drug ?*
Quelles sont les maladies importantes que vous avez contractées ?	**23**	*Which major illnesses have you had ?*
Quelles sont vos précédentes maladies importantes ?	**24**	*What were your previous illnesses ?*
Quelles sont les interventions chirurgicales importantes que vous avez subies ?	**25**	*What major surgical operations have you undergone (had) ?*
Quelles sont les opérations que vous avez déjà subies ?	**26**	*What operations have you already undergone (had) ?*
De quoi avez-vous déjà été opéré(e) ?	**27**	*For what reason have you been operated on before ? (Where were you operated on before -on what organ ?)*
Avez-vous des douleurs ? Où avez-vous mal ? Précisez !	**28**	*Are you in pain ? Where does it hurt ? Explain !*
Avez-vous mal continuellement ou par moments ?	**29**	*Does it hurt continuously or at times ?*

Quand avez-vous mal ? Avez-vous très mal ou un peu mal ?	**30**	*When does it hurt ? Is it very painful or only a little ?*
Expliquez-moi où vous avez mal.	**31**	*Tell me where it hurts !*
Comment décririez-vous votre douleur ?	**32**	*How would you describe your pain ?*
A quoi ressemble votre douleur ?	**33**	*What is the pain like ? (What kind of pain is it ?)*
Le médecin vous interrogera plus en détail en vous examinant.	**34**	*The doctor will ask you for more details when he examines you.*

Les médicaments	A	Medicines
Suivez-vous un traitement ? Prenez-vous des médicaments ?	**1**	*Are you following treatment ? Are you taking any medicines ?*
Votre mari suit-il un traitement ?	**2**	*Is your husband under treatment ? Is your husband following treatment ?*
Que prenez-vous comme médicaments? Quelles doses prenez-vous habituellement ?	**3**	*What medicines are you taking ? What dose do you usually take ?*
Avez-vous des médicaments avec vous? Pouvez-vous me donner vos médicaments ? Nous les gardons dans notre pharmacie.	**4**	*Did you bring your medicine with you ? Can you give me your medicine ? We'll keep it in our pharmacy (medicine cupboard).*
Je vais mettre vos médicaments dans la pharmacie de l'unité de soins.	**5**	*I'll put your medicine in the treatment area pharmacy.*
Vous pouvez garder vos médicaments.	**6**	*You can keep your medicine.*
Mettez vos médicaments dans le tiroir.	**7**	*Put your medicine in the drawer.*
Nous avons l'habitude de demander les médicaments.	**8**	*We usually ask for the medicine.*
Nous préférons les garder dans notre pharmacie.	**9**	*We prefer to keep it in our pharmacy.*

Les prothèses	B	Prostheses
Portez-vous des lunettes ? Des lentilles ?	**1**	*Do you wear glasses ? Contact lenses ?*

1

Voyez-vous bien ? Voit-il suffisamment ? Avez-vous une bonne vue ?	**2**	*Do you see well ? Does he see enough ? Have you good eyesight ?*
Avez-vous des prothèses dentaires ? Inférieure ou supérieure ?	**3**	*Do you have false teeth (dentures) ? Upper or lower ?*
Avez-vous la petite boîte pour votre prothèse dentaire ?	**4**	*Do you have a little box for your false teeth ?*
Voici la petite boîte de la clinique pour vos prothèses dentaires.	**5**	*Here is the hospital's little box for your false teeth.*
Avez-vous un appareil auditif ? M'entendez-vous bien ?	**6**	*Do you have a hearing aid ? Can you hear me ?*
Entend-il bien ?	**7**	*Does he have good hearing ? (Does he hear well ?)*
A quelle jambe avez-vous une prothèse ?	**8**	*On which leg is your prosthesis ?*
Pouvez-vous apporter à votre mère la prothèse qu'elle a oubliée à la maison ?	**9**	*Could you bring your mother the prosthesis she forgot ? (left at home ?)*

L'alimentation	C	*Food*
Suivez-vous un régime spécial ?	**1**	*Are you following a special diet ?*
Sans sel ? Sans sucre ? Sans graisse ? Sans déchets ?	**2**	*No salt ? No sugar ? No fat ? No fibre ?*
Normal ? Mou ? Liquide ? Semi-liquide ?	**3**	*Normal ? Soft ? Liquid ? Semi-liquid ?*
Pouvez-vous manger seul ? Peut-il manger seul ?	**4**	*Can you eat by yourself (alone) ? Can he eat on his own (by himself) ?*
Pouvez-vous mâcher facilement? Désirez-vous un régime moulu ?	**5**	*Can you chew easily ? Would you like a minced diet ?*
Etes-vous à jeun aujourd'hui ?	**6**	*Are you fasting today ?*
Pouvez-vous manger du porc ?	**7**	*Can you eat pork ?*

La mobilité	D	Mobility
Pouvez-vous vous lever facilement ? Marchez-vous facilement ?	1	*Can you get up easily ? Do you walk easily ?*
Irez-vous aux toilettes facilement ? Préférez-vous la panne* (le bassin hygiénique) ?	2	*Can you go to the toilet easily ? Would you prefer a bedpan ?*
Je mets la panne près de vous. Je mets l'urinal ici, près de vous.	3	*I'm putting the bedpan near you. I'm putting the urine bottle beside you.*
Pourrez-vous aller à pied à vos examens ?	4	*Will you be able to walk to your tests ?*
Etes-vous hémiplégique ?	5	*Are you hemiplegic ?*
Votre père est-il paraplégique ?	6	*Is your father paraplegic ?*

L'hygiène (La toilette)	E	Hygiene (washing)
Vous faites votre toilette au lit ? Au lavabo ? Seul ? Avec une aide ?	1	*Do you wash in bed ? At the washbasin ? On your own ? With help ? (Do you need help ?)*
Faut-il faire sa toilette ? Avez-vous besoin d'aide pour votre toilette ?	2	*Does he have to be washed ? Do you need help to wash ?*
Désirez-vous de l'aide pour vous laver le dos, les pieds ?	3	*Would you like help to wash your back, your feet ?*
Peut-elle se laver seule ? Pouvez-vous vous laver seul(e) ?	4	*Can she wash herself ? Can you wash yourself ?*
Avez-vous une escarre ? Avez-vous mal au siège, aux talons, aux coudes ?	5	*Do you have a bedsore ? Is (are) your seat, your heels, your elbows painful ?*

Le sommeil	F	Sleep
Dormez-vous bien ? Dormez-vous toute la nuit ?	1	*Do you sleep well ? Do you sleep all night through ?*
Passez-vous de bonnes nuits ? Prenez-vous un somnifère ?	2	*Do you sleep well ? Do you take anything to help you sleep ? (a sleeping pill).*

*«le bassin hygiénique» se dit, dans le langage parlé, «la panne», et uniquement en Belgique.
* *When speaking one says «la panne» rather than «le bassin hygiénique», but only in Belgium.*

1

Avez-vous besoin d'un somnifère pour dormir ?	**3**	*Do you need sleeping pills to enable you to sleep ?*
Prenez-vous quelque chose pour dormir ?	**4**	*Do you take anything to help you sleep ?*
Avez-vous l'habitude de prendre un médicament pour dormir ?	**5**	*Do you usually take medicine to help you sleep ?*
Comment se passent vos nuits ?	**6**	*How are your nights ?*

L'élimination	**G**	*Elimination*
Avez-vous été à la selle * aujourd'hui ? Hier ?	**1**	*Have you had a bowel motion today ? Yesterday ? (Did you have a bowel motion yesterday ?)*
Allez-vous facilement à la selle * ?	**2**	*Do you go to the toilet easily ?*
Avez-vous l'habitude de prendre quelque chose pour faciliter les selles ?	**3**	*Do you usually take something to help you go to the toilet ?*
Allez-vous à la selle tous les jours, tous les deux jours ?	**4**	*Do you go to the toilet every day, every two days ?*
Avez-vous un problème pour aller à la selle ?	**5**	*Do you have trouble going to the toilet ?*
Avez-vous uriné aujourd'hui ?	**6**	*Have you passed water today (urinated)?*
Urinez-vous facilement ? Beaucoup ? Souvent ? Régulièrement ?	**7**	*Do you pass water (urinate) easily ? Much ? Often ? Regularly ?*
Urinez-vous suffisamment ? Avez-vous de bonnes mictions ?	**8**	*Do you pass enough water (urinate enough) ? Is your miction (passing water) good ?*
Avez-vous la sensation d'avoir vidé votre vessie ?	**9**	*Do you have the feeling you've emptied your bladder ?*
Prenez-vous un médicament pour uriner ?	**10**	*Do you take medicine for passing water (urinating) ?*
Êtes-vous incontinent(e) ?	**11**	*Are you incontinent ?*
Avez-vous un problème pour uriner ?	**12**	*Do you have a problem (trouble) passing water (urinating) ?*

*«aller à la selle» se dit dans le langage usuel «aller à selle».
* usually one says «aller à selle» instead of «aller à la selle».*

1

LES EXAMENS COURANTS (paramètres) 12.5 ROUTINE EXAMINATIONS (parameters)

Taille - Poids	A	*Height - Weight*
Connaissez-vous votre taille ? Quelle est votre taille ?	1	*Do you know your height ? What is your height ?*
Je vais vous peser. Voulez-vous monter sur la balance sans vos pantoufles ?	2	*I'm going to weigh you. Would you like to get on the scales without your slippers ?*
Quel est votre poids ? Avez-vous grossi ? maigri ?	3	*What is your weight ? Have you put on weight ? lost weight ?*
Pouvez-vous tenir debout sur la balance ?	4	*Can you stand still on the scales ?*
Je reviens avec la " chaise à bascule ".	5	*Can you stand still on the scales ?*
Vous allez vous asseoir sur le pèse-personne.	6	*Would you sit down on the scales please.*
Je vous aide. Je vous tiens. Reculez. Asseyez-vous.	7	*I'll help you. I'll hold you. Move backwards. Sit down.*

Tension artérielle (T.A.) Pouls - Température	B	*Blood pressure Pulse - Temperature*
Quelle est votre T.A. habituelle ?	1	*What is your blood pressure normally ?*
Donnez-moi votre bras, je prends votre pouls. Je prends votre tension. Cela va serrer un peu.	2	*Give me your arm, I'll take your pulse. I'll take your blood pressure. That will feel a little tight.*
Voici le thermomètre. Placez-le sous le bras pendant cinq minutes. Voulez-vous mettre le thermomètre sous le bras ?	3	*This is the thermometer. Put it under your arm for five minutes. Would you put the thermometer under your arm ?*
Tournez-vous ! Je mets le thermomètre.	4	*Turn over please ! I'll put the thermometer in place.*
Je prends votre température rectale.	5	*I'll take your rectal temperature.*
Je place le thermomètre dans l'anus.	6	*I'm placing the thermometer in the anus.*

Restez ainsi ! Ne vous retournez pas !

7 *Stay like that please. Don't turn over.*

Avez-vous mis le thermomètre ?

8 *Did you put the thermometer in place ?*

Vous n'avez pas de fièvre.

9 *You have no fever/You don't have a temperature.*

Vous gardez le thermomètre sur votre table de nuit.

10 *You can keep the thermometer on your bedside table.*

Les selles et les urines   C   *Stools and Urine*

J'ai besoin d'un échantillon de vos urines, d'un peu d'urine.

1 *I need a sample of urine, a little urine.*

Voulez-vous uriner dans ce pot ?

2 *Would you urinate into this pot ?*

Pouvez-vous uriner dans ce pot ?

3 *Could you urinate into this pot ?*

Il faut des urines stériles pour le laboratoire.

4 *The laboratory needs sterile urine.*

Je vous explique comment il faut faire.

5 *I'll explain what you have to do.*

Vous vous lavez la région génitale avec un gant de toilette propre, de l'eau et du savon.

6 *Wash your genital area with a clean facecloth, soap and water.*

Pourriez-vous faire une " toilette intime" avec un gant de toilette propre, de l'eau et votre savon ?

7 *Could you wash your private parts with a clean facecloth, soap and water ?*

Vous savonnez la région génitale avec un gant de toilette propre.

8 *You soap the genital area with a clean facecloth.*

Vous utilisez une serviette propre pour vous sécher.

9 *You use a clean towel to dry yourself.*

Ensuite, voici des tampons imbibés de solution antiseptique pour nettoyer la région génitale juste avant d'uriner.

10 *Then, here are the swabs with disinfectant for cleaning the genital area before urinating.*

Vous urinez le premier jet dans le W.C. et la suite dans le pot.

11 *You urinate a little into the toilet first and then into the pot.*

Vous urinez dans le pot, sans en toucher l'intérieur, ni l'intérieur du couvercle.

12 *You urinate into the pot, without touching the inside of the pot, or the inside of the lid.*

1

Si vous ne pouvez pas uriner aux toilettes, je vous assieds sur la " panne " (le bassin hygiénique*).

13 *If you can't urinate in the toilet, I'll put you on the bedpan.*

Préférez-vous " la panne " dans le lit ou sur la chaise ?

14 *Would you prefer the bedpan in bed or on the chair ?*

Où cela vous sera-t-il le plus facile ?

15 *Where is it easier for you ?*

Pouvez-vous le faire vous-même ou bien voulez-vous que je vous aide ?

16 *Can you do it yourself or would you like me to help you ?*

Dès que vous avez terminé, appelez l'infirmière. Appelez-moi.

17 *As soon as you've finished, call the nurse. Call me.*

J'ai besoin d'un échantillon de vos selles.

18 *I need a sample of your stools.*

Pourriez-vous aller à la selle* sur ce bassin ?

19 *Could you go to the toilet on this bedpan ?*

Depuis combien de temps n'avez-vous plus été à la selle ?

20 *How long is it since you went to the toilet ?*

Quand avez-vous été à la selle la dernière fois ?

21 *When was the last time you went to the toilet ?*

Voulez-vous essayer d'aller à la selle sur cette " panne " ?

22 *Would you try to go to the toilet on this bedpan ?*

Appelez-moi dès que vous aurez des selles dans le bassin.

23 *Call me as soon as your stools are in the bedpan.*

---

* Remarques:
«Le bassin hygiénique» se dit, dans le langage usuel «la panne».
«Aller à la selle» se dit, dans le langage usuel, «aller à selle».

* N.B.
When speaking one says «la panne» rather than «le bassin hygiénique»,
and «aller à selle» instead of «aller à la selle».

1

Les relations entre la famille, le patient et les médecins   1.2.6   The relationship between the family, the patient and the doctors

J'avertis le médecin de votre arrivée.	**1**	I'll tell the doctor you've arrived.
Je téléphone au médecin que vous êtes là.	**2**	I'll telephone the doctor to say you're here.
J'appelle l'anesthésiste. Le médecin est averti.	**3**	I'll call the anaesthetist. The doctor has been informed.
On a pu contacter votre médecin.	**4**	We were able to contact your doctor.
Avez-vous vos radiographies ?	**5**	Have you got your X-rays ?
Avez-vous des résultats d'examens ?	**6**	Have you got the results of the tests ?
Avez-vous une lettre de votre médecin traitant ?	**7**	Have you got a letter from your doctor (general practitioner = GP) ?
Prenez patience. Le médecin est occupé.	**8**	Could you wait a moment please ? Doctor is busy.
Le médecin arrive bientôt. Il va vous examiner.	**9**	The doctor will be here soon. He is going to examine you.
Le médecin va passer. Le médecin est à l'étage.	**10**	The doctor will be along shortly. The doctor is upstairs.
Le médecin ne sera là que dans une heure. Il est fort occupé.	**11**	The doctor will only be here in an hour. He's very busy.
N'espérez pas le médecin avant une heure.	**12**	Don't expect the doctor for at least an hour.
Le médecin opère; il en a encore pour un moment.	**13**	The doctor is operating; he'll be busy for a while yet.
Il ne vient qu'après midi. Il passe d'abord au premier étage. Prenez patience.	**14**	He only comes in the afternoon. He goes to the first floor first. You'll have to wait a little.
J'avertis votre famille. Votre famille est avertie.	**15**	I'll inform (tell) your family. Your family has been told (informed).
Voulez-vous que j'avertisse votre famille ?	**16**	Would you like me to inform your family ?

Le confort psychologique   1.2.7   *Psychological well-being*

Est-ce la première fois que vous entrez en clinique ?	**1**	*Is this your first time in hospital (clinic) ?*
Y a-t-il quelque chose que je puisse faire pour vous ?	**2**	*Is there something I can do for you ?*
Y a-t-il quelque chose qui vous inquiète ?	**3**	*Is there something that is worrying you ?*
Je vous explique ce qui va se passer pour vous.	**4**	*I'll explain what's going to happen.*
Voici comment les prochaines heures vont se passer.	**5**	*That is what will happen in the next few hours.*
Que désirez-vous encore savoir ?	**6**	*What else would you like to know ?*
Appelez si vous avez besoin de quelque chose.	**7**	*Call if you need anything.*
Vous avez sonné ? Vous avez appelé ? Qui a appelé ?	**8**	*Did you ring ? Did you call ? (You called ?) Who called ?*
Que désirez-vous ? Vous désirez quelque chose ?	**9**	*What do you want ? Do you want something ?*
Nous sommes là.	**10**	*We're here ! (Here we are !)*
Tout a été fait pour vous permettre de vous rétablir.	**11**	*Everything has been done to help you to recover (to get better).*
Ne soyez pas inquiet, le médecin arrive bientôt.	**12**	*Don't worry, the doctor will be here soon.*
Ne soyez pas anxieux, on fait le nécessaire.	**13**	*Don't worry, we're doing what's necessary.*
Reposez-vous calmement. Détendez-vous.	**14**	*Rest quietly. Relax.*
Restez calme. Tout va s'arranger.	**15**	*Stay calm. Everything will be alright.*
Vous allez vous rétablir. Le calmant va agir.	**16**	*You're going to get better (recover). The sedative is going to work.*

1

Les médicaments vont agir. Vous allez moins souffrir.

17 *The medicine is going to work. You will feel less pain.*

Nous nous occupons de vous. Vous allez être rapidement soulagé(e) de votre souffrance.

18 *We're going to look after you. You will soon feel less pain.*

Vous allez rapidement vous sentir mieux.

19 *You will feel better very soon.*

Essayez de vous calmer. Respirez profondément.

20 *Try to calm down. Breathe deeply.*

Nous allons trouver ce que vous avez.

21 *We're going to find out what's wrong with you.*

Nous allons chercher ce dont vous souffrez.

22 *We're going to look for the cause of your suffering.*

Nous allons trouver la solution à vos problèmes.

23 *We're going to find the solution (answer) to your problems.*

Ce n'est pas un monologue ... Que répond...que demande le malade, la famille du malade ? 1.2.8 *It isn't a monologue ... What does the patient, the patient's family reply,... ask?*

Je ne peux pas marcher. Je ne peux pas rester assis.

1 *I can't (I'm not able to) walk. I can't (I'm not able to) remain seated.*

Il ne peut pas rester debout.

2 *He can't (He's not able to) stand.*

Il est trop faible pour rester assis longtemps.Il voudrait s'asseoir. Il faut l'asseoir. Il est vite fatigué.

3 *He's too weak to sit up for a long time (for long periods). He would like to sit (up or down). He must sit down. He gets tired quickly.*

Il ne faut pas traîner. Il ne peut pas attendre.

4 *You mustn't dawdle. He can't wait.*

J'ai demandé une chambre privée.

5 *I asked for a private room.*

J'ai demandé une chambre à deux lits.

6 *I asked for a 2-bed room.*

Je ne peux pas me déshabiller. Pourriez-vous m'aider ?

7 *I can't undress myself. Could you help me ?*

Je ne peux pas passer ma chemise de nuit.

8 *I can't put my nightdress on.*

Je ne peux pas uriner. Je viens juste de le faire.

9 *I can't urinate (pass water). I've just done it.*

Je ne peux pas uriner pour le moment.

10 *I can't urinate (pass water) for the moment.*

Je ne peux pas me lever. Je ne peux pas marcher.

11 *I can't get up. I can't walk.*

Je ne suis pas capable de me laver.

12 *I'm not able to wash myself.*

Il a des difficultés pour mâcher les aliments. Il a des difficultés pour mastiquer.

13 *He has difficulty chewing food. He has difficulty chewing.*

Il faut lui donner à manger.

14 *He has to be fed.*

Je mesure 1 m 60. Je pesais 60 kg la dernière fois.

15 *I'm 1 m 60 tall. I weighed 60 kg last time.*

Où est le téléphone ? Je voudrais le téléphone, la TV.

16 *Where is the telephone ? I would like the telephone, the T.V.*

Comment fonctionne le téléphone ?

17 *How does the telephone work ?*

Comment appelle-t-on l'extérieur ?

18 *How do you call outside ?*

Pouvez-vous avertir le médecin que je suis là ?

19 *Could you tell the doctor that I'm here ?*

Le médecin est-il averti que je suis là?

20 *Has the doctor been told I'm here ?*

Pouvez-vous prévenir ma famille que je suis ici ?

21 *Could you tell my family that I'm here ?*

Pouvez-vous avertir ma famille que je suis hospitalisé(e) ?

22 *Could you tell my family that I'm in hospital ?*

Je me sens mal. Je voudrais voir un médecin.

23 *I don't feel well. I'd like to see a doctor.*

J'ai mal. On ne voit personne ici ?

24 *I am in pain. Is there no one I can see here ?*

Je voudrais voir rapidement le docteur. Restez près de moi.

25 *I'd like to see the doctor quickly. Stay with me.*

1.2.8 Ce n'est pas un monologue ...
It isn't a monologue ...

1

Je n'ai encore vu personne ! On ne m'a encore rien fait !

26 *I still haven't seen anyone. No one has done anything to me yet.*

C'est moi qui ai sonné.

27 *I was the one who rang (I rang).*

C'est moi qui ai appelé.

28 *It was me that called (I called).*

Je voudrais de l'eau, ... un oreiller, ...

29 *I would like some water, ... a pillow, ...*

Je voudrais un vase pour les fleurs.

30 *I would like a vase for the flowers.*

Où sont les toilettes, le W.C. ?

31 *Where is the toilets ?*

Je suis à jeun. Je ne suis pas à jeun.

32 *I'm fasting. I'm not fasting.*

Vais-je devoir subir des examens ?

33 *Will I have to have tests ?*

Quelle heure est-il ? Quel jour est-on ?

34 *What time is it ? What day is it ?*

Où suis-je ? Que m'est-il arrivé ?

35 *Where am I ? What happened to me ?*

Qui m'a amené ici ?

36 *Who brought me here ?*

Qu'est-ce qui va m'arriver ?

37 *What is going to happen to me ?*

Qu'est-ce qu'on va me faire ?

38 *What are they going to do to me ?*

1.3

Exercices ———— *Exercises*

L'accueil - L'admission **1.3.1** *Welcome - The admission* ▶ 52-54

Un peu de vocabulaire	*	*A little vocabulary*
La carte de groupe sanguin	:	*the blood group card*
Les vignettes d'identification	:	*the identification stickers*
Le bracelet d'identification	:	*the identification bracelet*
La fiche d'identification	:	*the identification sheet or card*
L'acompte	:	*the account*
La provision	:	*the account (provision)*
La chaise roulante	:	*the wheelchair*
Le brancard	:	*the stretcher*
L'erreur	:	*the error, the mistake*
La carte d'identité	:	*the identity card*
Le carnet de mutuelle	:	*the medical insurance booklet*
La plaquette de mutuelle	:	*the medical insurance card*

Quelques verbes	*	*Some verbs*
(ou expressions)		*(or expressions)*
Verser (de l'argent)	:	*to pay (money)*
Verser (un liquide)	:	*to pour (a liquid)*
Signer	:	*to sign*
Proposer	:	*to propose*
Garder	:	*to keep, to hold on to*
Patienter	:	*to be patient, to wait*
Je suis désolé	:	*I'm sorry*
Suivre quelqu'un	:	*to follow someone*
S'occuper de	:	*to look after, to care for*
Aller chercher	:	*to fetch, to go and fetch*
Eviter une erreur	:	*to avoid an error, a mistake*

Etudiez puis **utilisez** dans de courtes phrases : verbes, expressions, vocabulaire
***Study** then **use** in short sentences : verbs, expressions, vocabulary*

Exercice 1 : Incorporez les verbes suivants dans une phrase
Exercise 1 : Put the following verbs in a sentence

Pouvoir (verser un acompte)	*To be able to (pay an account)*
Désirer (une chambre privée)	*To want (wish) (a private room)*
Devoir (mettre un bracelet d'identification)	*To have to (put on an identification bracelet)*
Vouloir (me suivre)	*To wish (to follow me)*
Pouvoir (remplir la fiche d'entrée)	*To be able to (fill in the entry form)*
Savoir (où la chambre se trouve)	*To know (where the room is)*
Solution page 267	***Solution page 267***

1

L'installation du patient **1.3.2** *Settling the patient in*  54-56

Un peu de vocabulaire	*	*A little vocabulary*
Le voisin	:	*the neighbour*
La voisine	:	*the neighbour*
L'armoire	:	*the cupboard*
Le portemanteau	:	*the coat-stand*
Le casier	:	*the locker*
Les crochets	:	*the hooks*
Les porte-essuie-mains	:	*the towel rail*
Les porte-serviettes	:	*the towel rail*
Le lavabo	:	*the washhand basin*
L'évier (avec robinets)	:	*the sink (with taps)*
Le bassin de toilette	:	*the wash basin*
La table de nuit	:	*the bedside table*
Le tiroir	:	*the drawer*
La sonnette	:	*the bell*
Une chambre individuelle	:	*a single room*
Une chambre privée	:	*a private room*
Une chambre à deux lits	:	*a two-bed room*
Le bouton	:	*the knob*
La chemise de nuit	:	*the nightdress*
Le vêtement de nuit	:	*the nightclothes*
La blouse d'opéré	:	*the operation gown*
La couverture	:	*the blanket*
Le perroquet	:	*the lifting handle*
Le problème	:	*the problem*

Quelques verbes (ou expressions)	*	*Some verbs (or expressions)*
Se libérer	:	*To free oneself*
S'adresser à	:	*To speak to, to apply to*
Utiliser	:	*To use*
Fonctionner	:	*To work*
Montrer	:	*To show*
Indiquer	:	*To indicate, to point to*
Préférer	:	*To prefer*
Ranger	:	*To arrange, to tidy*
Installer (au lit)	:	*To install, to settle down (in bed)*
Se débrouiller	:	*To help oneself, to manage*
Réserver	:	*To reserve*
Mettre (déposer)	:	*To put, to set*
Mettre (enfiler un vêtement)	:	*To put on (clothing)*
Se déshabiller	:	*To undress, to get undressed*

Etudiez puis **utilisez** dans de courtes phrases : verbes, expressions, vocabulaire
Study then *use* in short sentences : verbs, expressions, vocabulary

Exercice 2 : Faites de courtes phrases avec ...
Exercise 2 : Make short sentences with ...

Voici ... Voilà ...	:	*Here is ... . There are ... .*
Par ici ... Par là ...	:	*This way ... . That way ... .*
Ce côté-ci ... Ce côté-là ...	:	*This side ... . That side ... .*
Cette ... ci ? Cette ... là... ?	:	*This ... one ... ? That ... one ...*
Ce ... ci... ? Cet ... là... ?	:	*This ... ? That ... ?*
Solution page 267		***Solution page 267***

1

Le dossier infirmier 1.3.3 *The nursing file* ▶ 57-59

Un peu de vocabulaire	*	***A little vocabulary***
Le renseignement	:	*information / some information*
Le dossier infirmier	:	*the nursing file*
La profession	:	*the profession*
La religion	:	*the religion*
La femme	:	*the woman*
L'homme	:	*the man*
L'épouse	:	*the wife*
L'époux	:	*the husband*
Le médicament	:	*the medicine*
La quantité	:	*the quantity*
La maladie	:	*the illness*
L'institution	:	*the institution / the establishment*
Les habitudes	:	*the habits*
L'aliment	:	*the food*

Quelques verbes (ou expresssions)	*	***Some verbs*** *(or expressions)*
Souffrir	:	*to suffer, to endure*
Prévenir	:	*to inform, to tell*
Remplir un papier	:	*to fill in a paper*
Etre allergique à	:	*to be allergic to*
Interroger	:	*to question, to ask questions*
Présenter (une maladie)	:	*to have (an illness)*
Subir une opération	:	*to undergo an operation, to have an operation*
Etre opéré	:	*to be operated on*

Etudiez puis **utilisez** dans de courtes phrases : verbes, expressions, vocabulaire
Study then ***use*** in short sentences : verbs, expressions, vocabulary

Exercice 3 : Faites de courtes phrases avec ...
Exercise 3 : Make short sentences with ...

Quel ... Quelle ...	:	*What ... ? Which ... ?*
De qui ... De quoi ...	:	*From whom ... ? From what ... ?*
A qui ... A quoi ...	:	*To whom ... To what / what ....*
Laquelle ... Lequel ...	:	*Which ... ? Which ... ?*

Solution page 268   ***Solution page 268***

1

Le dossier infirmier 1.3.4	*The nursing file*	59
Médicaments - Prothèses - Alimentation	*Medicines - Prostheses - Food*	-
Mobilité - Hygiène - Sommeil - Elimination	*Mobility - Hygiene - Sleep - Elimination*	62

Un peu de vocabulaire	*	*A little vocabulary*
Le traitement	:	*the treatment*
La dose	:	*the dose*
Les lunettes	:	*the glasses*
Les lentilles	:	*the contact lenses*
Les prothèses dentaires	:	*the false teeth, the dentures*
L'appareil d'audition	:	*the hearing aid*
La prothèse	:	*the prosthesis, the artificial limb*
Le régime	:	*the diet*
Le régime spécial	:	*the special diet*
Sans déchets	:	*no fibre, low residue*
Mou	:	*soft*
Liquide	:	*liquid*
Moulu	:	*minced*
L'unité de soin	:	*the care unit, the treatment unit*
L'hygiène	:	*the hygiene*
L'escarre	:	*the bedsore*
Le siège	:	*the seat*
Le somnifère	:	*the sleeping pill*
Les selles	:	*the stools, the bowel motion*
L'urine	:	*the urine*
La miction	:	*the miction*
La sensation	:	*the feeling, the sensation*
L'urinal	:	*the urinal, the urine bottle*
Les examens	:	*the tests*
Le bassin hygiénique («la panne»)	:	*the bedpan*

Quelques verbes	*	*Some verbs*
(ou expresssions)		*(or expressions)*
Garder dans	:	*to keep (something) in*
Porter des lunettes	:	*to wear glasses*
Mâcher	:	*to chew*
Etre à jeun	:	*to be fasting*
Avaler	:	*to swallow*
Aller à pied	:	*to walk*
Bouger	:	*to move about*
Avoir besoin d'aide	:	*to need help*
Se rafraîchir	:	*to freshen up*
Aller à la selle	:	*to have a bowel motion (to go to the toilet)*
Faciliter les selles	:	*to make the bowel motion easier*
Faciliter le transit intestinal	:	*to facilitate the intestinal transit (the digestion)*
Uriner	:	*to urinate, to pass water*
Vider	:	*to empty*
Incontinent	:	*incontinent*

Etudiez puis **utilisez** dans de courtes phrases : verbes, expressions, vocabulaire
Study then *use* in short sentences : verbs, expressions, vocabulary

Exercice 4 - Appariez les formes verbales ...
Exercise 4 - Pair the corresponding verbs ...
example 1 & f *example 1 & f*
1. Conduire (accompagner) - 2. Monter - 3. Attendre - 4. Changer - 5. Se laver - 6. Oublier
7. Amener - 8. Connaître - 9. Sonner - 10. Aller chercher - 11. Conduire (vers)-
12. Conduire (transporter)
a. to change (exchange) - b. to ring - c. to know - d. to wash oneself - e. to bring along
f. to escort (to accompany) - g. to go and fetch - h. to wait - i. to forget - j. to go up
k. to take (to) - l. to transport
Solution page 268 *Solution page 268*

Les examens courants **1.3.5** *Routine examinations*
(paramètres)　　　　(parameters)　　　▶ 63-65

Un peu de vocabulaire	*	*A little vocabulary*
La taille	:	*the height*
Le poids	:	*the weight*
La balance	:	*the scales*
La chaise à bascule	:	*the weighing chair*
Le pèse-personne	:	*the scales*
La tension artérielle	:	*the blood pressure*
Le pouls	:	*the pulse*
Le thermomètre	:	*the thermometer*
La température rectale	:	*the rectal temperature*
La fièvre	:	*the fever, temperature*
La manche	:	*the sleeve*
L'échantillon	:	*the sample*
Le pot à urine	:	*the urine pot (sample bottle)*
Les urines stériles	:	*the sterile urine*
La région génitale	:	*the genital area*
Le gant de toilette propre	:	*the clean facecloth*
La solution	:	*the solution*
L'antiseptique	:	*the antiseptic*
Le premier jet	:	*the first jet*
Le couvercle	:	*the cover, the lid*
La toilette intime	:	*the washing of the private parts*

Complétez les phrases suivantes en utilisant les verbes et expressions proposées ci-dessous.
Aidez-vous des textes des pages 63 - 64 - 65
Complete the following sentences *using the verbs and expressions proposed below.*
Use the text on pages 63 - 64 - 65 to help you

1. *I'm going ...* (peser - *to weigh*) Je vais vous ...
2. *What is ...* (poids - *weight*) Quel est ...
3. *Would you ... the scales ...* (monter - *to get on*) Voulez-vous ... ... la balance
4. *You have ...* (avoir maigri - *to have lost weight*) Vous avez ...
5. *You have ...* (avoir grossi - *to have put on weight*) Vous avez ...

1. *I .. .. pulse, .. temperature* (prendre - *to take*) Je .. ... pouls, .. température.
2. *... your sleeve !* (relever - *to roll up, pull up*) ... votre manche !
3. *... your arm !* (tendre - *to give, to hold out*) ..... votre bras !
4. *What is your ... blood pressure ?* (habituelle - *usual*) Quelle est votre tension artérielle ... ?
5. *That will ... a ...* (serrer - *to feel tight*) Cela va ... un ...

1. *... the thermometer ...* (placer sous le bras - *to put under the arm*) ... le thermomètre ...
2. *... over !* (se tourner - *to turn over*) .... - vous !
3. *... the genital area* (savonner - *to soap*) ... la région génitale.
4. *... with a clean towel* (se sécher - *to dry oneself*).. avec un essuie-mains propre
5. *These swabs are ...* (imbiber - *to soak*) Ces tampons sont ...

1

Les relations entre la famille, **1.3.6** *The relationship between*	66
le patient et les médecins	*the family, the patient*	-
	and the doctors	68

Un peu de vocabulaire	*	***A little vocabulary***
Les radiographies	:	*the X-rays*
Les résultats d'examen(s)	:	*the test results or*
		the results of the tests
La lettre d'accompagnement	:	*the accompanying letter*
Le médecin traitant	:	*the family doctor,*
		the general practitioner (G.P.)
La prescription	:	*the prescription*

Exercice 5 : Recherchez dans les textes l'expression correspondante (p. 66 - 67 - 68)
Exercise 5 : Find the corresponding expression in the text (pg. 66 - 67 - 68)

votre arrivée / ...	1	*feel less pain / ...*
les prochaines heures / ...	2	*to get better / ...*
avertir / ...	3	*to worry / ...*
contacter / ...	4	*to do what's necessary / ...*
prendre patience / ...	5	*what is going to happen / ...*
examiner / ...	6	*quietly / ...*
je vous explique / ...	7	*calm / ...*
tout va s'arranger / ...	8	*to relax / ...*
comment il faut faire / ...	9	*to stay calm / ...*
être inquiet / ...	10	*to work / ... (of medicine)*

Solution page 268   *Solution page 268*

| Ce n'est pas un monologue **1.3.7** *This isn't a monologue* | 68-70 |

Transformez (p. 68 - 69 - 70)   *   ***Modify*** *(pg. 68 - 69 - 70)*

Le patient ne peut pas s'exprimer ... ; un membre de sa famille vous dit que ...
The patient is not able to express himself ... ; a member of his family is telling you that ...

(items 1 - 5 - 6 - 7 - 8 - 9 - 10 - 11)

Le patient s'exprime ... ; il vous dit que ...
The patient says ... ; he is telling you that ...

(items 2 - 3 - 4 - 13 - 14)

Quelques conjugaisons **1.3.8** *Some conjugations* ▶ 52

INFINITIF	IMPERATIF	INDICATIF PRESENT		INDICATIF PASSE COMPOSE	INDICATIF FUTUR SIMPLE
(1) Venir	Venez	Je viens		Je suis venu	Je viendrai
(2) Donner	Donnez	Je donne		J'ai donné	Je donnerai
(3) Prendre	Prenez	Je prends		J'ai pris	Je prendrai
(4) Aller	Allez	Je vais		Je suis allé	J'irai
(5) Entendre	Entendez	J'entends		J'ai entendu	J'entendrai
(6) Boire	Buvez	Je bois		J'ai bu	Je boirai
(7) Voir	Voyez	Je vois		J'ai vu	Je verrai
(8) Avertir	Avertissez	J'avertis		J'ai averti	J'avertirai

INFINITIVE	IMPERATIVE	SIMPLE PRESENT	PRESENT CONTINUOUS (now)	PRESENT PERFECT	SIMPLE FUTUR
(1) To come	Come	I come	I'm coming	I've come	I'll come
(2) To give	Give	I give	I'm giving	I've given	I'll give
(3) To take	Take	I take	I'm taking	I've taken	I'll take
(4) To go	Go	I go	I'm going	I've gone	I'll go
(5) To hear		I hear	I'm hearing	I've heard	I'll hear
(6) To drink	Drink	I drink	I'm drinking	I've drunk	I'll drink
(7) To see	See	I see	I'm seeing	I've seen	I'll see
(8) To warn	Warn	I warn	I'm warning	I've warned	I'll warn

INDICATIF FUTUR PROCHE   *NEAR FUTURE (soon / very soon)*

Je vais venir	I'm going to come
Je vais donner	I'm going to give
Je vais prendre	I'm going to take
Je vais aller	I'm going to go
Je vais entendre	I'm going to hear
Je vais boire	I'm going to drink
Je vais voir	I'm going to see
Je vais avertir	I'm going to warn

NEAR FUTURE (at a given time)
I'm coming at ... = I'm going to come at ... .

Exercices de dialogue 1.3.9 *Dialogue exercises*
" Jeu de rôle " *" Role-playing "*

Exercices A & B

A. Deux rôles

* Personne hospitalisée

  Vous êtes une personne âgée qui a eu un malaise dans la rue et vous avez été amenée en ambulance à l'hôpital.
  Votre malaise est passé, mais vous êtes inquiète de ce qui vous est arrivé et votre famille doit être prévenue.

* Personnel soignant

  Vous êtes l'élève infirmier(e) qui vous occupez de cette personne.
  Vous vous occupez de l'installer, de remplir ses formalités, de constituer le dossier infirmier, de prévenir sa famille, son médecin traitant.

B. Deux rôles

* Personne hospitalisée

  Vous êtes un patient entre 20 et 30 ans qui entre pour une appendicectomie.
  Vos seuls symptômes sont la douleur et la fièvre.

* Personnel soignant

  Vous êtes l'élève infirmière qui vous occupez de le soumettre aux examens d'usage.
  Imaginez le dialogue.

Composez quelques petites phrases de soutien psychologique.

  Le patient que vous venez d'accueillir, vous paraît anxieux.
  - Vérifiez votre impression.
  - Essayez de savoir pourquoi.
  - Sécurisez-le.
  - Renseignez-le sur l'évolution de sa pathologie.

  - Donnez-lui un complément d'information.
  Imaginez le dialogue: questions et réponses.

Exercises A & B

A. Two roles

* *The inpatient*

  You are an older person who was taken ill in the street and brought to hospital by ambulance.
  You are feeling better, but you are worried about what happened; your family must be informed.

* *The carer*

  You are the student nurse dealing with this person.
  You settle him/her in, complete the administrative formalities, open the nursing file and inform his/her family and the family doctor.

B. Two roles

* *The inpatient*

  You are between 20 and 30 years of age and have come in for an appendicectomy.
  Your only symptoms are pain and a temperature.

* *The carer*

  You are the student nurse who must put the patient through the routine tests.
  Imagine the dialogue.

Make up some short sentences of moral support

  The patient whom you have just welcomed seems anxious.
  - *Check your impression.*
  - *Try to find out why.*
  - *Put him/her at ease.*
  - *Inform him/her as to how his/her illness should progress.*
  - *Give him/her some additional information.*
  Imagine the dialogue: questions and answers.

2

Le rapport

The report

2

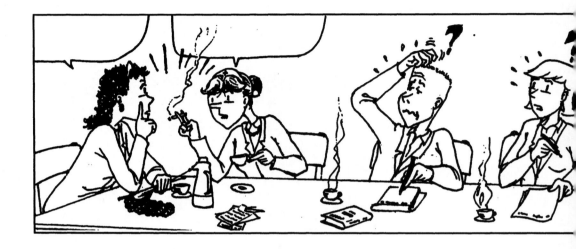

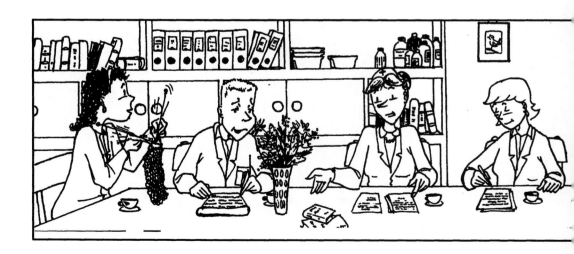

Une petite histoire
A short story   21

2.1

Une petite histoire _____ *A short story*

Le rapport, le matin, au service de revalidation, c'est le folklore ! Madame MICHEMOCHE est la veilleuse de nuit depuis 20 ans. Madame MOCHEMICHE est l'infirmière chef de service depuis 20 ans. Elles parlent toutes les deux indistinctement français ou anglais, pendant que l'une tricote, l'autre boit du café et fume. A elles deux, elles se comprennent très bien !

Eric et Carine sont au rapport avec leur carnet à la main. Bien stylés, pourtant prévenus, ils sont prêts à prendre des notes. Malgré leur bonne volonté, ils sont restés la plume en l'air !

The morning briefing on the recovery ward is a scream ! Mrs. MACMISH has been the night nurse for 20 years. Mrs. MISHMAC has been the head nurse for 20 years. They both speak English and French equally well. While one is knitting, the other is drinking coffee and smoking. They understand each other very well !

Eric and Karen are present at the briefing, their notebooks in hand. Well-trained and up to date with events ow the ward, they are ready to take notes. Despite their good intentions, they never manage to get anything written down !

Exercices *Exercices*

Exprimez l'aspect négatif du dessin A et l'aspect positif du dessin B.

Explain the negative aspect of drawing A and the positive aspect of drawing B.

2.2

Le rapport _____ *The Report*

Le diagnostic **2.2.1** *Diagnosis -* Le motif d'hospitalisation *Reason for hospitalisation*		
Ce malade entre pour ... (+ substantif ou infinitif)	1	*This patient is coming in ... (for + «noun»; or infinitive)*
Ce malade est entré pour ...	2	*This patient has come in for ...*
Ce malade entrera pour ...	3	*This patient will be coming in for ...*
Ce malade est hospitalisé pour ...	4	*This patient is hospitalised for ...*
Ce malade a été hospitalisé pour ...	5	*This patient has been hospitalised for ...*
Ce malade sera hospitalisé pour ...	6	*This patient will be hospitalised for ...*
Ce malade présente des symptômes de ...	7	*This patient shows the symptoms of ...*
Ce malade a présenté ...	8	*This patient showed ...*
Ce malade souffre de ...	9	*This patient suffers from ...*
Ce malade a été admis à la garde pour ...	10	*This patient was admitted by the night staff for ...*
Ce malade s'est présenté à la garde pour ...	11	*This patient came to the night staff for ...*
Ce malade a été transféré de ... à ...	12	*This patient has been transferred from ... to ...*
Ce malade a été amené en urgence pour ...	13	*This patient was brought in as an emergency for ...*

Symptômes & diagnostic		Symptoms & diagnosis
et recevra ...	14	*and will receive*
et subira ...	15	*and will undergo*
pour recevoir	16	*to receive*
pour subir des examens	17	*to undergo tests*
pour une intervention chirurgicale	18	*for an operation*
pour une mise au point médicale	19	*for a medical check-up*
pour un traitement médical	20	*for medical treatment*
pour une chimiothérapie, une radio-thérapie, un traitement oncologique	21	*for chemotherapy, radiotherapy, oncology, treatment (cancer treatment)*
pour une observation	22	*for observation*
pour un problème psychologique	23	*for a psychological problem*
pour des problèmes familiaux	24	*for family problems*
pour raison sociale	25	*for social reasons*
pour un isolement	26	*for isolation*
à la suite d'un accident de travail, de la route	27	*following an accident at work, a road accident*

L'aspect général 2.2.2		General appearance
Ce malade va bien.	1	*This patient is doing well. This patient is well.*
Ce malade va mieux. Ce malade est mieux.	2	*This patient is getting better. This patient is better.*
Ce malade ne va pas bien. Il est moins bien.	3	*This patient isn't well. He is worse.*
Ce malade ne va pas très bien.	4	*This patient isn't doing very well.*
Ce malade va mal.	5	*This patient is getting worse.*

Ce malade m'inquiète. **6** *This patient worries me.*

Les paramètres anormaux 223 *Abnormal parameters*
(symptômes divers) *(diverse symptoms)*

Le malade a une augmentation de température. Sa température est élevée : 39 °.	**1**	*The patient's temperature has gone up. His temperature is high: 39 °.*
Il a de la fièvre.	**2**	*He has a fever / temperature.*
Il a des frissons. Il frissonne.	**3**	*He has the shivers. He's shivering.*
Il transpire beaucoup.	**4**	*He sweats a lot. He is sweating a lot.*
Il a des convulsions. Il a eu des convulsions.	**5**	*He has convulsions. He has had convulsions.*
Le malade a des tremblements. Il tremble.	**6**	*The patient has tremors. He's shaking.*
Le malade est de plus en plus inconscient.	**7**	*The patient is less and less conscious.*
Le pouls est rapide. Le pouls est filant.	**8**	*The pulse is fast. The pulse is thready.*
Il a des taches sur la peau, des plaques rouges.	**9**	*He has patches on his skin, red patches.*
Le pouls est insaisissable (impalpable, imprenable).	**10**	*The pulse is imperceptible, impalpable. It is not possible to take the pulse.*
Il faut faire des hémocultures. Les hémocultures sont faites.	**11**	*Haemocultures will have to be done. The haemocultures have been done.*

L'intégrité du système nerveux 224 *The integrity of the nervous system*
(Sommeil - Eveil - Mobilisation - Douleur) *(Sleep - waking - mobility - pain)*

Le malade a passé une bonne nuit.	**1**	*The patient had a good night.*
Le malade a passé une bonne journée.	**2**	*The patient had a good day.*
Il a bien dormi. Il a mal dormi. Il a dormi par étapes.	**3**	*He slept well. He slept badly. He slept at times.*

Il était calme. Il est agité.	**4**	*He was calm. He is restless.*
Il est plus éveillé. Il parle. Il se lève.	**5**	*He is more aware. He talks. He's getting up.*
Il a somnolé toute la journée.	**6**	*He dozed all day.*
Il est resté éveillé toute la nuit.	**7**	*He stayed awake all night (long).*
Il circule toute la nuit.	**8**	*He walks about all night.*
Il a mal. Il se plaint de douleurs.	**9**	*He has pain. He complains of pain.*
Il gémit. Il dérange les autres malades.	**10**	*He groans. He bothers the other patients.*
Le malade se plaint constamment.	**11**	*The patient complains constantly.*
Il ne se plaint pas, mais il a mal.	**12**	*He doesn't complain, but he is in pain.*
Le malade a très mal; il souffre terriblement.	**13**	*The patient has a lot of pain; he suffers terribly.*
Le malade se mobilise bien.	**14**	*The patient has good mobility. The patient moves well.*
Il se lève, il marche. Il se débrouille seul.	**15**	*He gets up, he walks. He manages on his own.*
Le malade marche difficilement.	**16**	*The patient has difficulty walking.*
Le malade se lève difficilement.	**17**	*The patient has difficulty getting up.*
Il ne bouge pas de son lit. Il ne sort pas de son lit.	**18**	*He doesn't leave his bed. He doesn't get out of bed.*
Il ne peut pas se lever (possibilité).	**19**	*He's not able to get up. He can't get up (possibility).*
Il ne peut pas se lever (permission).	**20**	*He is not allowed to get up (permission).*
Il paraît apathique, il ne fait aucun effort.	**21**	*He seems apathetic. He makes no effort.*
Il ne quitte jamais son lit.	**22**	*He never gets out of bed.*
Il se laisse aller.	**23**	*He is making no effort.*

L'intégrité du système urinaire 2.2.5 *The integrity of the urinary system*
(Besoin d'élimination urinaire) *(The need to urinate)*

Le malade a bien uriné. Il a uriné 2 litres en 24 heures.	**1**	*The patient has urinated well. He urinated 2 litres in 24 hours.*
Le malade n'urine pas. Il n'a pas encore uriné.	**2**	*The patient doesn't urinate. He hasn't urinated yet.*
Il ne peut pas uriner. Il urine de très petites quantités.	**3**	*He can't urinate. He urinates very small quantities.*
Il y a peu d'urine dans le bocal gradué.	**4**	*There's very little urine in the graduated container.*
Le malade urine beaucoup. Il urine peu.	**5**	*The patient urinates a lot. He urinates little.*
Il urine souvent. Sa diurèse horaire doit être de 100 cc par heure.	**6**	*He urinates often. His diuresis must be 100 cc per hour.*
Il urine moins qu'hier. Il urine plus qu'hier.	**7**	*He is urinating less than yesterday. He is urinating more than yesterday.*
Ce malade a un globe vésical.	**8**	*This patient has a full bladder.*
Je palpe un globe vésical.	**9**	*I am examining a full bladder.*
Il faut prévenir le médecin. On a prévenu le médecin.	**10**	*The doctor must be informed. The doctor has been told.*
Il a été sondé. On a placé une sonde à demeure.	**11**	*He has been catheterised. We have placed a permanent catheter.*
Il y avait un litre d'urine. La diurèse est bonne.	**12**	*There was a litre of urine. The diuresis is good.*
Le malade doit garder la sonde quelques jours.	**13**	*The patient must keep the catheter for a few days.*
Je n'ai pas réussi à le sonder.	**14**	*I haven't succeeded in catheterising him.*
Le sac à urines a été vidé.	**15**	*The urine bag has been emptied.*
Il faut vider le sac à urines.	**16**	*The urine bag must be emptied.*

2

Le sac à urines est plein, vide.	**17**	*The urine bag is full, empty.*
Ce malade a arraché sa sonde. Ce malade tire sur sa sonde.	**18**	*This patient has pulled out his catheter. This patient pulls on his catheter.*
La sonde est tombée. Le ballonnet était dégonflé.	**19**	*The catheter has fallen out. The balloon was deflated.*
Les urines coulent bien par la sonde. Les urines ne s'écoulent plus bien par la sonde.	**20**	*The urine flows well through the catheter. The urine doesn't flow well through the catheter.*
On a changé sa sonde. Il faut changer sa sonde.	**21**	*His catheter has been changed. His catheter has to be changed.*
Elle ne coule plus. Elle ne coulait plus bien.	**22**	*It's not flowing anymore. It wasn't flowing properly any more.*
La sonde est bouchée. Il y a des caillots.	**23**	*The catheter is blocked. There are clots.*
Il faut faire un lavage vésical pour désobstruer (déboucher) la sonde.	**24**	*A bladder wash will have to be done to unblock the catheter.*
Les urines sont très colorées.	**25**	*The urine is very coloured.*
Elles sont claires, troubles, foncées.	**26**	*It's clear, cloudy, dark.*
Les urines sont purulentes, sanguinolentes.	**27**	*The urine is full of pus, (purulent) bloody.*
Je pense qu'il a du sang dans les urines.	**28**	*I think there is blood in the urine.*
Ces urines ont l'air purulentes.	**29**	*This urine looks purulent.*
Les urines sentent mauvais, très mauvais.	**30**	*The urine smells bad, very bad.*
Il me semble qu'il y a des selles dans les urines.	**31**	*I have the impression there are stools in the urine.*
Ces urines sont nauséabondes.	**32**	*This urine is nauseating (foul-smelling).*
Il y a du glucose (sucre) dans les urines.	**33**	*There is glucose (sugar) in the urine.*
Il y a un risque d'infection urinaire.	**34**	*There is a risk of urinary infection.*

Il faut faire un prélèvement bactériologique.	35	A sample will have to be taken for bacteriological testing.
Le patient doit mieux se laver la région génitale.	36	The patient must wash his genital area better.

L'intégrité du système digestif	**2.2B**	**The integrity of the digestive system**
Le besoin d'hydratation, d'alimentation	**A**	**The need for hydration, for food**

Le malade a bon appétit. Il mange bien. Il boit bien.	1	The patient has a good appetite. He eats well. He drinks well.
Il mange beaucoup. Il mange trop.	2	He eats a lot. He eats too much.
Il n'a pas d'appétit. Il ne mange rien.	3	He has no appetite. He eats nothing.
Il mange peu. Rien ne lui plaît.	4	He eats little. Nothing pleases him.
Il ne boit pas. Il a peu d'appétit.	5	He doesn't drink. He has little appetite.
Ce malade refuse ses repas.	6	This patient refuses his meals.
Ce malade ne mange pas, ne boit pas.	7	This patient doesn't eat, doesn't drink.
Il est incapable de manger.	8	He is not able to eat.
Il touche à peine à ses repas.	9	He hardly touches his meals.
Il refuse de boire et de manger.	10	He refuses to drink and to eat.
Il n'est plus capable de boire ni de manger.	11	He's no longer able to drink or to eat.
Il faut lui donner à manger, à boire.	12	He has to be fed, given his drink.
Il déglutit mal. Il n'avale pas. Il avale de travers.	13	He has difficulty swallowing. He can't swallow. It went down the wrong way.
Il faut lui placer une sonde de gavage.	14	A feeding tube will have to be placed.
Il faut lui donner un gavage.	15	He will have to be tube-fed.
Il a reçu son gavage.	16	He has had his tube-feed.

Il a pris tout son gavage. Il supporte bien son gavage.	**17**	*He has had all his tube-feed. He takes his tube-feed well.*
Il ne supporte pas son gavage.	**18**	*He doesn't take his tube-feed well.*
Il ne veut plus son gavage. Il refuse le gavage.	**19**	*He no longer wants his tube-feed. He refuses his tube-feed.*
Il recommence à manger et à boire.	**20**	*He's begun to eat and drink again.*
On peut retirer la sonde de gavage.	**21**	*The feeding-tube can be taken out.*
Le malade a des nausées. Il boit peu.	**22**	*The patient feels sick (is nauseated). He drinks little.*
Il a eu des nausées toute la nuit.	**23**	*He felt sick (was nauseous) all night.*
Il vomit du sang, de la bile.	**24**	*He's vomiting blood, bile.*
Il a vomi son dîner, ses repas ...	**25**	*He brought up his dinner, his meals.*
Il se plaint de nausées, mais il ne vomit pas.	**26**	*He complains of nausea, but hasn't been sick.*
Les vomissements étaient noirs, rouges, jaunes, alimentaires, abondants, peu abondants.	**27**	*The vomit was black, red, yellow, food, abundant, little.*
Le malade a mal à la tête, au ventre.	**28**	*The patient has a headache, stomachache.*
Il a le ventre ballonné. On entend des gargouillis, des gaz.	**29**	*His stomach is distended. You can hear gurgling, gas.*
Il faut lui placer une sonde gastrique.	**30**	*We will have to place a gastric catheter.*
On a placé une aspiration gastrique.	**31**	*We have placed a gastric aspirator.*
Le malade est sous aspiration gastrique.	**32**	*The patient is on gastric aspiration.*
L'aspiration fonctionne bien.	**33**	*The aspiration is working well.*
L'aspiration donne bien.	**34**	*The aspiration has gone well. The aspiration gives good results.*
Le malade est soulagé.	**35**	*The patient feels better (easier).*

L'aspiration ne ramène rien, ramène peu.

36 *The aspiration isn't bringing anything up, brings little up.*

L'aspiration ne donne rien, plus rien.

37 *The aspiration isn't working, is no longer working.*

Le malade a moins de nausées, de vomissements.

38 *The patient is less nauseous, is vomiting less.*

La sonde ne doit plus être en place.

39 *The catheter mustn't be in place any more.*

Il faut vérifier la position de la sonde. Il faut replacer la sonde.

40 *The position of the catheter will have to be checked. The catheter will have to be replaced.*

Le malade a arraché sa sonde.

41 *The patient has pulled out his catheter.*

Il ne veut plus sa sonde.

42 *He doesn't want his catheter any more.*

On peut retirer la sonde d'aspiration gastrique.

43 *The gastric aspiration catheter can be removed.*

La sonde est obstruée.

44 *The catheter is blocked.*

L'appareil d'aspiration ne fonctionne pas.

45 *The aspirator isn't working (doesn't work).*

La sonde est clampée. On a clampé la sonde.

46 *The catheter is clamped. The catheter has been clamped.*

Il faut réamorcer avec une grosse seringue.

47 *We'll have to start again with a big seringe.*

Le besoin d'élimination digestive — B — The need for digestive elimination

Il a des coliques. Il a des contractions intestinales.

48 *He has colic (cramps). He has intestinal cramps.*

Il doit aller à la selle toutes les demi-heures.

49 *He has a bowel motion every half hour.*

Il a des coliques.

50 *He complains of colic (cramps). He has diarrhoea.*

Il a du sang dans les selles.

51 *He has blood in the stools.*

Le malade n'a pas été à la selle depuis deux jours.

52 *The patient hasn't had a (bowel) motion for two days.*

Il voudrait aller à la selle.

53 *He would like to go the toilet.*

Le malade se plaint de constipation. Il est constipé.	54	*The patient complains of constipation. He's constipated.*
Il faudrait lui faire un lavement.	55	*He'll have to have an enema.*
Il faudrait lui mettre un suppositoire.	56	*He'll have to have a suppository.*
Il faut lui donner un laxatif.	57	*He'll have to have a laxative.*
Le lavement a réussi. Le lavement n'a pas donné.	58	*The enema was successful (worked). The enema hasn't worked (didn't work).*

L'intégrité du système cardiovasculaire 2.2.7 *The integrity of the cardiovascular system*

Son pouls est faible, lent, rapide.	1	*His pulse is weak, slow, fast.*
Son pouls est bon, régulier.	2	*His pulse is good, regular.*
Sa tension artérielle (T.A.) est de ...	3	*His blood pressure (B.P.) is ...*
Elle est stable, descend, monte.	4	*It's stable, decreasing, increasing.*
Le minimum est de ...	5	*The minimum is ... .*
Le maximum est de ...	6	*The maximum is ... .*
La T.A. est imprenable.	7	*It's not possible to take the B.P.*
La P.V.C. est de ...	8	*The venous pressure (V.P.) is ...*
Le malade se plaint de palpitations.	9	*The patient complains of palpitations.*
Le malade se plaint de douleurs inter-costales, de douleurs à l'épaule, au bras gauche.	10	*The patient complains of intercostal pain, of shoulder pain, of pain in the left arm.*
Le malade a des douleurs constrictives.	11	*The patient has constricting pains.*
Le malade est anxieux.	12	*The patient is anxious.*
Le malade présente un œdème aux chevilles.	13	*The patient has œdema in the ankles. The patient has swollen, œdematous ankles.*
La jambe est gonflée, œdématiée.	14	*The leg is swollen, œdematous.*
Il a une phlébite. Le mollet est douloureux.	15	*He has phlebitis. The calf is painful.*

2

Il a un cordon enflammé, rouge et douloureux sur le mollet.	16	He has an inflamed, red and painful band on the calf.

**L'intégrité 228 The integrity
du système respiratoire of the respiratory system
(Besoin de respirer) (the need to breathe)**

Le malade respire mal. Il a le teint gris.	1	The patient is breathing badly. He's a grey colour.
Les bronches sont encombrées. Il faut l'aspirer.	2	The bronchi are obstructed. He must be aspirated.
Il est cyanosé. Il a besoin d'oxygène.	3	He's blue. He needs oxygen.
Il reçoit x litres d'O2. Le débit de l'oxygène est réglé sur 5 litres / minute.	4	He's getting « N « litres of oxygen. The flow of oxygen is set at 5 litres a minute.
Son teint est plus coloré.	5	He has a better colour.
On a placé une aspiration.	6	We've placed an aspirator.
Il faut l'aspirer souvent.	7	He must be aspirated often.
On a placé le malade sous oxygène. Le patient préfère les «lunettes» à oxygène.	8	We've put the patient on oxygen. The patient prefers the oxygen « glasses ».
La respiration est de 12 par minute.	9	His breathing is 12 per minute.
La sonde à oxygène doit être changée.	10	The oxygen tube must be changed.
Le malade est oppressé.	11	The patient feels tightness in the chest.
Le malade respire difficilement. Il est dyspnéique.	12	The patient has difficulty breathing. He's dyspnoeic / short of breath.
Le malade siffle.	13	The patient is wheezing.
Le malade expire difficilemenr.	14	The patient has difficulty exhaling (breathing out).
Le malade est angoissé.	15	The patient is anxious (worried).
Le malade tire pour respirer.	16	The patient has to make an effort to breathe.
Les crachats sont verdâtres, purulents, muqueux, sanguinolents.	17	The phlegm/expectorate is green, purulent (full of pus), full of mucous, has blood in.

L'intégrité des organes des sens et de la parole	2.2.9	The integrity of the sensory organs and speech

Le malade a les yeux infectés. Il a de l'infection aux deux yeux.

1 *The patient has infected eyes. He has an infection in both eyes.*

Il a de l'infection à un oeil. Il a un écoulement aux deux yeux.

2 *He has an infection in one eye. He has a discharge from both eyes.*

Il a les yeux qui coulent. Il a les yeux qui piquent.

3 *He has runny eyes. His eyes sting.*

Le malade ne voit pas. Il est aveugle. Il voit mal.

4 *The patient can't see. He's blind. He doesn't see well.*

Il a les paupières gonflées. Il ne peut pas ouvrir les yeux.

5 *His eyelids are swollen. He can't open his eyes.*

Ce malade a des verres de contact. Il est myope.

6 *This patient has contact lenses. He is myopic (short-sighted).*

Il ne trouve plus ses lunettes. Il est presbyte.

7 *He can't find his glasses. He is presbyopic (long-sighted).*

Il a perdu son verre de contact.

8 *He's lost his contact lens.*

Il ne voit rien sans ses lunettes. Il porte des lunettes pour lire.

9 *He can't see anything without his glasses. He wears glasses for reading.*

Il a le nez bouché. Il a le nez qui coule.

10 *His nose is blocked. He has a runny nose.*

Il saigne du nez. Il a saigné du nez.

11 *His nose is bleeding. He has had a nose bleed.*

Il n'a plus d'odorat. Il ne sent plus les odeurs.

12 *He no longer has a sense of smell. He can no longer smell anythings.*

Il a les muqueuses nasales congestionnées.

13 *His mucous membranes are congested. His nasal mucosa are congested.*

Le malade a mal aux oreilles. Il a très mal à l'oreille gauche.

14 *The patient has pain in his ears. His left ear is very painful.*

Le malade n'entend pas. Il entend mal.

15 *The patient can't hear. He doesn't hear well.*

Le malade est sourd. Le malade a un appareil auditif.

16 *The patient is deaf. The patient has a hearing aid.*

Son oreille droite coule. Il entend beaucoup mieux de l'oreille gauche.

17 *His right ear is running. He hears much better in his left ear.*

Il ne peut pas parler. Il a été opéré du larynx.

18 *He can't speak. He had an operation on his larynx.*

Il n'a plus de larynx. Il n'a plus de cordes vocales.

19 *He doesn't have a larynx any more. He no longer has vocal cords.*

Il est muet. Il est sourd-muet.

20 *He is dumb. He is deaf and dumb.*

Il a la langue gonflée. Il lui est impossible de parler.

21 *His tongue is swollen (He has a swollen tongue). It is impossible for him to speak.*

Ce malade n'a plus aucune sensibilité.

22 *The patient has no sensation at all.*

Il est très sensible. Dès qu'on le touche, il sursaute.

23 *He's very sensitive. As soon as he's touched, he jumps.*

Il a perdu sa sensibilité au froid, au chaud.

24 *He's lost his sensitivity to cold, to heat.*

La suppléance thérapeutique 2.2.10 *Therapeutic intervention*
Les traitements *The treatment*

Le malade a bien pris ses médicaments.

1 *The patient has taken his medicine.*

Il les avale facilement.

2 *He swallows them / it easily.*

Il les avale très difficilement.

3 *He has difficulty in swallowing it.*

Le malade refuse de prendre ses médicaments.

4 *The patient refuses to take his medicine.*

Le malade ne peut plus avaler ses médicaments.

5 *The patient can no longer swallow his medicine.*

Il ne faut plus lui donner son comprimé de ...

6 *You don't have to give him his ... tablet any more.*

Il ne le (la) supporte plus.

7 *He can't tolerate it any more.*

Il ne supporte pas ses médicaments.

8 *He can't tolerate his medicine.*

Il ne veut plus ses médicaments.

9 *He doesn't want his medicine any more. (He no longer wants his medicine.)*

Ce médicament ne lui convient pas.	10	*This medicine doesn't suit him (isn't right for him).*
Il fait des réactions à ce médicament.	11	*He reacts badly to this medicine. (He has a bad reaction to …)*
Il est allergique à ce médicament.	12	*He's allergic to this medicine.*
Il a reçu son médicament, son suppo., son injection.	13	*He received his medicine, his suppository, his injection.*
Il a refusé son I.M., son suppo., ses médicaments.	14	*He refused his I.M. injection, his suppository, his medicine.*
Il faut le lui donner per os.	15	*He has to have it by mouth.*
Le malade est prêt pour la salle d'opération.	16	*The patient is ready for theatre.*
Le médecin va placer une perfusion chez ce malade.	17	*The doctor is going to put up a perfusion/drip for this patient.*
On va le transfuser.	18	*We're going to give him a transfusion.*
On doit placer une perfusion chez ce malade.	19	*We have to give this patient a drip.*
Il a reçu sa perfusion. Sa perfusion coule bien.	20	*He's had his drip. His drip is flowing well.*
Les perfusions sont stoppées. On peut retirer la perfusion.	21	*The drips have been stopped. We can take down the drip.*
Les perfusions continuent. Le programme est indiqué au dossier.	22	*Well's continue the drip. The programme is recorded in the file.*
La perfusion ne coule plus ! Il faut la replacer.	23	*The drip has stopped flowing. It will have to be changed (replaced).*
Le pansement de la perfusion doit être refait.	24	*The perfusion dressing must be renewed.*
Le pansement de la perfusion centrale a été refait.	25	*The central perfusion dressing has been renewed.*
Le bras est gonflé, rouge, chaud.	26	*The arm is swollen, red, warm.*
Le médecin est passé. On peut retirer la perfusion.	27	*The doctor has been. The drip can be removed.*

2

La perfusion coule à côté de la veine.	28	*The perfusion is flowing next to the vein. The drip has tissued*.* *(* specific nursing term)*
J'ai mis de la pommade. J'ai effectué un pansement.	29	*I have applied the cream. I applied a dressing.*
J'ai retiré la perfusion. Il faut repiquer ailleurs.	30	*I have taken down the drip. It will have to be placed somewhere else.*
Il faut injecter du valium par le robinet dans la trousse toutes les 2 heures.	31	*Valium has to be injected by the tap in the tube every 2 hours.*
Il faut changer les robinets et les trousses aujourd'hui.	32	*The taps and tubes have to be changed today.*
Son pansement est propre.	33	*His dressing is clean.*
Son pansement est légèrement mouillé.	34	*His dressing is slightly wet.*
Son pansement est trop lâche.	35	*His dressing is too loose.*
Il a fallu refaire son pansement.	36	*His dressing had to be changed.*
Le pansement doit être refait tous les jours.	37	*The dressing must be changed every day.*
La plaie saigne. La plaie coule beaucoup.	38	*The wound is bleeding. The wound runs a lot.*
La plaie doit être nettoyée avec de l'Isobétadine (R).	39	*The wound must be cleaned with Isobetadine (R).*
La plaie doit être irriguée avec du Dakin (R).	40	*The wound must be irrigated with Dakin's (R) solution.*
Il faut irriguer avec une sonde, une seringue (une Bonneau).	41	*You must irrigate with a catheter, a syringe (a Bonneau).*
Il faut placer une mèche de 2 cm.	42	*A 2 cm wick must be placed.*
Il faut placer une mèche plus courte.	43	*A shorter wick can be placed.*
On peut retirer la mèche.	44	*The wick can be taken out.*
Le drain doit être raccourci de 2 cm.	45	*The drain must be shortened by 2 cm.*
On peut retirer le drain.	46	*The drain can be taken out. (We can take the drain out.)*
Le drain a donné 10 cc de sérosité sanguinolente.	47	*The drain has given 10 cc of serosity tinped with blood.*

La suppléance thérapeutique 2.2.11 *Therapeutic intervention (assistance)*
Les examens
Tests / Examinations

Il a subi ses examens. Il est allé à ses examens.	**1**	*He has had his tests. He has been for his tests.*
Il est fatigué par les examens. Ces examens l'ont fatigué.	**2**	*He is tired out by the tests. These tests have tired him.*
Il doit descendre à la radio.	**3**	*He has to go to X-ray.*
Il doit être conduit à la cobalthérapie vers 9 heures.	**4**	*He has to be taken to the cobalt therapy unit at 9 o'clock.*
Il a eu sa prise de sang.	**5**	*His blood sample has been taken.*
Il aura une prise de sang à 10 heures.	**6**	*His blood sample will be taken at 10 o'clock.*
Le malade a un rendez-vous à 14 heures à la consultation.	**7**	*The patient has an appointment at 2 o'clock in outpatients.*
La laborantine est passée.	**8**	*The laboratory technician has been.*
Il est difficile à piquer.	**9**	*It's not easy to prick him (to get a sample from him).*
Les examens n'ont pas été faits.	**10**	*The tests haven't been done.*
Le malade ne s'est pas rendu à son examen.	**11**	*The patient didn't go for his test.*
Le malade a refusé de se rendre à son examen.	**12**	*The patient refused to go for his test.*
Le malade n'a pas reçu la préparation demandée.	**13**	*The patient didn't get the necessary preparation.*

Les contacts avec les médecins 2.2.12 *Contacts with the doctors*
et les paramédicaux
and the paramedics

Le médecin est venu. Le médecin est passé.	**1**	*The doctor came (has come). The doctor has been.*
Le médecin a vu le malade.	**2**	*The doctor has seen the patient.*
Il passera demain.	**3**	*He will come by tomorrow.*
Le spécialiste passera cet après-midi.	**4**	*The specialist will come by this afternoon.*

2

Le médecin est prévenu.	**5**	*The doctor has been informed.*
Le médecin a demandé ...	**6**	*The doctor has asked ...*
Le médecin a prescrit le traitement.	**7**	*The doctor has prescribed the treatment.*
Le malade doit prendre ... recevoir ...	**8**	*The patient must (has to) take, receive (get) ...*
Le médecin a vu la famille (a parlé à la ...).	**9**	*The doctor has seen the family (has spoken to the ...).*
Le kiné est venu. Le psychologue est passé.	**10**	*The physio has been. The psychologist has been.*
L'assistante sociale a vu la famille.	**11**	*The social worker has seen the family.*
L'infirmière sociale a parlé avec le malade.	**12**	*The social nurse has talked to the patient.*

Les contacts avec la famille 2.2.13 *Contacts with the family*

La famille a téléphoné.	**1**	*The family has telephoned (called).*
La fille, le fils demande à être prévenu.	**2**	*The daughter, son would like to be informed.*
Les enfants viendront ce soir.	**3**	*The children will come this evening.*
La fille est venue.	**4**	*The daughter came.*
Le fils a demandé des nouvelles.	**5**	*The son asked for news.*
On n'a pas pu atteindre la famille, l'épouse.	**6**	*We couldn't contact the family, the wife.*
La famille est au courant.	**7**	*The family knows.*

Le patient en fin de vie 2.2.14 *The patient at the end of his life*

Le malade va de moins en moins bien.	**1**	*The patient is getting worse and worse.*
Il va décéder. Il agonise.	**2**	*He's going to die. He's about to die (is dying).*

Il faudrait avertir la famille.

3 *The family will have to be informed.*

La fille est prévenue.

4 *The daughter has been told.*

La famille est près de lui.

5 *The family is with him (is by his side).*

Il faudrait élargir les heures de visite.

6 *The visiting hours will have to be extended.*

A-t-il une religion ? Pratique-t-il une religion ?

7 *Does he have a religion ? Does he practice a religion ?*

Participe-t-il à un culte ? Est-il un catholique (protestant) pratiquant ?

8 *Does he go to church ? Is he a practising catholic (protestant) ?*

Assiste-t-il à une célébration religieuse ?

9 *Does he go to a church service ?*

Il faut appeler l'aumônier
      le rabbin.
      le pasteur.
      l'imam.
      le conseiller laïque.

      le gourou.

10 *We will have to call the chaplain.*
      the rabbi.
      the pastor.
      the imam.
      the lay preacher.
      ... the lay counsellor.
      the guru.

Il devrait être isolé.

11 *He should be isolated.*

2.3

Exercices _____ *Exercises*

Un peu de vocabulaire	*	***A little vocabulary***
L'augmentation	:	*increase (the)*
Les frissons	:	*shivers (the), shivering (the)*
Les convulsions	:	*convulsions (the)*
Les tremblements	:	*shaking (the)*
Les plaques	:	*patches (the)*
Insaisissable	:	*impalpable (can't be felt)*
L'hémoculture	:	*blood culture (the)*
La culture	:	*culture (the)*
L'effort	:	*effort (the)*
Apathique	:	*apathetic*
Impalpable	:	*can't be felt*
Imprenable	:	*can't be taken*

Quelques verbes	*	***Some verbs***
(ou expressions)		*(or expressions)*
Transpirer *	:	** to sweat (perspire)*
Trembler *	:	** to tremble (shake)*
Frissonner *	:	** to shiver*
Etre agité	:	*to be agitated*
Etre éveillé	:	*to be awake*
Circuler *	:	** to walk about*
Somnoler *	:	** to be sleepy (to doze)*
Se plaindre	:	*to complain*
Déranger *	:	** to bother*
Se mobiliser	:	*to move oneself*
Sortir de son lit	:	*to get out of bed*
Présenter un symptôme	:	*to show a symptom*
Etre admis pour	:	*to be admitted for*
Transférer	:	*to transfer*
Etre amené	:	*to be taken (to)*
En urgence	:	*in emergency*
Gémir	:	*to groan*
Inconscient	:	*unconscious*

Exercice 6 — *Exercise 6*

Mettez les verbes avec un * au passé composé (3ème personne du singulier)
Put the verbs with an * in the present perfect tense (3rd person singular)

Ex: Transpirer: *to sweat (perspire)* | Il a transpiré: *He has sweated (perspired)*

Solution page 268 — ***Solution page 268***

Exercices de dialogue B *Dialogue exercises*

Vous êtes l'infirmière de nuit, vous faites rapport à l'infirmière de jour. Trois malades vous ont posé des problèmes.

You are the night nurse and you're reporting back to the day nurse about 3 patients who needed special attention during your shift.

1. Le patient du lit 204 n'a pas dormi; il souffrait ...
   Précisez:
   où, vers quelle heure, qu'avez-vous fait ...

1. *The patient in bed 204 hasn't slept at all, he was suffering from ...*
   Be more specific about it:
   where, what time, what did you do ...

2. Le patient du lit 212 était déso-rienté; il prenait la nuit pour le jour ...
   Précisez:
   qu'avez-vous fait ...

2. *The patient in bed 212 was confu-sed;he mistook night for day ...*

   Be more specific:
   what did you do ...

3. Le patient du lit 220 a présenté des paramètres anormaux ...
   Précisez:
   à quelle heure, combien ...

3. *The patient in bed 220 is showing unusual symptoms ...*
   Be more specific:
   at what time, how many ...

Imaginez le dialogue: questions et réponses.

Imagine the dialogue: questions and answers.

231 L'aspect général - Les paramètres anormaux - L'intégrité du système nerveux
General appearance - Abnormal parameters - The integrity of the nervous system

101

L'intégrité du système urinaire	2.3.2 A	*The integrity of the urinary system*	86-88

Un peu de vocabulaire	*	*A little vocabulary*
Le bocal gradué	:	*graduated container (the)*
La diurèse horaire	:	*diuresis schedule (the)*
Le globe vésical	:	*full bladder (the)*
La sonde	:	*catheter (the)*
La sonde à demeure	:	*permanent catheter (the)*
Le sac à urine	:	*urine bag (the)*
Le ballonnet	:	*balloon (the)*
Les caillots	:	*clots (the)*
Le lavage vésical	:	*bladder wash (the)*
La sonde vésicale	:	*bladder catheter (the)*

Quelques verbes (ou expressions)	*	*Some verbs* *(or expressions)*
Sonder un malade *	:	* *to catheterise a patient*
Vider (une vessie) *	:	* *to empty (the bladder)*
Arracher (sa sonde) *	:	* *to pull out (his/her catheter)*
Tirer (sa sonde) *	:	* *to pull on (his/her catheter)*
Etre obstrué (bouché)	:	*to be blocked*
Placer une sonde *	:	* *to place a catheter*
Dégonfler	:	*to deflate*
Gonfler *	:	* *to inflate*
Couler	:	*to run, to flow*
Changer (la sonde) *	:	* *to change (the catheter)*
Désobstruer *	:	* *to unblock*

Exercice 7	*Exercise 7*

Mettez les verbes avec un * au passé composé (1ère personne du singulier)
*Put the verbs with an * in the present perfect tense (1st person singular)*

Ex: Sonder: to place a catheter   J'ai sondé: I have placed a catheter

Solution page 268   *Solution page 268*

Exercices de dialogue B *Dialogue exercises*

Vous faites rapport à l'urologue des problèmes urinaires d'un malade.
L'urologue demande des précisions: l'heure, la quantité, la couleur ...

Imaginez le dialogue: questions et réponses.

You are reporting to the urologist about a patient's urinary problems.
The urologist asks for details: the time, the quantity, the colour ...

Imagine the dialogue: questions and answers

| L'intégrité du système digestif | 2.3.3 A | *The integrity of the digestive system* | ▶ 88-91 |

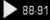

2

Un peu de vocabulaire	*	***A little vocabulary***
La sonde de gavage	:	*feeding tube (the)*
Le gavage	:	*tubefeed (the)*
Les nausées	:	*nausea (the), sickness (the)*
L'aspiration	:	*aspiration (the), suction (the)*
Les contractions	:	*contractions (the)*
La constipation	:	*constipation (the)*
Le lavement	:	*enema (the)*
Le suppositoire	:	*suppository (the)*
Le sang	:	*blood (the)*
La bile	:	*bile (the)*
Les gargouillis	:	*gurgling (the)*
Les gaz	:	*gases (the)*
L'aspiration gastrique	:	*gastric aspiration (the)*
La position	:	*position (the)*
Les coliques	:	*cramps (the), colics (the)*
La diarrhée	:	*diarrhoea (the)*
Le laxatif	:	*laxative (the)*
La sonde gastrique	:	*gastric catheter (the)*

| Exercice 8 | : | ***Exercise 8*** |

A. Etudiez les verbes suivants et testez votre connaissance en utilisant les 6 premiers verbes au présent (1ère personne du singulier) :

Je clampe ... : *I clamp*

A. Study the following verbs and test your knowledge by using the first 6 verbs in the the present tense (1st person singular)

I clamp ...	:	Je clampe ...
clamper	:	*to clamp*
réamorcer	:	*to start up again*
injecter	:	*to inject*
connecter	:	*to connect*
ramener	:	*to bring back*
aspirer	:	*to aspirate, to suckout*
refuser	:	*to refuse*
être incapable de	:	*not to be able to*
être ballonné	:	*to have wind (to suffer from wind)*
supporter	:	*to tolerate*
vomir	:	*to vomit (to bring up)*
être soulagé	:	*to be relieved*

B. Conjuguez les 6 derniers verbes au présent (3ème personne du singulier) :

Le malade refuse ... : *The patient refuses ...*

B. Conjugate the last 6 verbs in the present tense (3rd person singular)

The patient refuses ... : Le malade refuse ...

Solution page 269   *Solution page 269*

Exercices de dialogue B *Dialogue exercises*

2

Vous faites rapport à la chef de service de vos initiatives de l'après-midi:

You are reporting back to the head nurse about initiatives you've taken in the afternoon:

1. J'ai replacé la sonde de gavage du malade du lit 14.
   Expliquez pourquoi ...

1. *I've replaced the feeding catheter (tube) for the patient in bed 14.*
   Explain why ...

2. J'ai placé une aspiration digestive chez la patiente entrée en urgence:

   a. cela s'est bien passé: que dites-vous ?
   b. il y a eu des problèmes: expliquez-les.

2. *I've placed a stomach pump in the emergency patient:*

   a. *everything went well: what did you say ?*
   b. *we have had problems: Explain them.*

3. Le patient du lit 212 s'est plaint de constipation ...
   J'ai ...
   (complétez, ... donnez le résultat)

3. *The patient in bed 212 has complained of constipation ...*
   I have ...
   (complete .... , give the result)

Imaginez le dialogue: questions et réponses.

Imagine the dialogue: questions and answers.

L'intégrité du système cardiovasculaire	**2.3.4**	*The integrity of the cardiovascular system*
L'intégrité du système respiratoire	**A**	*The integrity of the respiratory system*

▶ *91-92*

2

Un peu de vocabulaire	*	***A little vocabulary***
Le minimum	:	*minimum (the)*
Le maximum	:	*maximum (the)*
Les douleurs	:	*pains (the)*
intercostales	:	*intercostal*
constrictives	:	*constricting, tight*
L'oedème	:	*oedema (the), swelling (the)*
Le cordon	:	*cord (the)*
Enflammé	:	*inflamed*
Le teint	:	*colour (the)*
Encombré	:	*congested*
L'oxygène	:	*oxygen (the)*

Quelques verbes (ou expressions)	*	***Some verbs*** *(or expressions)*
Etre oppressé	:	*to feel tightness in the chest*
Respirer	:	*to breathe*
Inspirer	:	*to inhale*
Expirer	:	*to exhale (to breathe out)*
Cyanosé	:	*cyanosed / blue*
Etre gonflé	:	*to be swollen*
Oedématié	:	*oedematous, swollen*
Siffler	:	*to wheeze*
Etre dyspnéïque	:	*to be dyspnoeic (short of breath)*

Etudiez puis utilisez verbes, expressions et vocabulaire dans de courtes phrases
Study then use the verbs, expressions and vocabulary in short sentences

Exercices de dialogue B *Dialogue exercises*

Composez de courtes phrases

1. L'observation cardiovasculaire d'un malade vous amène à appeler le cardiologue. Qu'avez-vous d'important à lui signaler ?

2. L'état respiratoire de ce malade n'était pas brillant. Qu'avez-vous observé ?

Imaginez le dialogue: questions et réponses.

Build short sentences

1. The cardiovascular observation of a patient makes you call the cardiologist. What important information should you give him ?

2. This patient's respiratory state is not too good. What have you noticed ?

Imagine the dialogue: questions and answers.

L'intégrité des organes des sens	**2.3.5**	*The integrity of the sensory organs*	88-91

Un peu de vocabulaire | * | ***A little vocabulary***

L'infection	:	*infection (the)*
L'écoulement	:	*discharge (the)*
L'aveugle	:	*blind person (the)*
Le myope	:	*short-sighted person(the), (myopic)*
Le presbyte	:	*long-sighted person(the), (presbytic)*
La sensibilité	:	*sensitivity (the)*
L'odorat	:	*smell (the) (sense of)*
Les odeurs	:	*smells (the)*
Le sourd	:	*deaf person (the)*
Le conduit auditif	:	*auditory canal (the)*
L'appareil auditif	:	*hearing aid (the)*
Les cordes vocales	:	*vocal cords (the)*
Sourd et muet	:	*deaf and dumb*
Il est muet, il ne sait pas parler	:	*he is dumb, he cannot speak*

Quelques verbes | * | ***Some verbs***
(ou expressions) | | *(or expressions)*

Couler	:	*to run, to flow*
Piquer (sensation)	:	*to prick (sting) (sensation)*
Saigner	:	*to bleed*
Etre congestionné	:	*to be congested*
Sursauter	:	*to jump*
Sentir (odeurs)	:	*to smell (odours)*
Ecouter	:	*to listen to*
Entendre	:	*to hear*

Etudiez puis **utilisez** verbes, expressions et vocabulaire dans de courtes phrases
***Study** then **use** the verbs, expressions and vocabulary in short sentences*

Exercice   *Exercise*

Qu'est-ce que le mot « yeux » vous suggère comme attention spéciale au malade ?
Formulez-le sous forme de questions.

*What particular care for the patient does the word « eyes » suggest to you ?
Express it in the form of questions.*

?	?	?
?	yeux - eyes	?
	?	

Faites de même avec les mots «oreilles» et «nez»
Do the same with the words « ears » and « nose »

?	?	?
	oreilles - ears	
	nez - nose	
?	?	?

| La suppléance thérapeutique | **2.3.6**
A | *Therapeutic intervention* | ▶ 94-96 |

Un peu de vocabulaire	*	*A little vocabulary*
La perfusion	:	*perfusion (the) [the «drip»]*
Le pansement	:	*dressing (the)*
La perfusion centrale	:	*central perfusion (the)*
Les robinets	:	*taps (the)*
La pommade	:	*cream (the)*
Les trousses	:	*instrument cases (the)*
La prise de sang	:	*blood sample (the)*
La préparation	:	*preparation (the)*
Comateux	:	*comatose*
Inconscient	:	*unconscious*
Somnolent	:	*drowsy*

Quelques verbes (ou expressions)	*	*Some verbs* *(or expressions)*
Avoir des réactions	:	*to have a reaction (to react)*
Ne pas convenir	:	*not to suit*
Stopper un traitement	:	*to stop a treatment*
Continuer un traitement	:	*to continue a treatment*
Piquer	:	*to inject, «prick»*
Repiquer	:	*to reinject, «re-prick»*
Retirer	:	*to take out*
Raccourcir	:	*to shorten*
Isoler	:	*to isolate*
Placer	:	*to place*
Replacer	:	*to replace*
Transfuser	:	*to transfuse (to give a transfusion)*
Ne plus «couler»	:	*not to run / flow any more*
Perfuser	:	*to perfuse (to give a perfusion)*
«Couler» à côté	:	*to run beside, to flow at the side of*
Effectuer	:	*to do*
Irriguer	:	*to irrigate*
Décéder	:	*to die, to pass away*
Agoniser	:	*to be dying*

Exercice	*Exercise*

Etudiez puis **utilisez** verbes, expressions et vocabulaire dans de courtes phrases
Study then *use* the verbs, expressions and vocabulary in short sentences

Exercices de dialogue **B** *Dialogue exercises*

Vous faites rapport à la chef de service...

1. Vous expliquez vos difficultés avec une perfusion qui coulait mal ...

2. Un malade vous a posé des problèmes avec ses médicaments ...

3. Vous exprimez vos impressions, vos suggestions concernant un malade qui va moins bien ...

Imaginez le dialogue: questions et réponses.

You're reporting back to the head nurse ...

1. You explain the problems you've had with a drip that didn't run well (flow properly) ...

2. A patient gave you trouble with his medicine ...

3. You give your impressions, suggestions about a patient who is getting worse ...

Imagine the dialogue: questions and answers.

Exercices de dialogue **C** *Dialogue exercises*

1. Vous faites le rapport de la nuit à l'infirmière de jour.

   Vous parlez d'un malade précis.

   Commencez par:
   « Ce malade est entré pour ... »
   Vous passez les différents systèmes en revue ..
   Son problème est d'ordre digestif ...

2. Vous faites le rapport de jour à l'infirmière de nuit.

   « Le malade qui est entré en observation ... »
   Vous passez les différents systèmes en revue .
   L'observation se situe principalement ...au niveau du comportement.

Imaginez le dialogue: questions et réponses.

1. You are reporting to the day nurse about your nightshift :

   You are talking about a particular patient.
   Begin with:
   « This patient was admitted for ... »
   You go through the different systems ..

   His/her problem is mostly a digestive one ...

2. You are reporting back to the night nurse about your day-shift :

   « The patient who was admitted for observation ... »
   You go through the different systems ..

   The observations are principally concerned with the behaviour of the patient.

Imagine the dialogue: questions and answers.

3

La réfection des lits (besoin de repos)
Le lever des malades (besoin de mobilité)

Making the beds(need for rest)
Getting patients up (need for mobility)

3

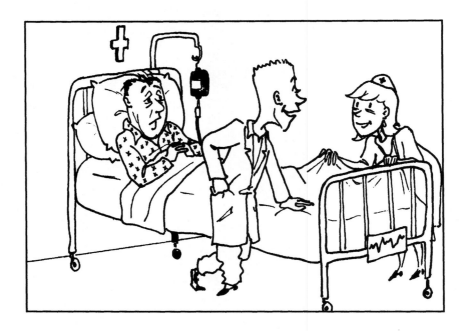

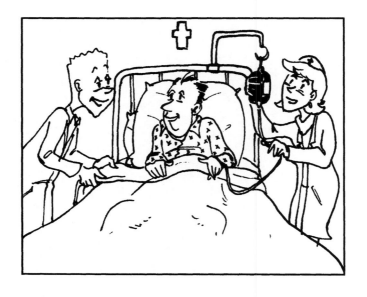

3.1

Une petite histoire ———— A short story

Ce matin, Eric et Carine font les lits. On a placé une transfusion à monsieur Burton et il doit rester au lit. Eric raconte à Carine ses aventures du weekend. Monsieur Burton est calme, il se sent immobilisé par sa transfusion et exclu des petites histoires de Carine et d'Eric.

Carine s'aperçoit de l'air tristounet de monsieur Burton. Elle n'écoute plus Eric et s'occupe de monsieur Burton. Elle le rassure sur sa transfusion qui coule doucement. Eric a compris; il demande à monsieur Burton comment s'est passée sa première nuit à l'hôpital.

This morning, Eric and Karen are making the beds. Mr. Burton is having a transfusion and has to stay in bed. Eric is telling Karen about his weekend's adventures. Mr. Burton is quiet, he feels restricted by his transfusion and excluded from Eric and Karen's gossip.

Karen notices the sad look on Mr. Burton's face. She stops listening to Eric's stories and looks after Mr. Burton. She reassures him about his transfusion, which is flowing slowly. Eric understands and asks Mr. Burton how his first night in the hospital went.

Exercices	Exercises

Exprimez l'aspect négatif du dessin A et l'aspect positif du dessin B.
Imaginez la conversation des trois personnes.

Explain the negative aspect of drawing A and the positive aspect of drawing B.
Imagine the conversation that these three people have.

La réfection des lits
(besoin de repos)
Le lever du malade
(besoin de mobilité)

3.2

*Making the beds
(need for rest)
Getting patients up
(need for mobility)*

3

L'information	*Giving information*
La prise d'informations	*Getting information*
La collecte des données 3.2.1	*Collecting data*

Bonjour Monsieur, Madame.	1	*Good morning Sir, Madam.*
Avez-vous bien dormi ?	2	*Did you sleep well ?*
Nous venons faire votre lit.	3	*We've come to make your bed.*
Pouvez-vous vous lever ?	4	*Can you get up ?*
Pouvez-vous marcher aujourd'hui ?	5	*Are you able to walk today ?*
Pouvez-vous aller dans le fauteuil ? Voulez-vous aller dans le fauteuil ?	6	*Can you sit in the chair ? Would you sit in the chair ?*
Pouvez-vous aller aux toilettes ?	7	*Can you go to the toilet ?*
Pouvez-vous marcher jusqu'au cabinet de toilette ?	8	*Can you walk to the bathroom ?*
Désirez-vous vous asseoir dans le fauteuil ?	9	*Would you like to sit in the chair ?*
Rentrez-vous à la maison aujourd'hui ?	10	*Are you going home today ?*
Le docteur a-t-il dit que vous pouviez rentrer ?	11	*Did the doctor tell you you could go home ?*
Oui, aujourd'hui vous rentrez chez vous.	12	*Yes, today you can go home (you're going home).*
Il paraît que vous rentrez chez vous demain.	13	*Apparently you are going home tomorrow.*

112

L'information - La prise d'information - La collecte des données
Giving information - Getting information - Collecting data 3.2.1

Il paraît que vous nous quittez ! **14** *It seems you're leaving us !*

Le docteur a-t-il permis que vous vous leviez ? **15** *Does the doctor allow you to get up ?* *Has the doctor said you can get up ?*

Je ne pense pas que vous puissiez déjà vous lever. **16** *I don't think you can get up already.*

Vous ne pouvez pas encore vous lever. **17** *You cannot get up yet.*

Aujourd'hui vous pouvez vous lever. **18** *Today you can get up.*

Aujourd'hui vous devez vous lever. **19** *Today you must get up.*

Pas longtemps, juste le temps de faire votre lit. **20** *Not long, just long enough to make your bed.*

Nous allons vous aider. **21** *We're going to help you.*

Nous allons vous remettre dans le lit. **22** *We're going to put you back into bed.*

Vous allez vous asseoir dans le fauteuil pendant que nous faisons votre lit. **23** *You're going to sit in the chair, while we make your bed.*

Vous devez rester au lit. **24** *You must stay in bed.*

La pratique des soins 3.2.2 *Applying the treatment*

Où sont vos pantoufles ? Voici vos pantoufles. **1** *Where are your slippers ? Here are your slippers.*

Où est votre peignoir ? Voici votre peignoir. **2** *Where is your dressing-gown ? Here is your dressing-gown.*

Prenez mon bras. Prenez-moi le bras. **3** *Take my arm. Take me by the arm.*

Donnez votre main. Donnez-nous le bras. **4** *Give me your hand. Give me your arm.*

Laissez-vous faire. Asseyez-vous. **5** *Relax. Sit down.*

Prenez le perroquet et soulevez-vous! **6** *Take hold of the lifting handle and lift yourself up!*

Glissez les pieds vers moi. **7** *Slide your feet towards me.*

Glissez le siège vers le bord du lit.	**8**	*Slide your bottom towards the edge of the bed.*
Mettez les pieds à terre.	**9**	*Put your feet on the ground.*
Regardez devant vous.	**10**	*Look ahead (in front of you).*
Respirez profondément. Venez vers moi.	**11**	*Breathe deeply. Come towards me.*
Avancez les pieds. Venez vers le fauteuil.	**12**	*Move your feet forwards. Come towards the chair.*
Marchez doucement. Redressez-vous.	**13**	*Walk slowly. Straighten yourself up.*
Relevez-vous.	**14**	*Sit up straight.*
Il faut vous remonter dans le lit.	**15**	*You'll have to sit higher up in bed.*
Il faut mieux vous asseoir.	**16**	*You had better sit down.*
Pliez les jambes. Mettez le menton sur la poitrine.	**17**	*Bend your legs. Put your chin on your chest.*
Poussez sur les talons. Reculez.	**18**	*Push on your heels. Move backwards.*
Asseyez-vous sur le bord du lit.	**19**	*Sit on the edge of the bed.*
Pliez cette jambe. Mettez votre bras de ce côté.	**20**	*Bend this leg. Put your arm on this side.*
Tournez-vous sur le côté.	**21**	*Turn on to your side.*
Tournez-vous vers moi. Roulez-vous vers moi.	**22**	*Turn towards me. Roll towards me.*
Soulevez votre tête. Soulevez le siège, nous glissons le coussin spécial.	**23**	*Lift your head up. Lift your bottom, we'll slide the special cushion underneath.*
Prenez appui sur vos talons, sur votre bras.	**24**	*Put your weight on your heels, your arm. (Lean on ...)*

Le confort physique 3.2.3 *Physical comfort*

Etes-vous bien assis(e) ?	1	*Are you sitting comfortably ?*
Vos coussins sont-ils bien mis ?	2	*Are your cushions in the right place ?*
Votre tête est-elle soutenue ?	3	*Is your head properly supported ?*
Voulez-vous un coussin dans le dos ?	4	*Would you like a cushion behind your back ?*
Voulez-vous un coussin sous la tête ?	5	*Would you like a cushion under your head ?*
Voulez-vous un journal, un livre, votre radio ?	6	*Would you like a newspaper, a book, your radio ?*
Voulez-vous une couverture ?	7	*Would you like a blanket ?*
Voulez-vous vous lever ?	8	*Would you like to get up ?*
Avez-vous froid ? Avez-vous trop chaud ?	9	*Are you cold ? Are you too warm ?*
Etes-vous installé(e) confortablement ?	10	*Are you comfortable ?*
Désirez-vous quelque chose ?	11	*Do you want anything ?*
Voici votre sonnette.	12	*Here is your bell.*
Si vous êtes fatigué(e), appelez-nous.	13	*If you're tired, call us.*
Si vous voulez retourner dans le lit, appelez-nous.	14	*If you want to go back into bed, give us a call.*
Voulez-vous surélever les jambes ? Vous serez mieux !	15	*Would you like to raise your legs ? You'll be better.*
Placez les jambes ici sur le tabouret !	16	*Put your legs here on the stool.*
Ce sera meilleur pour votre circulation.	17	*It's better for your circulation.*

Les conseils - L'éducation 3.2.4 *Advice - Education*

Ne restez pas trop au lit.	1	*Don't stay in bed too much.*
Cela vous fait du bien de vous lever, de marcher	2	*It will do you good to get up, to walk.*

3

Il vaut mieux que vous marchiez un peu. Il faut vous lever de temps en temps.	3	*You should walk a little. You should get up from time to time.*
C'est bon pour votre circulation.	4	*It's good for your circulation.*
Ne vous fatiguez pas trop.	5	*Don't tire yourself out too much.*
Ne restez pas trop longtemps debout.	6	*Don't stay up too long.*
Asseyez-vous un peu dans le fauteuil.	7	*Sit in the chair for a while.*
Restez bien assis pour mieux respirer.	8	*Stay seated. It will enable you to breathe more easily.*
Surélevez les jambes. C'est meilleur pour la circulation.	9	*Raise your legs. It's better for your circulation.*
Restez à plat. C'est préférable de rester à plat.	10	*Stay flat. It's better to stay flat.*
Changez de côté pour éviter d'avoir mal au siège.	11	*Change sides so as not to have a painful bottom.*
Essayez de rester quelques moments sur le côté; cela soulagera le siège.	12	*Try to stay on your side for a while, it will relieve your seat (bottom).*

Le confort psychologique 3.2.5 *Psychological well-being*

Comment vous sentez-vous aujourd'hui ?	1	*How do you feel today ?*
Comment avez-vous dormi cette nuit ?	2	*How did you sleep last night ?*
Vous sentez-vous reposé(e) ?	3	*Do you feel rested ?*
Avez-vous encore des douleurs ?	4	*Are you still in pain ?*
Comment va votre moral aujourd'hui?	5	*How is your morale today?*
Vous semblez mieux aujourd'hui.	6	*You seem better today.*
Vous avez meilleure mine.	7	*You look better today.*
Vous vous êtes levé plus facilement aujourd'hui.	8	*You got up more easily today.*

Vous avez l'air mieux ! Vous sentez-vous mieux ?

9 *You look better ! Do you feel better ?*

Vous voyez que vous avez pu vous lever.

10 *You see, you were able to get up.*

Vous paraissez aller mieux aujourd'hui.

11 *You seem to be better today.*

Vous paraissez plus vaillant(e) ! Vous vous êtes levé(e) tout(e) seul(e) !

12 *You seem heartier (better) today ! Did you get up all by yourself ?*

Vous vous tournez facilement ! Vous vous soulevez bien !

13 *You turn over easily ! You can lift yourself easily !*

Vous êtes souple ! Vous marchez tout(e) seul(e) !

14 *You're supple (fit) ! You can walk on your own.*

Il me semble que vous marchez mieux ! Avez-vous plus de facilité à marcher ? Marchez-vous plus facilement ?

15 *It seems to me that you are walking better ! Is it easier for you to walk ? Do you walk more easily ?*

Je vous trouve en forme ce matin ! Qu'est-ce qui vous semble ?

16 *I think you look great this morning ! What do you think ?*

Et vous, est-ce que vous vous sentez mieux ?

17 *And you, do you feel better ?*

Comment s'est passé cette première nuit ?

18 *How was your first night ?*

Racontez-moi cette mauvaise nuit !

19 *Tell me all about your bad night !*

Vous avez de jolies fleurs !

20 *You have lovely flowers !*

3

Ce n'est pas un monologue ... 3.2.6 *This isn't a monologue ...*
Que répond ... que demande le *What does the patient, the*
malade, la famille du malade ? *patient's family reply, ... ask ?*

J'ai bien dormi.	**1**	*I slept well.*
J'ai mal dormi.	**2**	*I slept badly.*
Je vais me lever.	**3**	*I'm going to get up.*
Oui, je peux me lever.	**4**	*Yes, I can get up.*
Je vais m'asseoir dans le fauteuil.	**5**	*I'm going to sit in the chair.*
Je vais aux toilettes.	**6**	*I'm going to the toilet.*
Voulez-vous me donner mes pantoufles ?	**7**	*Would you give me my slippers ?*
Voulez-vous me donner mon peignoir ?	**8**	*Would you give me my dressing-gown ?*
Je peux me lever seul.	**9**	*I can get up by myself.*
J'aimerais un oreiller dans le dos, dans le fauteuil.	**10**	*I would like a pillow behind my back, in the chair.*
Je voudrais mes lunettes pour lire le journal.	**11**	*I would like my glasses to read the newspaper.*
Je ne sais pas lire sans lunettes.	**12**	*I can't read without glasses.*
Je rentre à la maison aujourd'hui.	**13**	*I'm going home today.*
Je me sens beaucoup mieux.	**14**	*I feel much better.*
Je suis fatigué(e).	**15**	*I'm tired.*
J'ai eu des douleurs la nuit.	**16**	*I was in pain during the night.*
Je ne veux pas me lever.	**17**	*I don't want to get up.*
Je ne suis pas capable de me lever seul.	**18**	*I'm not able to get up on my own (by myself).*
Il faut m'aider à me lever.	**19**	*I need help to get up. You'll have to help me get up.*
Je ne pourrai jamais me lever.	**20**	*I just couldn't get up.*
Je me sens faible.	**21**	*I feel weak.*

Voulez-vous m'asseoir dans le fauteuil ? **22** *Would you sit me in the chair ?*

Ne me laissez pas longtemps dans le fauteuil. **23** *Don't leave me too long in the chair.*

Je ne peux pas encore me lever. **24** *I can't get up yet.*

Je ne veux pas me lever. **25** *I don't want to get up.*

J'ai trop mal. **26** *It hurts too much. I am in too much pain.*

Je me sens mal. **27** *I don't feel well.*

Je préfère rester au lit. **28** *I prefer to stay in bed.*

Je suis bien assis(e). **29** *I'm sitting comfortably.*

Je préfère être couché(e) plus à plat. **30** *I prefer to lie a little flatter.*

Je préfère être plus droit(e). **31** *I prefer to be more upright (to sit up straighter).*

Je suis bien installé(e). **32** *I'm sitting comfortably.*

Je voudrais un coussin sous les jambes. **33** *I would (I'd) like a cushion under my legs.*

Je voudrais une couverture en plus. **34** *I would (I'd) like another blanket.*

J'ai froid. **35** *I'm cold.*

Vous pouvez enlever la couverture. **36** *You can take away (off) the blanket.*

J'ai trop chaud. **37** *I'm too warm.*

Je voudrais un oreiller sous la tête. **38** *I'd like a pillow under my head.*

Mes draps sont mouillés. **39** *My sheets are wet.*

Je suis mouillé(e). Je suis trempé(e). **40** *I'm wet. I'm soaked (soaking wet).*

Mon pansement est humide. **41** *My dressing is damp.*

Je dois uriner. **42** *I have to urinate.*

Je dois aller aux toilettes. **43** *I have to go to the toilet.*

Je voudrais me reposer. **44** *I would (I'd) like to rest.*

J'ai mal au siège. **45** *My bottom's sore. My bottom (seat) hurts.*

N'oubliez pas mon coussin spécial. **46** *Don't forget my special cushion.*

3.26 Ce n'est pas un monologue …
This isn't a monolgue …

3.3

Exercices _____ *Exercises*

Information 3.3.1 *Information* ▶ 112-113

Un peu de vocabulaire	*	*A little vocabulary*
Le lit	:	*the bed*
Le drap	:	*the sheet(s)*
La couverture	:	*the blanket*
L'alèse ou l'alaise	:	*the drawsheet*
La taie d'oreiller	:	*the pillowcase*
Les pantoufles	:	*the slippers*
Le peignoir	:	*the dressing gown*
La table de nuit	:	*the bedside table*
La chaise	:	*the chair (wooden)*
Le fauteuil	:	*the chair (armchair)*
L'évier	:	*the sink*
Le cabinet de toilette	:	*the bathroom*
La douleur	:	*the pain*
La circulation	:	*the circulation*
Le siège	:	*the seat (bottom)*
Le moral	:	*the morale*

Quelques verbes (ou expressions)	*	*Some verbs (or expressions)*
Se lever	:	*to get up*
Faire le lit	:	*to make the (a) bed*
Rentrer à la maison	:	*to go home*
Il paraît que	:	*It seems ... (It appears ...)*
Quitter	:	*to leave*
Paraître mieux	:	*to look (seem) better*
Raconter	:	*to tell*
Changer le lit	:	*to change the bed*
Etre mouillé	:	*to be wet*
Etre trempé	:	*to be soaked (soaking wet)*
Se remettre	:	*to get better, to recover, to get well*
Rester au lit	:	*to stay in bed*
Surélever	:	*to raise up*
Se sentir en forme	:	*to feel fit*

Exercice • *Exercise*
Etudiez puis *utilisez* verbes, expressions et vocabulaire dans de courtes phrases.
Study then ***use*** the verbs, expressions, vocabulary in short sentences.

Exercices de dialogue	B	*Dialogue exercises*

1. Introduisez dans une phrase le vocabulaire du matériel nécessaire à la réfection du lit.
2. Introduisez dans une phrase les noms des vêtements nécessaires au lever du malade.

1. *Use in a sentence the vocabulary referring to the equipment necessary for making a bed ...*
2. *Use a sentence the vocabulary referring to the clothes needed when the patient gets up in ....*

3

La pratique des soins	3.3.2 A	*Applying the treatment*	▶ 113-114

Un peu de vocabulaire	*	***A little vocabulary***
Le coussin	:	*the cushion*
Le coussin à air	:	*the air cushion*
Le coussin à eau	:	*the water cushion*
Le coussin spécial	:	*the special cushion*
Le coussin mousse	:	*the foam cushion*
Le bocal d'aspiration	:	*the aspiration/suction bottle (jar.)*
Les «verbes» du «lever» du malade	*	***Verbs used in « getting the patient up «***
Prendre	:	*to take*
Donner	:	*to give*
Soulever	:	*to lift up*
Glisser	:	*to slide*
Glisser	:	*to slip*
Regarder	:	*to look at*
Respirer	:	*to breathe*
Venir	:	*to come*
Avancer	:	*to go forward*
Marcher	:	*to walk*
Redresser	:	*to straighten (up)*
Relever	:	*to pull up*
Remonter	:	*to come back up*
S'asseoir	:	*to sit down*
Plier	:	*to bend*
Pousser	:	*to push*
Se tourner	:	*to turn (over)*
S'appuyer	:	*to lean on (to put weight on)*
Soutenir	:	*to support, to hold up*
Poser	:	*to put (something somewhere)*

Exercice 9	*	*Exercise 9*

Mettez les 10 premiers verbes du «lever» du malade à la forme impérative
Ex: Prendre - to take : prenez - take ...

Put the last 10 verbs used in «getting the patient up» into the imperative form
Ex: To straighten - redresser : straighten - redressez ...

3

Traduisez les parties anatomiques visées par le «lever du malade»
Translate the parts of the anatomy concerned in the patient's «getting up»

La main : ...	*The legs : ...*
Le bras : ...	*The feet : ...*
La tête : ...	*The knees : ...*
Le dos : ...	*The heels : ...*
Le siège : ...	*The side : ...*
Solution page 269	*Solution page 269*

Composez cinq petites phrases avec les verbes du «lever du malade»
et les parties anatomiques les plus visées ...
Make up five small sentences with the verbs used in the patient's «getting up»
and the parts of the anatomy concerned ...

Exercice 10   *   Exercise 10
Donnez l'infinitif, l'impératif de la forme polie et associez ...
Give the infinitive, the imperative and associate (link with) ...

1. Prendre:	*1. deeply*
2. Soulever:	*2. in front of you*
3. Glisser:	*3. your feet*
4. Poser:	*4. your seat (bottom)*
5. Regarder:	*5. my arm*
6. Respirer:	*6. the feet on the ground*
7. to come:	*7. les genoux*
8. to go up, to move up:	*8. sur le perroquet*
9. to sit:	*9. sur moi*
10. to bend:	*10. vers moi*
11. to push:	*11. dans votre lit*
12. to lean:	*12. dans le fauteuil*
13. to pull:	*13. sur les talons*

Exemple - *example:* 1. prendre - *to take - take (5. my arm)*

Solution page 269   *Solution page 269*

Exercices de dialogue B *Dialogue exercises*

- Que dites-vous à un malade qui se lève aisément ?

- *What would you say to a patient who gets up easily ?*

- Que dites-vous à un malade dont c'est le premier lever ?

- *What would you say to a patient who is getting up for the first time ?*

- Que dites-vous à un malade qui reste au lit, pendant la réfection de son lit ?

- *What would you say to a patient who stays in bed while his bed is being re-made ?*

- Imaginez le dialogue d'un malade qui vous raconte que tout va bien.
(5 phrases)

- *Imagine the dialogue with a patient who is telling you everything is alright. (5 sentences)*

- Imaginez le dialogue d'un malade qui vous raconte que tout va mal.
(5 phrases)

- *Imagine the dialogue with a patient who is telling you that things are going badly (everything isn't alright). (5 sentences)*

Composez quelques petites phrases de soutien psychologique

- La patiente a été coopérante pendant la réfection de son lit.
  Dites-le lui.
- La patiente a été coopérative pour son premier lever.
  Dites-le lui.
- Vous trouvez le malade mieux aujourd'hui.

  Dites-le lui et vérifiez s'il le ressent de la même façon.

Write down some short sentences of moral support

- *The patient was cooperative while her bed was being made.*
  Tell her that.
- *The patient was cooperative the first time she got up.*
  Tell her that.
- *You think the patient is very much better today.*
  Tell him that and check if he feels the same way.

Quelques conjugaisons 3.3.3 *Some conjugations*

INFINITIF	IMPERATIF	INDICATIF PRESENT	INDICATIF PASSE COMPOSE	INDICATIF FUTUR	INDICATIF FUTUR PROCHE
(1) Se lever	Levez-vous	Je me lève	Je me suis levé	Je me lèverai	Je vais me lever
(2) Se coucher	Couchez-vous	Je me couche	Je me suis couché	Je me coucherai	Je vais me coucher
(3) Marcher	Marchez	Je marche	J'ai marché	Je marcherai	Je vais marcher
(4) S'asseoir	Asseyez-vous	Je m'assieds	Je me suis assis	Je m'assiérai	Je vais m'asseoir
(5) Dormir	Dormez	Je dors	J'ai dormi	Je dormirai	Je vais dormir
(6) Se glisser	Glissez-vous	Je me glisse	Je me suis glissé	Je me glisserai	Je vais me glisser
(7) Plier	Pliez	Je plie	J'ai plié	Je plierai	Je vais plier
(8) Se reculer	Reculez-vous	Je me recule	Je me suis reculé	Je me reculerai	Je vais me reculer
(9) (S')avancer	Avancez(-vous)	J(e m)'avance	Je (me) suis avancé	J(e m)'avancerai	Je vais (m')avancer
(10) Se tourner	Tournez-vous	Je me tourne	Je me suis tourné	Je me tournerai	Je vais me tourner
(11) Se couvrir	Couvrez-vous	Je me couvre	Je me suis couvert	Je me couvrirai	Je vais me couvrir
(12) Faire le lit	Faites le lit	Je fais le lit	J'ai fait le lit	Je ferai le lit	Je vais faire le lit
(13) Rester au lit	Restez au lit	Je reste au lit	Je suis resté au lit	Je resterai au lit	Je vais rester au lit

INFINITIVE FORM	IMPERATIVE FORM	SIMPLE PRESENT	PRESENT PERFECT	SIMPLE FUTURE
(1) to get up	get up	I get up	I've got up	I'll get up
(2) to go to bed	go to bed	I go to bed	I've gone to bed	I'll go to bed
(to lie down)	lie down	I lie down	I've lain down	I'll lie down
(3) to walk	walk	I walk	I've walked	I'll walk
(4) to sit	sit	I sit	I've sat	I'll sit
(5) to sleep	sleep	I sleep	I've slept	I'll sleep
(6) to slip	slip	I slip	I've slipped	I'll slip
to slide	slide	I slide	I've slid	I'll slide
(7) to bend	bend	I bend	I've bent	I'll bend
(8) to step back	step back	I step back	I've stepped back	I'll step back
to move back	move back	I move back	I've moved back	I'll move back
(9) to move forward	move forward	I move forward	I've moved forward	I'll move forward
(10) to turn round	turn round	I turn round	I've turned round	I'll turn round
(11) to cover oneself up	cover yourself up	I cover myself up	I've covered myself up	I'll cover myself up
(12) to make the bed	make the bed	I make the bed	I've made the bed	I'll make the bed
(13) to stay in bed	stay in bed	I stay in bed	I've stayed in bed	I'll stay in bed

PRESENT CONTINUOUS

PRESENT CONTINUOUS (to go + another infinitive) as **FUTURE** (at a given time)

I'm going to bed (now)
I'm getting up (now)

I'm going to go to bed (at ...)
I'm going to get up (at ...)

4

La toilette
Le besoin d'hygiène

Washing and dressing
The need for hygiene

4

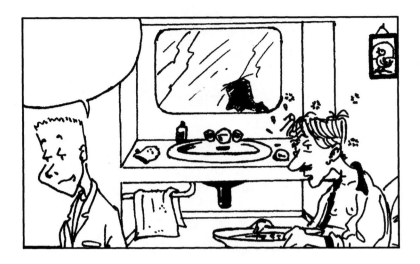

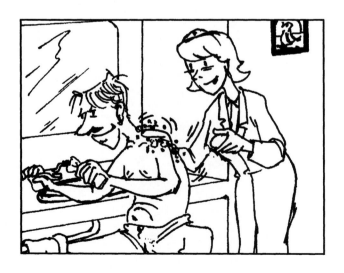

Une petite histoire
A short story 4.1

4.1

| Une petite histoire | _____ | A short story |

Eric s'occupe de faire la toilette dans les chambres 201 à 214. Il est entré dans la chambre de monsieur Burton et lui a donné un bassin de toilette avec de l'eau pour se laver au lit. « Commencez votre toilette ! Je viendrai vous aider pour les parties que vous ne pouvez pas atteindre ! » Monsieur Burton est très déçu. Il regarde le bassin avec circonspection! Il aime bien qu'on l'installe au lavabo.

Il se débrouille tout seul pour autant qu'on l'installe bien et qu'il puisse atteindre ses petites affaires.

Heureusement, Eric revient assez vite voir si tout va bien. Il s'aperçoit de son erreur. La prochaine fois, il n'oubliera plus de s'informer auprès de ses malades.

Carine vient à son aide. Monsieur Burton est content qu'elle prenne le temps de bien lui laver le dos et de le bichonner un peu plus qu'à l'habitude.

Eric is busy washing the patients in rooms 201 to 214. He's been in Mr. Burton's room and has given him a wash basin with water to wash himself in bed. « Start washing yourself ! I'll be back to help you with the parts you are unable to reach by yourself. »

Mr Burton is very disappointed. He looks warily at the wash basin. He likes to be taken to the sink.

He can manage on his own when he is properly installed and can reach his personal belongings.

Luckily, Eric is back very soon to check everything is fine. He notices his mistake. Next time, he won't forget to ask his patients.

Karen helps him out. Mr. Burton is happy she's taken the time to wash his back properly and smarten him up a little more than usual.

| **Exercices** | **Exercises** |

Exprimez l'aspect négatif du dessin A et l'aspect positif du dessin B.

Explain the negative aspect of drawing A and the positive aspect of drawing B.

Imaginez la conversation entre Eric et Carine à la fin de l'histoire.

Imagine the conversation between Eric and Carin at the end of the story.

La toilette
Le besoin d'hygiène
(Le lavage des cheveux -
Le massage du siège - Le rasage)

4.2

Washing and dressing
The need for hygiene
(Hairwashing - Massaging the
bottom - Shaving)

4

L'information 4.2.1 *Giving information*
La prise d'informations *Getting information*
La collecte des données *Collecting data*

Avez-vous déjà fait votre toilette ?	1	*Have you washed already ?*
Vous êtes-vous déjà lavé(e) ?	2	*Have you already washed yourself ?*
Puis-je vous demander de vous laver ?	3	*May I ask you to wash yourself ?*
Pouvez-vous vous laver ?	4	*Can you wash yourself ?*
Pouvez-vous faire votre toilette seul ?	5	*Can you wash (and dress) by yourself ?*
Allez-vous faire votre toilette maintenant ?	6	*Are you going to wash and dress now ?*
Vous allez faire votre toilette.	7	*You are going to wash (and dress).*
Pouvez-vous vous lever pour vous laver au lavabo ?	8	*Can you get up to wash yourself at the wash-hand basin ?*
Voulez-vous faire votre toilette au lavabo ?	9	*Do you want to wash at the wash-hand basin ?*
Voulez-vous prendre un bain ? Une douche ?	10	*Would you like to have a bath ? To take a shower ?*
Pouvez-vous vous laver les pieds ?	11	*Can you wash your feet ?*
Je viens faire votre toilette.	12	*I've come to wash you.*
Je viens vous installer au lavabo pour votre toilette.	13	*I've come to help you to the wash-hand basin so that you can wash.*
Commencez votre toilette, je viendrai vous aider pour ce que vous ne pouvez pas faire seul.	14	*Start washing yourself, I'll come and help you to do what you can't do yourself.*

128

L'information - La prise d'information - La collecte des données
Giving information - Getting information - Collecting data 4.2.1

Aujourd'hui il faut vous laver.

15 *Today you'll have to wash (yourself).*

Il faut changer de linge.

16 *The bed linen has to be changed.*

La pratique des soins 4.2.2 *Applying the treatment*

Où votre pyjama est-il rangé ?

1 *Where did you put your pyjamas ?*

Où votre chemise de nuit est-elle rangée ?

2 *Where is your nightdress ?*

Avez-vous une chemise de nuit propre ?

3 *Do you have a clean nightdress ?*

Où sont rangées vos serviettes de toilette (essuie-mains) ?

4 *Where are your towels ?*

Je vous mets à plat pour la toilette ?

5 *Shall I lie you flat to wash you ?*

Asseyez-vous sur la chaise, devant le lavabo.

6 *Sit down on the chair, in front of the wash-hand basin.*

Soulevez le siège, soulevez le thorax, la tête.

7 *Lift your bottom, lift your chest, your head.*

Asseyez-vous. Soulevez la tête.

8 *Sit down. Lift your head.*

Je retire votre chemise de nuit.

9 *I'm taking your nightdress off.*

Je retire votre pyjama.

10 *I'm taking your pyjamas off.*

Je place ce petit drap sur vous pour éviter de vous refroidir.

11 *I'm putting this little sheet over you so that you won't get cold.*

Je vous passe une chemise de nuit propre.

12 *I'm putting a clean nightdress on for you.*

Voici le gant et la serviette pour le bas du corps.

13 *Here are the facecloth and the towel for the lower part of the body.*

Soulevez la tête. Je place la serviette sous votre tête.

14 *Lift your head. I'm putting the towel under your head.*

L'eau est-elle suffisamment chaude ?

15 *Is the water warm (hot) enough ?*

L'eau n'est-elle pas trop froide, trop chaude ?

16 *Isn't the water too cold, too hot ?*

Levez la tête.

17 *Lift your head up.*

4

Puis-je utiliser du savon pour votre visage ?

Donnez-moi votre bras. Tendez votre bras.

Voulez-vous simplement de l'eau chaude pour votre visage ?

Soulevez votre bras, votre jambe.

Ecartez votre bras que je vous savonne sous le bras (dans le creux axillaire).

Tournez-vous vers moi.

Tournez-vous de l'autre côté.

Ecartez les jambes. Pouvez-vous écarter les jambes ?

Soulevez la jambe, le pied.

Je vais vous laver le dos, le siège.

Ne vous saisissez pas; je vous frictionne le dos à l'eau de Cologne. C'est froid !

Je vous masse le siège.

Votre siège est un peu rouge.

Votre siège n'est pas « abîmé ». La peau est intacte.

Il faut faire passer la perfusion par votre chemise de nuit.

Passez la main par ici.

Soulevez-vous.

Enfilez votre pyjama.

Donnez-moi la main pour enfiler votre pyjama.

18 *May I use soap for your face ?*

19 *Give me your arm. Hold out your arm.*

20 *Would you just like warm water for your face ?*

21 *Lift up your arm, your leg.*

22 *Lift your arm so that I can soap properly under your arm (under your armpit).*

23 *Turn towards me.*

24 *Turn over on the other side.*

25 *Open your legs. Can you open your legs ?*

26 *Lift your leg, your foot.*

27 *I'm going to wash your back, your bottom.*

28 *Don't be startled, I'm rubbing your back with «Eau de Cologne». It's cold !*

29 *I'm massaging (rubbing) your seat (bottom).*

30 *Your bottom is a little red.*

31 *Your bottom isn't «sore». The skin is intact. (The skin isn't broken.)*

32 *We'll have to pass the «drip» (perfusion) through the sleeve of your nightdress.*

33 *Put your hand through here.*

34 *Lift yourself up.*

35 *Put on your pyjamas.*

36 *Give me your hand so that I can put on your pyjamas.*

Avez-vous pu faire votre toilette ? Vous n'avez pas pu vous laver entièrement ?

37 *Were you able to wash ? You haven't been able to wash yourself all over ?*

Je vais vous laver les pieds et le dos.

38 *I'll wash your feet, your back.*

Avez-vous pu laver votre siège ?

39 *Were you able to wash your bottom ?*

Avec quoi voulez-vous être frictionné ?

40 *What would you like to be rubbed with ?*

Aimez-vous de l'eau de toilette ?

41 *Do you like toilet water ?*

Où voulez-vous être frictionné avec de l'eau de toilette ?

42 *Where would you like to be rubbed with the toilet water ?*

Tournez-vous, je vais vous frictionner le dos, le siège.

43 *Turn over, I'll rub your back, your bottom.*

Où est votre peigne ?

44 *Where is your comb ?*

Avez-vous une brosse à dents ?

45 *Do you have a toothbrush ?*

Avez-vous un produit pour nettoyer votre dentier ?

46 *Do you have something for cleaning your false teeth (dentures) ?*

Voici votre brosse à dents, avec du dentifrice et le gobelet avec de l'eau.

47 *Here is your toothbrush, the toothpaste and a beaker of water.*

Frottez-vous les dents.

48 *Clean your teeth.*

Buvez un peu d'eau.

49 *Drink a little water.*

Rincez-vous la bouche. Crachez dans le bassin.

50 *Rinse your mouth. Spit into the basin.*

Vous pouvez cracher dans ce bassin en carton, en inox.

51 *You can spit into this cardboard (aluminium) basin.*

Pouvez-vous vous brosser les dents ?

52 *Are you able to brush your teeth ?*

Pouvez-vous brosser votre dentier seul ?

53 *Can you clean (brush) your dentures (false teeth) yourself ?*

Avez-vous la force de vous brosser les dents ?

54 *Have you got the strength to clean (brush) your teeth ?*

Avez-vous la force de rester assis ?

55 *Have you the strength (Are you strong enough) to sit up ?*

Voici de l'eau pour tremper votre dentier.	56	*Here's the water for soaking your dentures (false teeth).*
Pouvez-vous vous raser ? Où est votre rasoir ?	57	*Can you shave yourself ? Where is your razor ?*
Voulez-vous que je vous rase ?	58	*Would you like me to shave you ?*
Si vous voulez que je vous rase bien, il faut rester tranquille.	59	*If you want me to shave you properly, you'll have to keep still.*
Penchez la tête en arrière, sur le côté.	60	*Tip your head back, to the side.*
Voulez-vous que je vous peigne ?	61	*Would you like me to comb your hair ?*
Je vous peigne ?	62	*Shall I comb your hair ?*
Voulez-vous un shampooing pour vos cheveux ?	63	*Would you like shampoo for your hair ?*
Vos cheveux devraient être lavés.	64	*Your hair should be washed.*
Voulez-vous que je vous lave les cheveux ?	65	*Would you like me to wash your hair ?*
Voulez-vous le barbier ?	66	*Would you like the barber ?*
Votre famille devrait reprendre le linge sale.	67	*Your family should take your dirty washing away.*
Votre famille devrait ramener des pyjamas.	68	*Your family should bring your pyjamas.*
Je vois que vos ongles sont longs !	69	*I see your nails are long !*
Je vais vous les couper.	70	*I'll cut them.*
C'est véritablement de la corne !	71	*They're very thick !*

Le confort physique 4.2.3 *Physical comfort*

Cela vous fait-il du bien lorsque je vous frictionne ?	1	*Does it do any good when I rub you ?*
Avez-vous assez chaud ?	2	*Are you warm enough ?*

Avez-vous froid ?	**3**	*Are you cold ?*
Etes-vous bien installé(e) comme ceci ?	**4**	*Are you comfortable like that ?*
Etes-vous fatigué(e) ?	**5**	*Are you tired ?*
Vous sentez-vous mieux après votre toilette ?	**6**	*Do you feel better after you've washed ?*

L'éducation et l'hygiène 4.2.4 *Education and hygiene*

N'oubliez pas de vous laver les pieds.	**1**	*Don't forget to wash your feet.*
Mettez vos pantoufles; ce sera plus confortable. Le sol est froid.	**2**	*Put your slippers on; it will be more comfortable. The floor is cold.*
Vous risquez de prendre froid à courir pieds nus.	**3**	*You'll catch cold running about barefoot.*
Il faut se laver les dents tous les jours, surtout le soir.	**4**	*You should clean your teeth every day, especially at night.*
Il vaut mieux se rincer la bouche après chaque repas.	**5**	*It's better to rinse your mouth after every meal.*
Prenez l'habitude de laver votre dentier tous les jours et de le rincer après chaque repas.	**6**	*Make a habit of washing your dentures every day and of rinsing them after each meal.*
Il faut se laver tous les jours surtout si vous êtes resté dans votre lit. Vous transpirez beaucoup.	**7**	*You should wash every day, especially if you have stayed in bed. You sweat a lot.*
Il vaut mieux vous laver, surtout si vous avez beaucoup transpiré.	**8**	*It's better to wash, especially if you have sweated a lot.*
Les bas pour la circulation doivent être mis avant de vous lever.	**9**	*You have to put on the stockings for your circulation before you get up.*
Je dois vous remettre votre bande élastique autour des jambes.	**10**	*I have to put the elastic bandage on your legs again.*
Ce doit être fait avant de vous mettre debout, de vous lever.	**11**	*That must be done before you stand up, get up.*

C'est pour améliorer la circulation de vos jambes.

12 *It's to improve the circulation in your legs.*

Je vous conseille d'utiliser des mouchoirs en papier et de les jeter ensuite dans le sac à déchets.

13 *I advise you to use paper handkerchiefs and to throw them away afterwards in the rubbish bag.*

Le confort psychologique 4.2.5 *Psychological well-being*

C'était un plaisir de faire votre toilette.

1 *It was a pleasure to wash you.*

Vous vous débrouillez seul(e) de mieux en mieux !

2 *You're managing much better by yourself !*

Nous sommes là pour vous aider si vous êtes trop fatigué(e)!

3 *We're there to help you if you're too tired !*

Vous avez meilleure mine, maintenant que vous êtes rafraîchi(e) et peigné(e).

4 *You look much better, now that you've freshened up and combed your hair !*

Ne vous sentez-vous pas mieux ?

5 *Don't you feel better ?*

Vous faites des progrès tous les jours. Qu'en pensez-vous ?

6 *You're progressing (making progress) every day. What do you think ?*

Vous ne me dérangez pas du tout.

7 *You don't bother me at all.*

C'est mon rôle de vous aider.

8 *It's my job to help you.*

Je suis là pour vous aider.

9 *I'm there to help you.*

Comment vous sentez-vous après votre toilette ?

10 *How do you feel after you wash ?*

Ce n'est pas un monologue ... 4.2.6 Que demande, que désire, que répond le malade ?	This isn't a monologue ... What does the patient ask for, wish, what does the patient reply ?

Je ne veux pas me lever.	1	I don't want to get up.
Je suis propre.	2	I'm clean.
Je me suis déjà levé(e).	3	I've washed already.
Je n'ai pas envie de me lever.	4	I don't feel like getting up.
Je me laverai tout à l'heure.	5	I'll wash later.
Je suis trop fatigué(e) pour me laver.	6	I'm too tired to wash.
Je préfère me laver seul.	7	I'd rather wash alone.
Je suis incapable de me laver.	8	I'm not able to wash myself.
Je suis ennuyé(e) de vous déranger.	9	I'm sorry to bother you.
Je vais me laver.	10	I'm going to wash.
Je peux vous demander de m'aider ?	11	Can I ask you to help me ?
Je peux vous demander de me laver le dos, les pieds ?	12	Can I ask you to wash my back, my feet ?
Je vais essayer de me laver.	13	I'm going to try to wash myself.
Pouvez-vous me donner une chemise de nuit propre, mon rasoir ?	14	Could you give me a clean nightdress, my razor ?
Je vais me lever pour me laver.	15	I'm going to get up to wash.
Je vais me laver au cabinet de toilette.	16	I'm going to wash at the washhandbasin.
Je vais me laver à la salle de bain.	17	I'm going to wash in the bathroom.
Je voudrais prendre une douche.	18	I'd like to take a shower.
Je n'ai pas de savon, de serviette de bain.	19	I have no soap, no bathtowel.

4.26 Ce n'est pas un monologue ...
This isn't a monologue ...

135

4

Je suis fatigué.	20	I'm tired.
J'ai fini ... J'ai terminé ...	21	I've finished ... . I've done ... .
Je voudrais me reposer.	22	I'd like to rest.
Tout à l'heure ... , pas maintenant.	23	Later ... , not now.
J'ai mouillé le lit.	24	I've wet the bed.
Je suis trempé(e).	25	I'm soaking wet.
Je voudrais changer de linge.	26	I'd like to change the linen (bed-linen, sheets).
Mon lit est mouillé.	27	My bed is wet.
J'ai mal au siège.	28	My bottom hurts.
Je voudrais d'abord déjeuner.	29	I'd like to have breakfast first.
Pouvez-vous me masser le bras, la jambe, le siège, le dos ?	30	Could you massage my arm, my leg, my bottom, my back ?
Je voudrais mon coussin mousse.	31	I'd like my foam cushion.
Pouvez-vous changer ma taie d'oreiller ?	32	Could you change my pillowcase ?
Pouvez-vous m'aider à enfiler mon pyjama ?	33	Could you help me to put on my pyjamas ?
Mes talons me font mal.	34	My heels hurt.
J'ai mal au(x) mollet(s), au(x) talon(s).	35	I have pain in my calf(ves), heel(s). ...
Ma fille va me laver, m'aider.	36	My daughter is going to wash me, to help me.
Je n'ai plus de savon.	37	I don't have any more soap.
Je n'ai plus d'essuie-mains (une serviette de toilette).	38	I don't have another handtowel.
Pourrais-je avoir un essuie-mains (une serviette de toilette) ?	39	Could I have a handtowel ?

Ce n'est pas un monologue...
This isn't a monologue... 426

4.3

Exercices _____ *Exercises*

Les informations 4.3.1 *Giving information* ▶ 128-129

Quelques verbes	*	*Some verbs*
Se laver	:	*to wash oneself*
Faire la toilette	:	*to wash (and dress)*
Le bain	:	*the bath*
La douche	:	*the shower*
Installer	:	*to install, to place*
Commencer (la toilette)	:	*to start (washing)*
Compléter (la toilette)	:	*to finish (washing)*
Achever (la toilette)	:	*to finish (washing)*
Changer (de linge)	:	*to change (the linen)*

Exercice 11 * *Exercise 11*

L'infirmière interroge le patient sur «sa toilette».
Formulez les questions de l'infirmière.

EXEMPLE:

« A-t-il déjà fait sa toilette ? »   « *Have you washed and dressed already ? »*

1. Va-t-il la faire ?   ... ?
2. Est-il occupé à la faire ?   ... ?
3. Se sent-il capable de la faire ?   ... ?
4. Veut-il la faire ?   ... ?
5. Veut-il faire une partie de sa toilette ?   ... ?

The nurse asks the patient questions about washing.
Formulate the nurse's questions.

EXAMPLE:

« *Has he washed and dressed already ? »*   « Avez-vous déjà fait votre toilette ? »

6. *Has he tried to do it alone*   ... ?
7. *He should try to do it himself.*   ... ?
8. *It would be better if he did it alone !* ... ?
9. *Where does he want to wash ?*   ... ?
10. *Has he finished washing and dressing ?* ... ?

Solution page 270   *Solution page 270*

La pratique **4.3.2** *Applying*
des soins **A** *the treatment* 129-132

Le vocabulaire de la « toilette »	*	The vocabulary for washing and dressing
La brosse à dents	:	*the toothbrush*
Le dentier	:	*the dentures (false teeth)*
Le bassin en carton	:	*the cardboard basin*
Le peigne	:	*the comb*
Le linge	:	*the linen*
Le savon	:	*the soap*
Le dentifrice	:	*the toothpaste*
L'eau de toilette	:	*the toiletwater*
Le baquet réniforme	:	*the kidney dish*
Les mouchoirs	:	*the handkerchieves*
Le shampooing	:	*the shampoo*
Le gobelet	:	*the beaker*
Le rasoir	:	*the razor (shaver)*
Le barbier	:	*the barber*
Le pyjama	:	*the pyjamas*
Le crachoir	:	*the sputum pot, spit bucket*
Le progrès	:	*the progress*
Le gant de toilette	:	*the facecloth*
L'essuie de toilette	:	*the towel*
L'essuie-mains	:	*the handtowel*
La serviette de toilette	:	*the towel*

Les verbes de la « toilette »	*	The verbs for washing and dressing
Ranger du linge	:	*to put away, tidy up the linen*
Mettre à plat	:	*to lay flat*
Se mettre à plat	:	*to lie flat*
Cracher	:	*to spit (out)*
Rafraîchir	:	*to freshen up*
Enfiler	:	*to put on*
Se sécher	:	*to dry oneself*
Essuyer	:	*to dry (wipe dry, dry off)*
Frictionner	:	*to rub, to friction*
Savonner	:	*to soap*
Rincer	:	*to rinse*
Sécher	:	*to dry*
Tremper	:	*to soak*
Raser	:	*to shave*
Se peigner	:	*to comb the hair*
Se pencher	:	*to lean over*
Brosser	:	*to brush*

Utilisez le vocabulaire de la toilette dans une courte phrase.
Use *the vocabulary of washing and dressing in a short sentence.*

Exercices de dialogue **B** *Dialogue exercises*

1. Que vous suggère l'expression « préparer la toilette d'un patient » ? Quel matériel allez-vous rassembler ? Qu'allez-vous proposer au patient ?
   - Nommez tout ce matériel.
   - Introduisez-le dans une phrase interrogative.

2. Que vous suggère l'expression « s'occuper de la toilette de ... » ? Quelles informations complémentaires vous induit-elle à prendre auprès du malade ?
   - si c'est une toilette au lit - 3 questions
   - si c'est au lavabo - 3 questions
   - si c'est à la salle de bains - 3 questions
   - si c'est à la douche - 3 questions

3. « Jeux de rôle »
   A. Un malade hospitalisé depuis trois semaines se lève et fait sa toilette. Quelles questions l'infirmière doit-elle poser pour que le malade réponde :
   - Oui, j'ai les cheveux gras, je serais content de les laver.
   - Oui, j'ai les ongles des pieds trop longs.
   - Je serais content que vous me coupiez les ongles des mains.
   - Oui, mon dos devrait être lavé.
   - Vous pouvez dire à la coiffeuse (au barbier) de passer.

   B. Vous amenez un malade au lavabo pour lui laver les cheveux.
   2 rôles: l'infirmière
            le malade

Imaginez le dialogue: questions et réponses.

Composez quelques petites phrases de soutien psychologique.

« Le malade a fait l'effort de se laver seul. Il s'est peigné, rasé, parfumé ».

Exprimez votre attention à cet effort.
Imaginez le dialogue: questions et réponses.

1. *What does the expression: « getting ready to wash a patient » suggest to you ? What are you going to need ? What will you suggest to the patient ?*
   - *Name everything.*
   - *Use the vocabulary in a question.*

2. *What does the expression: « washing the patient ... » suggest to you ? What further information should you ask the patient for ?*
   - *is he/she to be washed in his/her bed ? - 3 questions*
   - *is he/she to be washed at the washstand ? (or at the sink ?) - 3 questions*
   - *is he/she to be washed in the bathroom ? - 3 questions*
   - *is he/she to be washed in the shower ? - 3 questions*

3. *« Role-play »*
   A. *A patient, who has been in hospital for 3 weeks, gets up and has a wash. What questions should the nurse ask him/her, to receive the following answers:*
   - *Yes, my hair's greasy and I'd like to have it washed.*
   - *Yes, my toenails are too long.*
   - *I'd be happy if you could cut my fingernails.*
   - *Yes, my back needs to be washed.*
   - *You can tell the hairdresser/barber to call by (my room).*

   B. *You are taking a patient to the washstand to have his/her hair washed.*
   2 roles: the nurse
            the patient

Imagine the dialogue: questions and answers.

Write down some short sentences showing moral support

« The patient made the effort of washing himself on his own. He has combed his hair, he is shaved, has put some after-shave on ».

Express your gratitude for his/her effort.
Imagine the dialogue: Questions and answers.

5

Les repas
Le besoin d'alimentation

Meals
The need for food

5

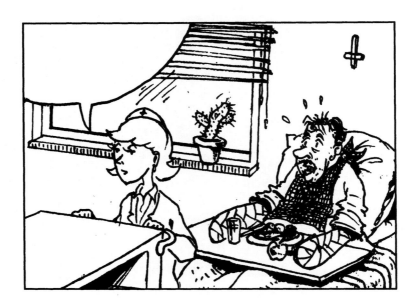

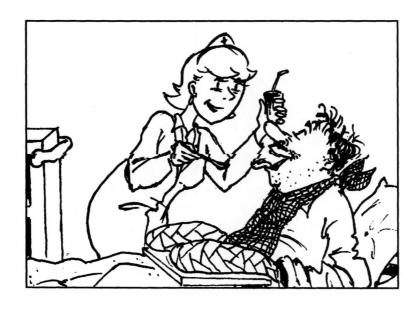

5.1

Une petite histoire ————— A short story

Eric a un «préféré» dans le service. Un petit «pépé» mignon, sympa. Il s'appelle Antoine Petit. Eric l'appelle monsieur Antoine.
Il a fait une mauvaise chute. Il s'est cassé les deux poignets et il marche avec beaucoup de difficulté. Il est fort handicapé.
Eric s'en occupe très souvent, mais aujourd'hui il doit soigner les malades d'autres chambres. C'est Carine qui s'en occupe. Carine fait tout de travers aujourd'hui. Elle a entré le chariot des repas dans la chambre, elle a déposé le plateau du dîner de monsieur Antoine sur sa table de nuit, puis elle est sortie !
Les repas distribués, Eric aperçoit Carine au bureau, « relax » ! Il lui demande: «Et mon petit pépé ? Qui lui donne à manger ?» Carine est distraite aujourd'hui ! Elle retourne vite dans la chambre de monsieur Antoine qui contemplait son repas d'un air navré !
«Je suis là, monsieur Antoine, je viens vous aider !»

Eric has his «favourite» in the ward. He is a very sweet, cute «granddad» whose name is Anthony Small. Eric calls him Mr Anthony.
He had a bad fall. He broke both wrists and has great difficulty walking. He is severely handicapped.

Eric takes care of him very often, but today, he has to look after patients from other rooms, so Karen is looking after him. But Karen is in a dream today and is doing everything wrong. She took the meals' trolley into the room, put Mr. Anthony's tray on his beside table, and then left !

After the meals have been given out, Eric notices Karen is taking a break in the office and he asks her about his «old fellow». « Who is feeding him ? » Karen is very absentminded today. When she gets back to Mr Anthony's room, he is staring at his meal helplessly (disappointedly) !
«I'm here Mr. Anthony, I've come to help you now.»

5

Exercices	Exercices

Exprimez l'aspect négatif du dessin A et l'aspect positif du dessin B.

Explain the negative aspect of drawing A and the positive aspect of drawing B.

5.2

Les repas
Le besoin d'alimentation

Meals
The need for food

5

L'information 5.2.1 *Giving information*
La prise d'informations *Getting information*
La collecte des données *Collecting data*

Je viens pour les repas de demain. | **1** | *I've come for tomorrow's meal orders.*

Je vais appeler la diététicienne. La diététicienne passera ce matin. | **2** | *I'm going to call the dietitian. The dietitian will be along this morning.*

Je viens vous proposer les menus de demain. | **3** | *I've come to show you tomorrow's menus.*

Je viens demander ce que vous désirez pour les repas de demain. | **4** | *I've come to ask what you would like for your meals tomorrow.*

Je viens vous demander ce que vous voudriez manger. | **5** | *I've come to ask you what you would like to eat.*

Je viens voir ce que vous désirez manger. | **6** | *I've come to see what you'd like to eat.*

Qu'allez-vous manger demain ?
Qu'allez-vous prendre demain ? | **7** | *What are you going to eat tomorrow ? What are you going to have tomorrow ?*

Qu'est-ce qui vous plairait ?
Qu'aimeriez-vous manger demain ? | **8** | *What would you like ? What would you like to eat tomorrow ?*

Que préférez-vous: du pain, des biscottes, des toasts ? | **9** | *What would you prefer: bread, rusks, toast ?*

144

L'information - La prise d'information - La collecte des données 5.2.1
Giving information - Getting information - Collecting data

De quoi avez-vous envie au petit déjeuner ?	**10**	What do you feel like having for breakfast ?
Que désirez-vous au dîner ? Que choisissez-vous pour dîner ?	**11**	What do you want for lunch ? What have you chosen for lunch ?
Qu'aimeriez-vous pour le souper ?	**12**	What would you like for dinner (supper) ?
Qu'allez-vous boire au petit déjeuner ?	**13**	What are you going to drink with your breakfast ?
Que voulez-vous comme boisson au petit déjeuner ?	**14**	What would you like to drink with your breakfast ?
Du lait chaud ? Du café ? Du thé ?	**15**	Hot milk ? Coffee ? Tea ?
Au petit déjeuner il y a ... . Au dîner c'est du	**16**	For breakfast there is ... . For lunch there is ... .
Pour le souper ce sera	**17**	For dinner (supper) there will be ... .
Suivez-vous un régime spécial ? Hépatique ? Diabétique ? Amaigrissant ? Sans déchets ? Sans résidus ?	**18**	Do you follow a special diet ? For the liver ? Diabetic ? Slimming ? No fibre ?
Aimeriez-vous de la purée ?	**19**	Would you like mashed potatoes ?
Que pouvez-vous manger ? De la purée ?	**20**	What can you eat ? Mashed potatoes ?
Pensez-vous que du riz vous plairait ?	**21**	Do you think you would like rice ?
Des pâtes, vous plairaient-elles demain ?	**22**	Pasta, would you like that tomorrow ?
Souhaiteriez-vous quelque chose d'autre ?	**23**	Would you like something else ?
Y a-t-il quelque chose que vous souhaiteriez manger ?	**24**	Is there something you would like to eat ?
Y a-t-il quelque chose qui vous ferait plaisir ?	**25**	Is there something that you would enjoy ?
Demain c'est du poisson avec de la purée. Vous aimez ?	**26**	Tomorrow it's fish with mashed potatoes. Do you like that ?
Vous n'aimez pas ? Qu'est-ce qui vous plairait ?	**27**	Don't you like it ? What would you like ?

5.21. L'information - La prise d'information - La collecte des données
Giving information - Getting information - Collecting data

145

La pratique de la distribution des repas   5.2.2 *Giving out the meals*

Voici votre plateau. Bon appétit !	**1**	*Here is your tray. Enjoy your meal !*
C'est ce que vous avez demandé.	**2**	*This is what you asked for.*
Je vous redresse pour manger. Je relève votre dossier pour manger !	**3**	*I'll straighten you up to eat. I'll lift up your backrest so that you can eat.*
Je vous assieds pour manger.	**4**	*I'll sit you up to eat.*
Je dépose votre plateau sur la table de nuit ou sur la table ?	**5**	*Shall I put your tray on the bedside table or on the table ?*
Où voulez-vous manger, au lit ou à table ?	**6**	*Where do you want to eat, in bed or at the table ?*
Allez-vous manger maintenant ou tout à l'heure ?	**7**	*Are you going to eat now or later ?*
Je mets votre plateau de côté, pour tout à l'heure.	**8**	*I'll put your tray aside for later.*
Je tiens votre dîner au chaud jusqu'à tout à l'heure.	**9**	*I'll keep your lunch warm until later.*
Pouvez-vous manger seul ?	**10**	*Can you eat on your own ?*
Avez-vous vos prothèses dentaires ?	**11**	*Do you have your dentures (in) ?*
Voulez-vous vos prothèses dentaires ? Sont-elles propres ?	**12**	*Would you like your dentures ? Are they clean ?*
Pouvez-vous mâcher facilement ?	**13**	*Can you chew easily ?*
Pouvez-vous vous débrouiller seul pour manger ?	**14**	*Can you manage to eat on your own ?*
Faut-il vous aider pour couper votre viande ?	**15**	*Do you need help to cut your meat ?*
Faut-il vous aider pour beurrer vos tartines ?	**16**	*Do you need help to butter your bread ?*
Allez-vous pouvoir vous débrouiller seul(e) ?	**17**	*Can you manage alone ?*

Bon appétit !	**18**	*Enjoy your meal !*
Je vais vous aider à manger.	**19**	*I'm going to help you eat.*
Je vais vous aider à couper votre vian-de.	**20**	*I'm going to help you to cut your meat.*
Je vous aide à manger ?	**21**	*Shall I help you to eat ?*
Ouvrez bien la bouche.	**22**	*Open your mouth wide.*
Avalez bien ce que vous avez en bouche !	**23**	*Swallow what you have in your mouth !*
Je vous redresse la tête pour boire.	**24**	*I'll lift up your head so that you can drink.*
Je vous donne un peu de liquide à boire.	**25**	*I'm giving you a little liquid to drink.*
Je vous donne un peu d'eau à boire.	**26**	*I'm giving you a little water to drink.*
Essayez vous-même de prendre le verre, le canard.	**27**	*Try to take the glass yourself, the drin-king cup, the beaker.*
Penchez le verre pour boire.	**28**	*Tilt the glass to drink.*
Prenez une petite gorgée.	**29**	*Take a little sip.*
Essayez de manger un peu.	**30**	*Try to eat a little.*
Buvez du potage, cela vous fera du bien.	**31**	*Drink some soup. It will do you good.*
Ne vous forcez pas si vous n'avez pas envie.	**32**	*Don't force yourself if you don't feel like it.*
Mangez légèrement.	**33**	*Eat lightly.*
Prenez quelques bouchées.	**34**	*Take a few mouthfuls.*
La viande a l'air très bonne.	**35**	*The meat looks very good.*
La viande est tendre et facile à avaler.	**36**	*The meat is tender and easy to swallow.*
Voulez-vous du quaker, de la panade ?	**37**	*Would you like some porridge, fruit puree ?*
Avalez ! Avalez bien !	**38**	*Swallow it ! Swallow it well !*

5

Faites un effort pour bien avaler !	**39**	*Try hard to swallow properly ! (Do try to swallow properly !)*
Faites un effort pour avaler !	**40**	*Try hard to swallow ! (Do try to swallow !)*
Essayez le potage et le dessert.	**41**	*Try the soup and the dessert.*
Essayez un peu de lait chaud.	**42**	*Try a little hot milk.*
Vous pouvez manger, mais peu et légèrement.	**43**	*You can eat, but only a little and lightly.*
Je verse le potage dans le canard.	**44**	*I'm pouring the soup into the drinking cup.*
Vous pouvez le boire seul, à votre aise.	**45**	*You can drink it on your own, take your time.*
Avez-vous terminé votre repas ?	**48**	*Have you finished your meal ?*
J'enlève le plateau.	**47**	*I'm taking the tray away.*
Je débarrasse.	**48**	*I'm clearing up.*
Puis-je retirer le plateau ?	**49**	*Can I take the tray away ?*
Puis-je débarrasser ?	**50**	*Can I clear up ?*
Cela vous a-t-il plu ?	**51**	*Did you like it ?*
Cela était-il à votre goût ?	**52**	*Did you enjoy it ? (Was it to your taste ?)*
Avez-vous bien mangé ?	**53**	*Did you enjoy your meal ?*
Avez-vous eu assez ?	**54**	*Did you have enough ?*
Voulez-vous encore un peu de café, de lait, de sucre ?	**55**	*Would you like more coffee, milk, sugar ?*
Voulez-vous un supplément de tartine, de beurre ?	**58**	*Would you like extra bread, butter ?*
Vous n'avez pas beaucoup mangé !	**57**	*You haven't eaten much !*
Vous avez à peine touché à votre dîner !	**58**	*You've hardly touched your lunch (meal) !*
Vous n'avez rien mangé du tout !	**59**	*You haven't eaten anything !*
Cela ne vous plaisait pas ?	**80**	*Didn't you like it ?*

Cela ne vous a pas plu ?	**61**	*Did you not like it ?*
Vous n'aviez pas faim ?	**62**	*You're not hungry ?*
Vous n'avez pas d'appétit ?	**63**	*You have no appetite ?*
Vous ne pouvez pas manger ?	**64**	*Can't you eat ?*
Vous êtes à jeun pour un examen sanguin (radiographique).	**65**	*You're fasting for a blood test (X-ray).*
Vous ne pouvez plus boire à partir de minuit.	**66**	*You mustn't drink after midnight.*
Vous ne pouvez pas manger de sucre, de graisse.	**67**	*You can't eat sugar, fat.*
Le médecin vous a prescrit un régime sans fibre.	**68**	*The doctor has prescribed a no fibre diet for you.*
Les fruits vous sont interdits.	**69**	*You mustn't eat any fruit.*
Vous devez bien suivre votre régime.	**70**	*You must follow your diet correctly.*
Vous avez un régime sans sel.	**71**	*You have a no salt diet.*

Le confort psychologique 5.2.3 *Psychological well-being*

C'est bien. Vous avez bien mangé.	**1**	*That's good. You've eaten well.*
Je vois que vous avez fait des efforts pour manger.	**2**	*I see you have tried to eat.*
C'est bien, vous avez mangé votre viande.	**3**	*That's good, you've eaten your meat.*
Bravo, vous avez tout mangé.	**4**	*Well done, you've eaten it all.*
Vous êtes arrivé(e) à manger seul(e).	**5**	*You managed to eat on your own.*
Vous vous êtes très bien débrouillé(e) !	**6**	*You managed very well!*
Vou vous améliorez chaque jour !	**7**	*You get better every day !*
Vous avez meilleur appétit !	**8**	*You have a better appetite !*
L'appétit revient.	**9**	*Your appetite is coming back.*

Vous allez rapidement vous rétablir, si vous mangez bien.

10 *You're going to recover (get better) quickly, if you eat well.*

Si vous vous alimentez bien, vous allez reprendre des forces.

11 *If you eat well, you'll get your strength-back.*

Faites un petit effort pour manger quelque chose.

12 *Try to eat something.*

Faites un petit effort pour mieux manger.

13 *Try to eat better.*

Vous vous sentirez mieux avec un peu de nourriture dans l'estomac.

14 *You'll feel better with a little food in your stomach.*

Si vous n'avez pas faim, ne forcez pas.

15 *If you're not hungry, don't force yourself.*

Avez-vous aimé votre dîner ?

16 *Did you like your lunch ?*

Comment s'est passé ce premier repas ?

17 *How did the first meal go ?*

Votre dîner vous a plu ? Vous avez tout mangé.

18 *You liked your lunch ? You've eaten everything.*

Merci d'avoir débarrassé votre plateau.

19 *Thank you for clearing your tray away.*

C'est gentil de nous aider.

20 *It's kind of you to help us.*

Ce n'est pas un monologue ... 5.2.4 Que répond ... que demande le malade ?	This isn't a monologue ... What does the patient reply... , ask ?

Je n'ai pas faim. Je ne veux pas manger.	1	I'm not hungry. I don't want to eat.
Je voudrais des fruits.	2	I'd like some fruit.
Je prendrai du potage.	3	I'll have soup.
Je préfère des biscottes.	4	I prefer rusks.
J'aimerais des légumes cuits.	5	I would like cooked vegetables.
J'ai des difficultés à manger de la viande. Je mange la viande avec difficulté.	6	I have difficulty (trouble) eating meat.
Je mastique difficilement la viande. Je ne peux pas mâcher les aliments.	7	I have difficulty (trouble) chewing meat. I can't chew food.
Je ne veux que du pain.	8	I only want bread.
Je n'aime pas les épinards.	9	I don't like spinach.
Il n'y a pas assez de pain.	10	There isn't enough bread.
Il faut du pain et du beurre en plus.	11	I need some more bread and butter.
Pourriez-vous me redresser, m'asseoir ?	12	Could you straighten me up, sit me up ?
Je vais manger dans le fauteuil, à table.	13	I'm going to eat in the armchair, at the table.
Je mange au lit.	14	I eat in bed.
Je reste au lit pour manger.	15	I stay in bed to eat.
Vous pouvez déposer le plateau sur la table.	16	You can set the tray on the table.
Le potage est très chaud.	17	The soup is very hot.
C'est trop gras, trop dur.	18	It's too fatty, too hard.
Je ne peux pas manger seul, il faut m'aider.	19	I can't eat on my own, I need help.

524 Ce n'est pas un monologue ...
This isn't a monologue ...

151

5

Pouvez-vous m'aider à manger ?	20	Could you help me to eat ?
Je ne peux plus avaler. J'avale de travers.	21	I can't swallow any more. It goes down the wrong way.
Un tout petit peu seulement.	22	Just a tiny little bit.
Je n'ai pas faim ni soif.	23	I'm not hungry or thirsty.
J'ai terminé. C'était très bon.	24	I've finished. It was very good.
J'ai eu du pain en trop.	25	I had too much bread.
J'ai eu trop peu de pain.	26	I didn't have enough bread.
Pourriez-vous m'apporter un supplément de ... ?	27	Could you bring me some more ... ?
Je n'aime pas le dessert.	28	I don't like the dessert.
Je ne peux pas manger de ...	29	I can't eat ... .
Pouvez-vous enlever le plateau ?	30	Could you take the tray away ?
Je n'ai pas d'appétit.	31	I don't have any appetite.
J'ai peur de vomir. J'ai la nausée.	32	I'm afraid of being sick. I feel sick.
La nourriture ne me dit rien.	33	I don't feel like food. Food doesn't interest me.
C'était très bon, j'ai tout mangé.	34	It was very good. I've eaten it all (everything).
Pouvez-vous verser ceci dans mon verre ?	35	Could you pour this into my glass ?

5.3

Exercices _____ *Exercises*

Mémorisez	*	*Memorise*
Le repas	:	*the meal*
La diététicienne	:	*the dietitian*
Le menu	:	*the menu*
Le déjeuner	:	*the lunch, the midday meal*
Le petit-déjeuner	:	*the breakfast*
Le dîner	:	*the dinner, the midday meal*
Le souper	:	*the supper, the evening meal*
Le goûter	:	*coffee (tea)-time, a light meal*
L'appétit	:	*the appetite*
Le régime spécial	:	*the special diet*
Sans déchets	:	*no fibre, low residue*
Sans résidus	:	*no fibre*
Hépatique	:	*for the liver*
Diabétique	:	*diabetic*
Amaigrissant	:	*slimming*
La bouchée	:	*the mouthful, the morsel*
La gorgée	:	*the sip*
Le dossier	:	*the backrest*
La panade	:	*the fruit puree*

Exercice 12 * *Exercise 12*

**Trouvez la traduction du verbe à l'infinitif puis
interrogez le patient avec le verbe et les mots proposés.**

Proposer	What can I .... ?
Désirer	What .... to drink ?
Préférer	What .... to eat ?
Aimer	What .... for breakfast ?

*Find the translation of the infinitive of the verb then
question the patient with the proposed verbs and words givens.*

to want ...	.	... autre chose ?
to choose ...		Avez-vous .... ?
to follow		Quel régime .... ?
to like ...		Qu'est-ce qui .... ?
to feel like ...		De quoi ..... ?

Solution page 270 *Solution page 270*

La pratique de la distribution des repas	**5.3.2** **A**	*Giving out the meals*

 146-149

5

Utilisez les verbes et expressions suivantes
Use the following verbs and expressions

Relever	:	*to lift up*
Redresser	:	*to straighten up*
Beurrer les tartines	:	*to butter bread*
Ouvrir la bouche	:	*to open the mouth*
Forcer	:	*to force*
Débarrasser	:	*to clear up, away*
Avaler de travers	:	*to go down the wrong way*
Verser	:	*to pour*
Servir	:	*to serve*
Mastiquer	:	*to chew*
Mâcher	:	*to munch*
Avaler	:	*to swallow*
Tartiner	:	*to spread (butter, etc ...), to butter (bread)*
Couper la viande	:	*to cut meat*
Ecraser les aliments	:	*to mash food*
Mélanger les aliments	:	*to mix food(s)*
Goûter un aliment	:	*to taste a food*

Exercice 13   *   *Exercise 13*

Faites le bon « choix »   *Make the right « choice »*

Exemple: * I'm going to lift up ...   * the backrest of your bed

A

1. You would be better to ...   1. your (slices of) bread
2. I'm going to butter ...   2. straighten up a little
3. Open up ...   3. to eat
4. Don't force yourself ...   4. your coffee
5. I shall let you clear ... away   5. your mouth
6. I'm pouring out ...   6. is served
7. Your evening meal ...   7. your tray

Example: * Je vais relever   * le dossier de votre lit

B

1. Avez-vous de bonnes dents ... ?   1. de travers
2. Mâchez bien ...   2. vos pommes de terre
3. N'avalez pas ...   3. pour mastiquer
4. Pouvez-vous couper ... ?   4. votre dessert
5. Je vais écraser ...   5. les aliments
6. Je mélange ...   6. votre viande
7. Avez-vous goûté ... ?   7. vos légumes et votre viande

Solution page 270   *Solution page 270*

Exercice 14	**Exercise 14**
Texte à trous	**Fill in:**
Je vous apporte un ... pour boire	You have a good ...
Vous boirez plus ...	I have asked for an ... slice of bread.
Vous n'avez pas de bonnes ...	You are less ...
Je vais vous commander de la viande ...	Would you like to try ... food ?
Vous avez beaucoup ...	Do you think a little ... will do ?
J'ai demandé un ... de tartines	I'll bring you a ...
Vous avez moins de ...	You'll drink ...
Voulez-vous essayer une alimentation ...	You don't have good ...
Croyez-vous qu'un peu de ... passera	I'm going to order ... meat.
à l'aide de	**with the help of**
dents, nausées, facilement,	teeth, nauseous, easily,
d'appétit, potage, canard, moulue,	appetite, soup, drinking cup,
légère, supplément	minced, extra, light
Solution page 270	**Solution page 270**

5

Exercices de dialogue **B**	**Dialogue exercises**
1. Composez le menu d'un malade qui a peu d'appétit.	1. Make up a menu for a patient who hasn't got much appetite.
2. Vous apportez le dîner à une personne âgée qui se débrouille mal. Que lui proposez-vous ?	2. You are bringing in lunch to an elderly person who can't manage well. What kind of help would you offer him/her ?

Le plateau 5.3.3 *The tray*

La tasse	:	*the cup*
La soucoupe	:	*the saucer*
Le pot à lait	:	*the milk jug*
La cafetière	:	*the coffee pot*
La théière	:	*the teapot*
Le verre	:	*the glass*
Le canard	:	*the drinking cup*
	:	*the beaker*
La paille		*the straw*
Le bol	:	*the bowl*
L'assiette	:	*the plate*
L'assiette à dessert	:	*the dessert plate*
L'assiette chauffante	:	*the hot plate*
L'assiette isolante	:	*the insulated plate*
Le couvercle	:	*the cover, the top, the lid*
Le ravier	:	*the dish*
La fourchette	:	*the fork*
Le couteau	:	*the knife*
La cuiller à soupe	:	*the soup spoon*
La cuiller à dessert	:	*the dessert spoon*
La cuiller à café	:	*the coffee spoon (the teaspoon)*
La serviette	:	*the napkin*

Exercice	*	**Exercise**
Décrivez le plateau		**Describe the tray**
pour le déjeuner	1	*for breakfast*
pour le repas de midi	2	*for the midday meal (dinner)*
(le dîner) ou le souper		*or supper (evening meal)*

MENU		
Semaine du au 19..		
DEJEUNER	DINER	SOUPER
LUNDI	Potage crécy	Oeufs à la russe
	Carbonnades	Pain, beurre
	à la flamande	
Spéculoos	P. frites	
	Riz à la meringue	Riz au lait
MARDI	Potage viveur	Poulet rôti
	Escalope	Salade
	milanaise	andalouse
Fromage fondu	Spaghetti	Pain, beurre
	Pâtisserie	Fruit
MERCREDI	Potage	Tomates
	cressonnière	monégasques
	Steak antillais	Salade
	Sauce curry	Pain, beurre
Pâté de foie	Pommes toupies	
	Mousse	Madeleine
	au chocolat	
JEUDI	Potage cerfeuil	Fromages variés
	Entrecôte	Pain, beurre
	Champignons	
	à la crème	
Oeuf à la coque	P. frites	
	Fruit	Pomme au four
VENDREDI	Potage	
	St-Germain	Américain
	Filet de cabillaud	Salade mixte
	poché	Pain, beurre
	Sauce Dugléré	
Petit suisse	P. mousseline	
	Pâtisserie	Crème moka
SAMEDI	Potage maraîchère	Pain de viande
	Poulet sauté	Salade de céleris
	à la provençale	raves
Choco	P. croquettes	Pain, beurre
	Flan	Fruit
DIMANCHE	Potage tomates	Rôti de veau
	Gigot d'agneau	Sandwiches
	Chicorées braisées	
Pistolets	P. persillées	
	Crème pudding	Macédoine de
		fruits

N.B. Le menu peut être modifié selon les circonstances

MENU		
Week of to 19..		
		TEA
BREAKFAST	LUNCH (DINNER)	(EVENING MEAL)
MONDAY	Carrot soup	Scotch egg
	Stewed steak	Bread and butter
Toast	Chips	
	Semolina	Rice pudding
TUESDAY	Celery soup	Roast chicken
	Pork chop	Vegetable salad
Cheese spread	Boiled potatoes	Bread and butter
	Pastry	Fruit
WEDNESDAY	Vegetable soup	Lettuce and
	Grilled steak	tomato salad
	Curry sauce	Bread and butter
Cold ham	Roast potatoes	
	Chocolate mousse	Fruit cake
THURSDAY	Chicken soup	Cheese
	Filet steak	Bread and butter
	Mushroom sauce	
Boiled egg	Chips	
	Fruit	Baked apple
FRIDAY	Pea soup	
	Cod steak	Cooked ham
	Tartar sauce	Mixed salad
Porridge	Mashed potatoes	Bread and butter
	Pastry	Coffee icecream
SATURDAY	Vegetable soup	Corned beef
	Chicken and	Potato salad
Bread, butter	Vegetable pie	Bread and butter
and jam	Potato croquettes	
	Custard pudding	Fruit
SUNDAY	Tomato soup	Cold pork
	Leg of lamb	Rolls
Bread rolls	Glazed carrots	
	Mashed potato	
	Apple pie and -	Fruit salad
	custard	

N.B. The menu may be modified according to the circumstances.

Les menus ne sont pas traduits.
Ils sont des exemples types.

The menus aren't translated.
They are typical examples.

PETIT DEJEUNER

		nombre tranches			
☐ PAIN	☐ BLANC		☐ CONFITURE	☐ NORM.	☐ DIAB.
	☐ GRIS				
	☐ SANS SEL		☐ Fr. TARTINER	☐ NORM.	☐ MAIGRE
	☐ SANS CROUTE				☐ SS SEL
	☐ GRILLE		☐ Fr. TRANCHE	☐ NORM.	☐ SS SEL
☐ BISCOTTE	☐ NORMALE		☐ Fr. BLANC avec SUCRE		
	☐ SANS SEL		☐ Fr. BLANC sans SUCRE		
☐ PISTOLET (dimanche)			☐ SIROP de LIEGE	☐ MIEL	
☐ BEURRE	☐ MARGARINE		☐ CHOCO		
☐ CAFE	☐ LAIT NORM.	☐ LAIT ECR.	COLL. 10 h :		
☐ THE	☐ CITRON	☐ SUCRE			

Chambre :   Date :   Régime :

5

DINER

DEMI-RATION :
DOUBLE RATION :

	☐ deux biscottes + beurre + crème		
POTAGE	☐ du jour	☐ bouillon	
FECULENT	☐ du jour	☐ purée	☐ pommes de terre
LEGUME	☐ du jour	☐ carotte	☐ crudités vinaigrette
		☐ compote	
VIANDE	☐ du jour	☐ coupée	☐ moulue
		☐ steak grillé	☐ omelette
		☐ américain grillé	☐ américain préparé
DESSERT	☐ du jour	☐ crème vanille	☐ yaourt + sucre
		☐ fruit au jus	☐ gervais + sucre
		☐ biscuit sec	☐ fruit frais

Chambre :   Date :   Régime :

SOUPER

		nombre tranches	
☐ PAIN	☐ BLANC		
	☐ GRIS		☐ PLAT du jour NORMAL
	☐ SANS SEL		☐ PLAT du jour SANS LEGUME
☐ BISCOTTE	☐ NORMALE		☐ JAMBON CUIT
	☐ SANS SEL		☐ FILET d'ANVERS
☐ BEURRE	☐ MARGARINE		☐ EDAM
☐ DESSERT	☐ du jour		☐ CAMEMBERT
	☐ yaourt + sucre		☐ FROMAGE BLANC + SUCRE
	☐ gervais + sucre		
	☐ crème vanille		☐ CAFE ☐ LAIT
	☐ fruit au sirop		☐ THE ☐ CITRON
	☐ fruit: banane, pomme,		☐ SUCRE
	orange, pamplemousse		

Chambre :   Date :   Régime :

158

BREAKFAST

		Number of slices
☐ BREAD	☐ WHITE	
	☐ BROWN	
	☐ NO SALT	
	☐ NO CRUST	
	☐ TOASTED	
☐ RUSKS	☐ NORMAL	
	☐ NO SALT	
☐ ROLL (SUNDAYS)		
☐ BUTTER	☐ MARGARINE	
☐ COFFEE	☐ NORMAL MILK ☐ SKIMMED MILK	
☐ TEA	☐ LEMON ☐ SUGAR	

☐ JAM	☐ NORMAL	☐ DIABETIC
☐ CHEESE SPREAD	☐ NORMAL	☐ FAT FREE
	☐ NO SALT	
☐ SLICES OF CHEESE	☐ NORMAL	☐ NO SALT
☐ CREAM CHEESE, with SUGAR		
☐ CREAM CHEESE, no SUGAR		
☐ GOLDEN SYRUP/TREACLE	☐ HONEY	
☐ CHOCOLATE SPREAD		

Ten o'clock break/snack

Room :   Date :   Diet :

LUNCH

HALF RATION :
DOUBLE RATION :

	☐ two rusks/butter/custard pudding		
SOUP	☐ today's	☐ Meat stock	
CARBOHYDRATES	☐ today's	☐ Mashed potatoes	☐ boiled potatoes
VEGETABLES	☐ today's	☐ Carrots	☐ salad + dressing
		☐ Apple sauce	
MEAT	☐ today's	☐ sliced	☐ minced
		☐ grilled steak	☐ omelette
		☐ grilled hamburger	☐ steak tartare
DESSERT	☐ today's	☐ Vanilla pudding	☐ yoghurt + sugar
		☐ Fruit	☐ cream cheese + sugar
		☐ Biscuits	☐ fresh fruit

Room :   Date :   Diet :

SUPPER

		Number of slices
☐ BREAD	☐ WHITE	
	☐ BROWN	
	☐ WITHOUT SALT	
☐ RUSKS	☐ NORMAL	
	☐ WITHOUT SALT	
☐ BUTTER	☐ MARGARINE	
☐ DESSERT	☐ today's	
	☐ yoghurt + sugar	
	☐ cream cheese + sugar	
	☐ vanilla pudding	
	☐ tinned fruit	
	☐ fruit: banana, apple, orange, grapefruit	

☐ TODAY'S DISH NORMAL	
☐ TODAY'S DISH WITHOUT VEGETABLES	
☐ PARMA HAM	
☐ COLD HAM	
☐ EDAM	
☐ CAMEMBERT	
☐ CREAM CHEESE + SUGAR	
☐ COFFEE	☐ MILK
☐ TEA	☐ LEMON
	☐ SUGAR

Room :   Date :   Diet :

6

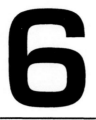

La préparation du malade à l'opération
Le rasage/L'épilation - Le petit lavement
La douche aseptisante - La préparation locale de la peau
La blouse - Les bottes - Le bracelet d'identification
Le dentier - La prothèse - Les ongles - Les cheveux
Les bijoux - La prémédication

Preparing the patient for theatre
Shaving/Epilation - The enema
The disinfectant shower - Local skin preparation
The gown - The boots - The identification bracelet
The dentures - The prosthesis - The nails - The hair
Jewelry - Premedication

La suppléance thérapeutique
Therapeutic intervention (assistance)

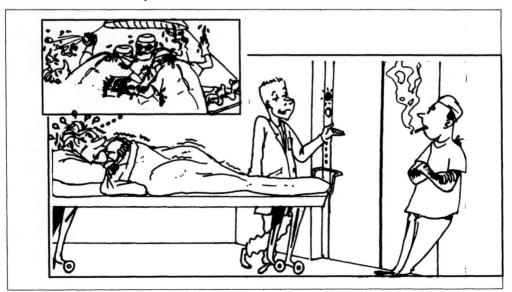

6

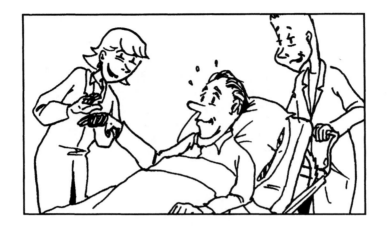

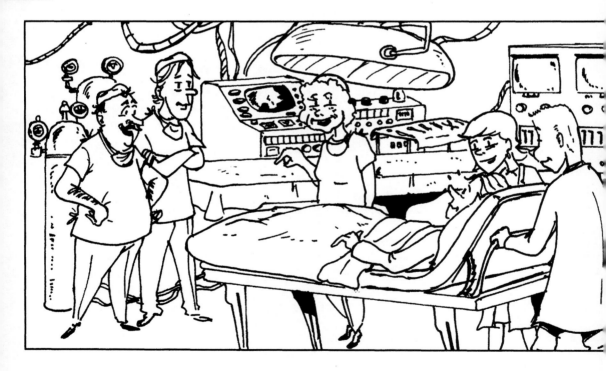

6.1

Une petite histoire ____ A short story

Il a été décidé que monsieur Burton serait opéré. C'est Eric qui s'occupe de le préparer à l'intervention. Monsieur Burton pose beaucoup de questions.

Pendant qu'il le rase et lui fait son petit lavement, Eric le rassure et lui explique comment cela va se passer.

Demain avant l'intervention, il devra mettre une blouse spéciale et des bottes. Ce soir, il aura un repas léger et restera à jeun à partir de minuit.

L'anesthésiste passera le voir ce soir. Eric comprend que monsieur Burton a très peur de l'anesthésie et que l'idée de la salle d'opération l'effraye très fort.

Monsieur Burton lui avoue qu'il a fait des cauchemars. Eric lui promet de rester près de lui le plus longtemps possible quand il le conduira à la salle d'opération. Et puis, son copain Pierre fait son stage en salle d'opération; il sera là aussi.

En arrivant à la salle d'opération, Monsieur Burton est rassuré; c'est bien comme Eric l'a expliqué ! Tout le monde est sympa et accueillant. Marie est là aussi, parce c'est elle qui s'occupera des pansements de monsieur Burton après l'intervention.

It has been decided that Mr.Burton will be operated upon. While Eric is preparing him for the operation, Mr. Burton is asking lots of questions.

While shaving and giving the patient his enema, Eric reassures him and tells him what is going to happen to him.

Tomorrow, before the operation, he will have to wear a special gown and boots. Tonight, he is going to eat lightly and will fast from midnight onwards.

The anaesthetist will call to see him tonight. Eric understands that Mr. Burton is very afraid of the anaesthetic and that he doesn't feel very secure about going to theatre.

Mr. Burton admits then that he has had nightmares. Eric promises to stay beside him as long as he possibly can when he takes him to the operating theatre. Anyway, his friend Peter will be there as well, as he is training in theatre.

Mr. Burton feels reassured when entering the operating theatre; it is exactly the way Eric told him it would be. Everyone is very friendly and welcoming. Mary is there too; she is the one who is going to deal with Mr. Burton's dressings once the operation is over.

Exercices / Exercises

Exprimez l'aspect négatif du dessin A et l'aspect positif du dessin B.

Imaginez la conversation entre Eric et Monsieur Burton.

Explain the negative aspect of drawing A and the positive aspect of drawing B.

Imagine the conversation between Eric and Mr. Burton.

6.2

La préparation
du malade à l'opération

*Preparing
the patient for theatre*

Le rasage - L'épilation 6.2.1 *Shaving - Epilation*

Bonjour, Monsieur, Madame, Mademoiselle.	**1**	*Good morning (good afternoon, good evening) Mr, Mrs, Miss.*
Je viens vous préparer à l'intervention de demain.	**2**	*I've come to prepare you for the operation tomorrow.*
Je viens vous faire les préparations d'usage avant l'intervention.	**3**	*I've come to make the usual preparations before the operation. I've come to prepare you for your operation.*
Je viens vous raser. Je dois vous raser avant l'intervention.	**4**	*I've come to shave you. I have to shave you before the operation.*
Je vais vous raser la région de l'incision.	**5**	*I'm going to shave the incision area.*
Je dois vous raser largement la région opératoire.	**6**	*I have to shave a large area for the operation.*
C'est par mesure d'hygiène. C'est pour éviter l'infection.	**7**	*It's a question of hygiene. It's to avoid infection.*
C'est pour éviter que les poils n'infectent la plaie opératoire.	**8**	*It's to avoid the wound being infected by the hairs.*
Pouvez-vous vous coucher ?	**9**	*Could you lie down ?*
Voulez-vous soulever votre siège, je glisse une protection dessous.	**10**	*Would you lift up your bottom? I'll slide a sheet (plastic sheet) under you.*
Voulez-vous enlever votre veste de pyjama. Abaissez votre pantalon de pyjama.	**11**	*Would you take off your pyjama jacket ? Lower your pyjama trousers ?*
Voulez-vous soulever votre chemise de nuit.	**12**	*Would you lift up your nightdress ?*
Je vous savonne. Je vous rase. Je vais faire très attention.	**13**	*I'm soaping you. I'm shaving you. I'll be very careful.*

Cela va aussi très bien à sec. Vous n'aurez pas mal !

14 *It's quite easy doing it dry. It won't hurt.*

Vous avez beaucoup de poils !

15 *You have a lot of hair.*

C'est presque fini. Je dois vous raser très largement.

16 *It's almost finished. I have to shave a rather large area.*

Je dois vous raser jusqu'aux genoux.

17 *I have to shave down to the knees.*

Ce sera vite fini, vous avez peu de poils.

18 *It'll be over quickly, you don't have much hair.*

J'espère que je ne vous fais pas mal ?

19 *I hope I'm not hurting you ?*

Si je vous fais mal, dites-le !

20 *If I hurt you, tell me !*

Est-ce que je vous fais mal ?

21 *Am I hurting you ?*

Avez-vous un rasoir ?

22 *Do you have a razor ?*

Ainsi, l'adhésif des pansements ne collera pas à vos poils !

23 *That way, the plasters won't stick to your hairs.*

Ainsi, le pansement ne vous arrachera plus les poils !

24 *That way, the plasters won't pull out any more hairs.*

Non, je ne vous ai pas encore coupé ! Je crois que j'ai réussi à ne pas vous couper !

25 *No, I haven't cut you yet ! I think I've succeeded in not cutting you. (I think I've managed not to cut you.)*

La région de l'intervention doit être épilée.

26 *The operation area must be free of hair.*

Nous utilisons une crème épilatoire.

27 *We use a hair-removing cream.*

C'est très doux pour la peau.

28 *It's very mild on the skin.*

Plus doux que de raser.

29 *Milder than shaving.*

On risque moins d'écorcher la peau.

30 *You risk grazing the skin less.*

Je l'étends; je laisse agir quelques minutes.

31 *I'm spreading it on; I'll leave it to work for a few minutes.*

Je l'enlève ensuite avec la spatule et les poils seront partis.

32 *Then I'll take it off with the spatula and the hairs will be gone.*

6

Le petit lavement 6.2.2 *The small enema*

1 Je dois vous faire un petit lavement avant l'intervention.
I have to give you an enema before the operation.

2 C'est un petit lavement. C'est pour aller à la selle.
It's a small enema. It's to make you go to the toilet.

3 Je dois vous mettre un petit lavement pour dégager votre intestin.
I have to give you an enema to clear your bowels.

4 Je vous mets un suppositoire pour vous aider à aller à la selle.
I'm giving you a suppository to help you go to the toilet.

5 Je vous mets ceci. C'est une sorte de petit lavement.
I'm giving you this. It's a kind of enema.

6 Votre intestin doit être dégagé pour l'intervention.
Your bowel has to be empty for the operation.

7 Je vous injecte ceci par l'anus; c'est pour dégager votre intestin.
I'm injecting this into the anus; it's to clear your bowel.

8 Pouvez-vous vous mettre au lit ?
Could you get into bed ?

9 Voulez-vous vous coucher sur le côté gauche ?
Would you lie on you left side ?

10 Je l'introduis en faisant attention à vos hémorroïdes !
I'm being careful of your hemorrhoids as I put it in !

11 Je fais très doucement. Ne craignez rien; cela ne fait pas mal.
I'm being very careful. Don't worry, it won't hurt.

12 Vous serrez les fesses maintenant !
Tighten your buttocks now !

13 Vous essayez de le garder un petit moment.
Try to keep it a little while.

14 Essayez de le garder 10 minutes pour qu'il fasse de l'effet.
Try to keep it for 10 minutes so that it can have an effect.

15 Vous pouvez vous lever. Marchez un peu.
You can get up. Walk a little.

16 Massez vous légèrement le ventre.
Massage your stomach lightly.

Appelez-moi avant de tirer la chasse.

17 *Call me before you flush the toilet.*

Ne tirez pas la chasse. Appelez-moi.

18 *Don't flush the toilet. Call me.*

Je désire voir le résultat.

19 *I'd like to see the result.*

Je dois vérifier le résultat.

20 *I have to check the result.*

Même si vous n'avez rien mangé, il y a toujours des sécrétions dans l'intestin.

21 *Even if you haven't eaten, there are always secretions in the intestines (bowel).*

(Complément dans « Les lavements » page 188)

(More in « Enemas » page 188)

6

Le bain ou la **6.2.3** **douche désinfectante**	*Disinfectant (antiseptic) bath or shower*

Votre chirurgien souhaite que ses malades prennent une douche ou un bain avant l'intervention.

1 *Your surgeon likes his patients to have a bath or a shower before the operation.*

L'équipe des chirurgiens demande que tous les futurs opérés prennent une douche avec un savon antiseptique avant l'intervention.

2 *The surgical team insists that all patients have a shower with antiseptic soap before their operation.*

Il est dans les habitudes de la clinique de faire prendre une douche ou un bain désinfectant avant l'intervention.

3 *It's usual in this clinic to have to take an antiseptic bath or shower before the operation.*

C'est un savon antiseptique.

4 *It's antiseptic soap.*

Voulez-vous prendre une douche, un bain avec ce savon-ci ?

5 *Would you take a shower, a bath with this soap ?*

C'est un savon spécial qui évite les infections.

6 *It's special soap to avoid infection.*

C'est par mesure d'hygiène, pour éviter les infections.

7 *It's a question of hygiene, to avoid infection.*

La préparation locale de la peau en vue d'une intervention. 6.2.4 *Local skin preparation before an operation*

Je vais désinfecter la région où le chirurgien va inciser.	**1**	*I'm going to disinfect the area where the surgeon will make the incision.*
Je dégraisse avec de l'éther ! Je nettoie la peau.	**2**	*I'm going to clean it with ether ! I'm cleaning the skin.*
Je désinfecte.	**3**	*I'm disinfecting.*
Je protège avec des compresses (des champs) stériles.	**4**	*I'm covering with sterile compresses.*
Le pansement doit rester bien fermé jusqu'au moment de l'intervention.	**5**	*The dressing must stay in place until the operation.*
La région doit rester bien protégée.	**6**	*The area must be well protected.*
Il ne faut pas y toucher vous-même !	**7**	*You mustn't touch it yourself !*

La blouse 6.2.5 *The gown*

Bonjour, Madame.	**1**	*Good morning Mrs … . (Hello Mrs)*
C'est le moment de vous préparer pour la salle d'opération.	**2**	*It's time to prepare you for theatre.*
Je viens vous préparer pour la salle d'opération.	**3**	*I've come to prepare you for theatre.*
C'est bientôt le moment de votre intervention; je viens vous préparer.	**4**	*It's almost time for your operation; I've come to get you ready.*
La secrétaire de la salle d'opération va bientôt appeler; je viens vous préparer pour l'intervention.	**5**	*The secretary from theatre will be phoning soon; I've come to prepare you (get you ready) for the operation.*
La secrétaire du quartier opératoire téléphonera quand il faudra vous y conduire.	**6**	*The secretary from the operating department will call when you have to be taken down.*
C'est selon l'avancement du programme.	**7**	*It depends on how quickly the operating schedule progresses.*

168

La préparation locale de la peau en vue d'une intervention - La blouse
Local skin preparation before an operation - The gown 6.2.4

Il y a un peu de retard, il ne faut pas vous inquiéter !

8 *There's a little delay, you mustn't worry !*

Il y aura du retard; on ne vous oublie pas !

9 *There will be a delay; we haven't forgotten you.*

Vous allez passer cette blouse. C'est la blouse pour les opérés.

10 *Please put this gown on. It's an operation gown (a theatre gown).*

Voulez-vous retirer votre pyjama et enfiler cette blouse ?

11 *Would you take off your pyjamas and put on this gown ?*

Voulez-vous passer cette blouse ? C'est la blouse spéciale pour la salle d'opération.

12 *Would you put on this gown ? It's a special gown for theatre.*

Les bottes et les bas anti-embolie 6.2.6 *Boots and anti-embolism stockings*

Voulez-vous enfiler ces bottes ? Vous allez également mettre ceci.

1 *Would you put these boots on ? You have to put this on also.*

Ce sont des bottes pour les opérés.

2 *These are operating boots.*

C'est pour éviter que vous ayez froid aux pieds !

3 *It's to prevent you having cold feet !*

Pouvez-vous mettre ceci aux pieds ? Je vous passe les bottes d'opéré.

4 *Could you put these on your feet ? I'm putting your theatre boots on.*

Vous allez garder les pieds bien au chaud grâce à ces bottes.

5 *Your feet will be nice and warm thanks to these boots.*

Pouvez-vous enfiler ces bas ? Ce sont des bas anti-embolie.

6 *Could you put these stockings on ? They are anti-embolism stockings.*

Je vous enfile ces bas. Ils favorisent la circulation.

7 *I'm putting these stockings on. They help (improve) the circulation.*

Le bracelet d'identification 6.2.7 *The identification bracelet (armband)*

J'attache ce bracelet d'identification à votre bras.

1 *I'm putting this identification armband (bracelet) on.*

Il est spécifique pour le quartier opératoire.

2 *It's specially for theatre.*

Pouvez-vous me tendre le bras ? Je dois vous attacher ceci.

3 *Could you hold out your arm ? I have to put this on.*

Venez, que je vous attache ce bracelet au bras !

4 *Come here, so that I can put this armband on.*

626 Les bottes et les bas anti-embolie - Le bracelet d'identification
Boots and anti-embolism stockings - The identification bracelet

169

Les dents - Les prothèses 6.2.8 *Teeth - Prostheses*

Avez-vous de fausses dents ?	1	*Do you have false teeth ?*
Il faut les retirer pour l'intervention.	2	*You have to take them out for the operation.*
Pouvez-vous retirer vos fausses dents ? Déposez-les dans ce récipient.	3	*Could you remove your false teeth ? Put them in this container.*
Voulez-vous enlever votre dentier pour l'intervention ?	4	*Would you take out your dentures for the operation ?*
Placez-le dans ce récipient.	5	*Put them in this pot.*
Faut-il le mettre tremper ? Je vais le mettre dans de l'eau.	6	*Shall I leave them to soak ? I'll put them in water.*
Je le dépose dans la salle de bain. Il est ici sur votre table de nuit.	7	*I've put it in the bathroom. It's here on your bedside table.*
Il faudra enlever vos lunettes. Mettez vos lunettes dans le tiroir.	8	*You'll have to take off your glasses. Put your glasses in the drawer.*
Vous n'avez pas besoin de lunettes. Vous allez vous reposer.	9	*You don't need your glasses. You're going to rest.*
Il faut retirer votre prothèse pour aller à la salle d'opération.	10	*You'll have to remove your prosthesis to go to theatre.*
Il faut retirer vos lentilles pour l'intervention.	11	*You'll have to take out your contact lenses for the operation.*
Pouvez-vous enlever vos verres de contact ?	12	*Could you take out your contact lenses ?*
Voulez-vous enlever votre oeil de verre ?	13	*Would you take out your glass eye ?*
Il faut laisser cela ici. Cela risque de s'égarer à la salle d'opération.	14	*You'll have to leave that here. That might get lost in theatre.*
Il faudra enlever votre perruque pour l'intervention.	15	*You'll have to take off your wig for the operation.*

Les ongles - Les cheveux 6.2.9 *The nails - The hair*

Avez-vous du vernis sur les ongles ?	**1**	*Do you have nail varnish on ?*
Puis-je voir vos ongles ? Voulez-vous me montrer vos ongles?	**2**	*Can I see your nails ? Would you show me your nails ?*
Il faut enlever le vernis de vos ongles !	**3**	*You'll have to take your nail varnish off !*
Je dois vous enlever le vernis des ongles !	**4**	*I have to take your nail varnish off !*
Pouvez-vous enlever le vernis de vos ongles ? Avez-vous du dissolvant ?	**5**	*Could you take off your nail varnish ? Do you have any remover ?*
Voulez-vous le faire vous-même ?	**6**	*Would you do it yourself ?*
Voulez-vous que je le fasse ?	**7**	*Would you like me to do it ?*
Je vous donne le nécessaire pour enlever le vernis.	**8**	*I'll give you what's needed to take off the nail varnish.*
Je vous donne de l'éther et de l'ouate.	**9**	*I'm giving you some ether and cotton wool.*
Avec un peu d'acétone, cela part très bien !	**10**	*With a little acetone, it comes off very well !*
L'anesthésiste doit pouvoir contrôler la couleur de vos ongles pendant l'anesthésie !	**11**	*The anaesthetist has to be able to check the colour of your nails during the anaesthetic.*
Je suis obligée de vous demander d'enlever le vernis de vos ongles pour l'intervention.	**12**	*I'm obliged to ask you to take off your nail varnish for the operation.*
Il faut nouer vos cheveux pour l'intervention ... ou faire une queue de cheval.	**13**	*You'll have to tie your hair up for the operation ... or make a ponytail.*

Les bijoux 6.2.10 *Jewelry*

Il faut enlever vos bijoux, votre montre, pour aller en salle d'opération.	**1**	*You have to take off your jewelry, your watch, to go to theatre.*
Vous devez ôter votre chaîne et votre bague pour l'intervention.	**2**	*You have to take off your chain and your ring for the operation.*

Voulez-vous retirer vos bijoux et votre montre pour l'examen ?

3 *Would you take off your jewelry and your watch for the test ?*

Il faut mettre votre montre dans le tiroir. Mettez votre montre dans votre armoire et fermez celle-ci à clef.

4 *You'll have to put your watch in the drawer. Put your watch in your cupboard and lock it.*

La clef de votre armoire est en sécurité. Je la donne à la secrétaire du service.

5 *The key to your cupboard is in a safe place. I'll give it to the ward secretary.*

Pendant l'intervention, vos bijoux doivent être déposés au bureau de l'infirmière.

6 *During the operation, your jewelry has to be left in the nurse's office.*

Pouvez-vous remettre vos bijoux à votre famille en vue de l'examen de demain ?

7 *Can you give your jewelry to your family before the test tomorrow ?*

Pouvez-vous remplir ce papier qui concerne le dépôt de vos bijoux ?

8 *Can you fill in this paper concerning the deposit of your jewelry ?*

La prémédication 6.2.11 *Premedication*

Je vais vous faire une injection pour vous préparer à l'intervention.

1 *I'm going to give you an injection to prepare you for the operation.*

Je vais vous faire une piqûre pour vous détendre, vous calmer.

2 *I'm going to give you an injection to relax you, to calm you down.*

Je vous fais la piqûre avant l'anesthésie.

3 *I'm giving you the injection before the anaesthetic.*

Je viens vous faire une prémédication avant l'opération.

4 *I'm coming to give you premedication before the operation.*

Je vous fais une injection intra-musculaire avant l'anesthésie.

5 *I'm giving you an intra-muscular injection before the anaesthetic.*

C'est une prémédication.

6 *It's premedication.*

C'est pour vous calmer, vous faire dormir un peu.

7 *It's to calm you, to make you sleep a little.*

Il ne faut plus vous lever après ceci !

8 *You mustn't get up after this !*

Il faut rester au lit et vous reposer.

9 *You must stay in bed and rest.*

Après la piqûre, vous ne pouvez plus vous lever !

10 *After the injection, you mustn't get up anymore !*

Avez-vous uriné ? Pouvez-vous uriner maintenant ?

11 *Have you urinated ? Can you urinate now ?*

Vous n'allez plus pouvoir vous lever après le calmant.

12 *You're not going to be able to get up after the sedative.*

C'est un calmant. Vous vous sentirez moins anxieux.

13 *It's a sedative. You will feel less anxious.*

Vous allez vous sentir plus détendu !

14 *You're going to feel more relaxed !*

C'est une préparation à l'anesthésie.

15 *It's a preparation for the anaesthetic.*

C'est un examen sous narcose; il faut prendre un calmant.

16 *It's a test under anaesthetic; you have to take a sedative.*

Voici votre prémédication; c'est un petit comprimé à laisser fondre sous la langue.

17 *Here is your premedication; it's a little tablet to dissolve under your tongue.*

6

Le départ 6.2.12 *Leaving for theatre* pour la salle d'opération

Nous allons vous conduire à la salle d'opération.

1 *We're going to take you to theatre.*

C'est l'heure de votre intervention.

2 *It's time for your operation.*

On a téléphoné de la salle d'opération qu'on vous y attendait.

3 *Theatre called to say they're waiting for you.*

Devez-vous uriner ?

4 *Do you have to urinate ?*

Pouvez-vous vous glisser sur le chariot ?

5 *Could you slide yourself onto the trolley ?*

Ne vous levez pas ! Glissez-vous sur le côté !

6 *Don't get up ! Slide onto your side!*

L'infirmière de la salle d'opération a téléphoné qu'on vous attendait.

7 *The theatre nurse has phoned (called) to say they're expecting you.*

Le confort psychologique 6.2.13 *Psychological well-being*

Tâchez de rester calme. Ne soyez pas anxieux(se); tout se passera bien.

1 *Try to stay calm. Don't be anxious; everything will be alright.*

C'est un chirurgien très adroit et très expérimenté !

2 *He's a very skilful and experienced surgeon.*

C'est un spécialiste dans ce domaine !

3 *He's a specialist in this field.*

C'est une équipe compétente, consciencieuse et sympathique.

4 *It's a competent, conscientious and friendly team.*

C'est une équipe qui a beaucoup d'expérience dans ce domaine ! Votre anesthésiste est très consciencieux !

5 *It's a team that has a lot of experience in this field ! Your anaesthetist is very conscientious/competent (good) !*

L'équipe qui s'occupe de vous est très compétente !

6 *The team which is looking after you is very competent.*

C'est une intervention sans problème !

7 *It's a straightforward operation.*

Les chirurgiens sont très compétents.

8 *The surgeons are very competent (skilful).*

Les interventions, actuellement, sont toujours réussies.

9 *Operations always succeed nowadays.*

Il n'y a aucune raison pour que cela ne se passe pas bien !

10 *There's absolutely no reason for it not to go well !*

Vous irez mieux après l'intervention; vous allez voir; tout se passera bien.

11 *You'll be much better after the operation; you'll see; everything will go well.*

On a pris toutes les précautions.

12 *We've taken every possible precaution. (All possible precautions have been taken.)*

Vous aurez moins de problèmes après l'intervention.

13 *You'll have less problems after the operation.*

Vous allez vous endormir tout de suite.

14 *You'll go to sleep immediately (straight away).*

Les anesthésies ont beaucoup évolué ces dernières années.

15 *Anaesthetics have improved a lot these last years.*

L'anesthésie est très légère.

16 *It's a very light anaesthetic.*

Avez-vous déjà été opéré(e) ?

17 *Have you had an operation before ?*

L'anesthésiste vous placera une perfusion dans le bras.	18	*The anaesthetist will place a perfusion (drip) in your arm.*
Il vous injectera la narcose dans la veine et vous dormirez tout de suite.	19	*He will inject the anaesthetic into the vein and you will go to sleep straight away.*
Vous allez vous endormir tout de suite.	20	*You're going to fall asleep immediately.*
Nous serons là dès que vous serez complètement éveillé(e) !	21	*We'll be there when you wake up !*
Votre femme peut rester avec vous.	22	*Your wife can stay with you.*
Elle peut rester toute la journée, le jour de l'intervention.	23	*She can stay all day, the day of the operation.*
Vous serez revenu(e) dans plus ou moins deux heures.	24	*You should be back in about two hours.*
Dites-nous ce qui vous préoccupe !	25	*Tell us what's bothering you !*
De quoi avez-vous peur ? Que craignez-vous ?	26	*What are you afraid of ? What are you worried about ?*
Expliquez-moi votre peur !	27	*Explain your fear !*
Dites-moi ce que vous craignez ? L'anesthésie ? Le réveil ? De ne pas vous réveiller ? La douleur ? Les nausées ? L'ablation de votre sein ? De mourir ?	28	*Tell me what you are worried about ! The anaesthetic ? Waking up ? Of not waking up ? The pain ? The nausea (sickness) ? Losing your breast ? Of dying ?*
Est-ce l'anesthésie qui vous effraye ?	29	*Is it the anaesthetic that frightens you ?*
Est-ce l'ablation de votre thyroïde qui vous angoisse ?	30	*Does the removal of your thyroid worry you ?*
Je comprends votre peur ! Je comprends que vous soyez inquiet(ète) !	31	*I understand your fear ! I understand that you are worried !*
Allons. Essayez de vous détendre !	32	*Come on ! Try to relax !*

6

Ce n'est pas un monologue ... 6.2.14 This isn't a monologue ...
Que répond ... que demande   What does the patient reply ...
le malade ?   ask for ?

Je n'ai pas envie d'être rasé(e).	**1**	*I don't feel like being shaved.*	
Est-ce vraiment indispensable ?	**2**	*Is it really necessary ?*	
Cela va faire mal ? Cela va chatouiller quand les poils vont repousser ?	**3**	*Will it hurt ? Will it itch when the hairs grow back ?*	
Faites attention, j'ai de petites excroissances.	**4**	*Be careful, I have some small growths/lumps.*	
Ne me coupez pas !	**5**	*Don't cut me !*	
Ca m'est égal, du moment que vous ne me coupez pas !	**6**	*It's all the same to me, as long as you don't cut me !*	
J'ai été à la selle hier.	**7**	*I went to the toilet yesterday.*	
Je ne peux pas avoir de selles; je n'ai plus mangé depuis deux jours.	**8**	*I can't have a bowel motion; I haven't eaten for two days.*	
Faites attention, j'ai des hémorroïdes !	**9**	*Be careful, I have haemorrhoids !*	
Combien de temps dois-je le garder ?	**10**	*How long do I have to keep it ?*	
Je ne pourrai pas garder le lavement.	**11**	*I won't be able to keep the enema.*	
Mon mari est incontinent; il ne pourra pas le retenir.	**12**	*My husband is incontinent; he won't be able to hold it in.*	
Il faut peut-être le faire à la toilette ou le mettre sur le bassin hygiénique.	**13**	*You might need to do it in the toilet or put him (her) on the bedpan.*	
Pourquoi dois-je encore prendre un bain désinfectant ?	**14**	*Why do I still have to take an antiseptic bath ?*	
J'ai pris un bain chez moi !	**15**	*I took a bath at home !*	
Il fait froid dans votre salle de bains !	**16**	*It's cold in your bathroom !*	
Pourquoi dois-je mettre ces bottes ?	**17**	*Why do I have to put these boots on ?*	
Il faut mettre mon dentier à tremper dans cette boîte-ci.	**18**	*You have to soak my dentures in this box.*	

Pourquoi faut-il enlever le vernis des ongles ?	**19**	*Why do you have to remove my nail varnish ? (Why does my nail varnish have to be taken off ?)*
Qu'est-ce que vous allez m'injecter ?	**20**	*What are you going to inject me with ?*
Comment dois-je me mettre ? Quelle position dois-je prendre ?	**21**	*How should I lie ? What position should I be in ?*
Où allez-vous me piquer ?	**22**	*Where are you going to prick me ?*
C'est pourquoi cette piqûre ? A quoi sert cette piqûre ?	**23**	*What is this injection for ? What does this injection do ?*
Je n'ai jamais été opéré(e).	**24**	*I've never had an operation.*
On s'endort vite ? On ne sent vraiment rien ?	**25**	*Do you fall asleep quickly ? Do you really not feel anything ?*
Est-ce que j'aurai mal après ?	**26**	*Will it hurt afterwards ? Will I have pain afterwards ?*
Est-ce que vous serez là quand je m'éveillerai ?	**27**	*Will you be there when I wake up ?*
Ma femme peut-elle rester près de moi ?	**28**	*Can my wife stay with me ?*
Je suppose que ça réussit toujours, les opérations ?	**29**	*I suppose they always succeed, operations ?*
On a bien noté que je suis allergique aux sulfamides ?	**30**	*Did you note that I'm allergic to sulphonamides ?*
J'aurai des nausées ? Je crains de vomir après l'intervention.	**31**	*Will I feel sick ? I'm worried about vomiting after the operation.*
Vous connaissez le Docteur Untel ?	**32**	*Do you know Dr « X » ?*
Combien de temps dure l'intervention ?	**33**	*How long does the operation last ?*
Dans combien de temps serai-je revenu(e) ici ?	**34**	*When will I be back here ?*

6.3

Exercices ―――― *Exercises*

Le rasage	**6.3.1** *Shaving*	▶ 164-165

Un peu de vocabulaire	*	*A little vocabulary*
L'intervention	:	*the operation*
L'opération	:	*the operation*
L'incision	:	*the incision*
La région opératoire	:	*the operation area*
Les poils	:	*the hairs*
La plaie	:	*the wound*
A sec	:	*dry*
L'adhésif	:	*the sticky plaster*
La crème épilatoire	:	*the hair-removing cream*
La mesure d'hygiène	:	*the measure of hygiene*

Quelques verbes	*	*Some verbs*
Infecter	:	*to infect*
Abaisser	:	*to lower*
Arracher	:	*to pull out*
Epiler	:	*to remove hair*
Ecorcher	:	*to graze*
Laisser agir	:	*to allow to work*
Eviter	:	*to avoid, to prevent*

Exercice 15 - Classer dans l'ordre logique les répliques suivantes
Exercise 15 - Put the following phrases in logical order

A.-

1. Je vous rase.
2. Voulez-vous vous mettre au lit ?
3. C'est par mesure d'hygiène.
   Cela évite l'infection.
4. Je viens vous préparer pour l'intervention.

5. Ne soyez pas inquiet ! Vous n'aurez pas mal !
6. Je vais raser la région de l'incision.

7. Vous voyez, je ne vous ai pas coupé !
8. Pouvez-vous retirer votre pyjama ?
9. Voilà, c'est terminé !
10. Je savonne.

B.

1. *I'm shaving you.*
2. *I'm going to shave the incision area.*
3. *Would you take your pyjamas off ?*

4. *Don't be anxious !*
   You won't feel any pain !
5. *Would you go and lie in bed ?*
6. *It's a question of hygiene.*
   It's to prevent (avoid) infection.
7. *I'm soaping.*
8. *There, it's finished !*
9. *You see, I didn't cut you !*
10. *I've come to get you ready*
    for the operation.

Solution page 271   ***Solution page 271***

Le petit lavement 6.3.2 *The small enema* ▶ 166-167

Mémorisez	*	*Memorise*
Dégager les intestins	:	*to clear the intestins*
Vider	:	*to empty*
Serrer les fesses	:	*to tighten the buttocks*
Masser	:	*to massage*
Tirer la chasse	:	*to flush the toilet*
Les sécrétions	:	*the secretions*
Le résultat	:	*the result*
Faire de l'effet (un lavement)	:	*to have an effect (an enema)*
Les hémorroïdes	:	*the haemorrhoids*
Avoir des crampes	:	*to have cramps*

6

Exercice 16 * Exercise 16*

**Classer dans l'ordre logique les questions du patient (A)
et trouver les répliques adéquates de l'infirmière (B)**
***Put the patient's questions (A) in logical order
and find the corresponding nurse's replies (B)***

A

Comment dois-je me mettre ?	1	*How should I lie ?*
Combien de temps dois-je le garder ?	2	*How long do I have to keep it ?*
Qu'allez-vous me faire ?	3	*What are you going to do to me ?*
Que dois-je faire ?	4	*What do I have to do ?*
Quand j'aurai été à la selle, dois-je vous appeler ?	5	*When I've been to the toilet, do I have to call you ?*
Dois-je rester au lit ?	6	*Must I stay in bed ?*
Pourquoi ?	7	*Why ?*
Qu'est-ce que vous m'injectez ?	8	*What are you injecting ?*

B

Votre intestin doit être dégagé pour l'intervention.	1	*Your bowel must be empty for the operation.*
Vous pouvez vous lever et marcher.	2	*You can get up and walk.*
Massez-vous légèrement le ventre.		*Massage your stomach lightly.*
Sur le côté gauche.	3	*On the left side.*
De l'eau tiède avec un peu de sel.	4	*Tepid water with a little salt.*
Quand vous aurez été à la selle, ne tirez pas la chasse; appelez-moi !	5	*When you've been to the toilet, don't flush the toilet; call me !*
Un petit lavement.	6	*I'm going to give you an enema.*
Dix minutes.	7	*Ten minutes.*
Vous mettre au lit.	8	*Get into bed.*

Solution page 271

Solution page 271

Le bain ou la douche désinfectant(e) - La blouse 6.3.3 *The disinfectant bath or shower - The gown*   ▶ 167-169

Mémorisez	*	*Memorise*
L'équipe	:	*the team*
Le futur opéré	:	*the person to be operated*
Le désinfectant	:	*the disinfectant*
L'aseptisant	:	*the antiseptic*
Ne pas toucher	:	*don't touch*
Désinfecter	:	*to disinfect*
Stériliser	:	*to sterilise*
Aseptiser	:	*to disinfect, to sterilise*
Dégraisser la peau	:	*to dry the skin*
Nettoyer la peau	:	*to clean the skin*
Protéger	:	*to protect*
Défendre (= prendre la défense de)	:	*to defend (to take the defense of)*
Défendre (= protéger)	:	*to defend (to protect)*
Défendre (= interdire)	:	*to forbid (not allow)*

Exercice * *Exercise*

Faites deux phrases contenant l'essentiel du message à transmettre
Utilisez les mots ...
Bath / shower, disinfectant, operation, antiseptic soap, the measure of hygiene.
To prepare, operating room, special gown, to put on.
Make two sentences containing the main part of the message to be given
Use the words ...
Bain / douche, désinfectant, l'intervention, savon antiseptique, mesure d'hygiène.
Préparer, salle d'opération, blouse spéciale, mettre.

Les bottes et les bas anti-embolie Le bracelet d'identification 6.3.4 *Boots and anti-embolism stockings The identification bracelet* ▶ 169

Mémorisez	*	*Memorise*
Les bottes d'opéré	:	*the theatre boots*
Les bas	:	*the stockings*
Anti-embolie	:	*anti-embolism*
Spécifique	:	*specific*
La circulation sanguine	:	*the circulation*
Enfiler	:	*to put on*
Favoriser	:	*to improve, to encourage*
Attacher	:	*to fix, to attach*

Exercice * *Exercise*

Faites deux phrases contenant l'essentiel du message à transmettre
Utilisez les mots ...
To put on, theatre boots, feet, stockings, anti-embolism.
To fix, identification bracelet, specific, operating room.
Make two sentences containing the main part of the message to be given
Use the words ...
Enfiler, bottes d'opéré, pieds, bas, anti-embolie.
Attacher, bracelet d'identification, spécifique, salle d'opération.

Les dents	6.3.5	*Teeth*	
Les prothèses	A	*Prostheses*	▶ 170

Mémorisez	*	*Memorise*
Les fausses dents	:	*the false teeth*
L'oeil de verre	:	*the glass eye*
La perruque	:	*the wig*
Egarer	:	*to lose*
Retirer	:	*to remove*
Déposer	:	*to put down (to set down), to deposit*

Exercices de dialogue B *Dialogue exercises*

Que dites-vous à un malade qui part vers la salle d'opération et qui a:
- un dentier
- de fausses dents
- des lentilles
- des lunettes ?

What do you say to a patient who is going to theatre and who has:
- *dentures*
- *false teeth*
- *contact lenses*
- *glasses ?*

Les ongles - les cheveux	6.3.6	*Nails - Hair*	▶ 171

Mémorisez	*	*Memorise*
Le vernis à ongles	:	*the nail-varnish*
Le dissolvant	:	*the (nail-varnish) remover*
L'acétone	:	*the acetone*
Le rouge à ongles	:	*the nail-varnish*
La queue de cheval	:	*the ponytail*
Nouer	:	*to tie up, to fix*
Contrôler	:	*to check*
Obliger	:	*to be obliged to ...*

Exercice	*	*Exercise*

Trouvez le complément d'explication des phrases dans l'autre langue
Il faut enlever le vernis de vos ongles.
Voulez-vous ôter vous-même votre vernis à ongles ?
Vos cheveux devraient être noués.

Find the explanation which completes these sentences in the other language
Make a ponytail.
The colour of your nails is used as a control in theatre.
I'm giving you ether and cotton wool.

Les bijoux 6.3.7 *Jewelry*  171-172

Mémorisez	*	*Memorise*
Les bijoux	:	*the jewelry*
La montre	:	*the watch*
La chaîne	:	*the chain*
La broche	:	*the brooch*
Le collier	:	*the necklace*
Les boucles d'oreilles	:	*the earrings*
La bague	:	*the ring*
La clef	:	*the key*
En sécurité	:	*in a safe place*
La chasse (de WC)	:	*the flushing (of the toilet)*

Exercice 17 * ***Exercise 17***

Trouvez le complément des phrases de A en B
Complete the sentences in A with those in B

A

1. Les bijoux doivent être ...
2. Pour aller en salle d'opération ...
3. Remettez vos bijoux à votre famille ...
4. Voulez-vous bien remplir ce papier ... ?

1. *Give your jewelry to your family ...*
2. *Would you like to fill in this form ... ?*
3. *Jewelry must be ...*
4. *To go to theatre ...*

B

5. concernant votre chaîne et votre montre.

6. déposés au bureau de l'infirmière.
7. il faut enlever votre bague, votre montre.
8. en vue de l'intervention de demain.

5. *you must remove your ring and your watch.*
6. *before the operation tomorrow.*
7. *deposited in the nurse's office.*
8. *concerning (about) your chain and your watch.*

Solution page 271

Solution page 271

La prémédication 6.3.8 *Premedication*   172

Mémorisez	*	*Memorise*
La prémédication	:	*the premedication*
La préparation	:	*the preparation*
L'anesthésie	:	*the anaesthetic*
La narcose	:	*the anaesthetic*

Exercices de dialogue   *Dialogue exercises*

- Expliquez au patient le but de l'injection que vous lui faites avant l'intervention ...
- Donnez-lui les consignes à suivre après cette prémédication...

- *Tell the patient why he is having an injection before the operation ...*
- *Give him/her advice to follow after his/her premed ...*

Le confort psychologique 6.3.9 *Moral support* ▶ 174

Mémorisez	*	***Memorise***
Etre adroit	:	*to be skilful*
Etre expérimenté	:	*to be experienced*
Dans ce domaine	:	*in this field*
Compétent	:	*competent*
Consciencieux	:	*conscientious*
Le réveil	:	*waking up*
L'ablation	:	*the removal*
Evoluer	:	*to progress*
Etre préoccupé	:	*to be worried (about something)*
Craindre	:	*to fear, to be afraid of*
Tâcher de	:	*to try to*
La peur	:	*the fear*
La thyroïde	:	*the thyroid*
Réconforter	:	*to comfort*

Composez quelques petites phrases de « soutien psychologique » avant l'intervention.
Put together some short sentences of « moral support » before the operation.

Le patient est anxieux avant l'intervention. Vous comprenez son angoisse. Vous désirez le réconforter, lui ôter la peur de l'intervention et de ses suites. Que lui dites-vous ?

The patient is anxious before the operation. You understand his worry. You want to comfort him, get rid of his fear of the operation and afterwards. What do you say to him ?

Exercices de dialogue A *Dialogue exercises*

C'est la première intervention que subit une jeune femme que l'on opère de l'appendicite. Elle est anxieuse.
Que répondez-vous aux questions suivantes qu'elle vous pose ?
- Est-ce vraiment indispensable d'être rasée ?
- Pourquoi dois-je mettre ces bottes ?
- J'ai déjà été à la selle hier !
- Pourquoi dois-je enlever mon vernis à ongles ?
- J'ai déjà pris un bain chez moi !

A young woman is to be operated on for the first time for appendicitis. She's worried.

How do you answer the following questions she asks ?
- *Can I keep my glasses on ?*

- *What does this injection do ?*
- *Will this injection hurt ?*
- *What is the identification bracelet for ?*

- *Do you know Dr WHATSIT ?*

Exercices de dialogue B *Dialogue exercises*

Imaginez la conversation entre Eric et monsieur Burton.

Imagine the conversation between Eric and Mr. Burton.

7

Les lavements - Le besoin d'élimination digestive
La suppléance thérapeutique

*Enemas - The need for stool evacuation/digestive
elimination
Therapeutic intervention (assistance)*

7

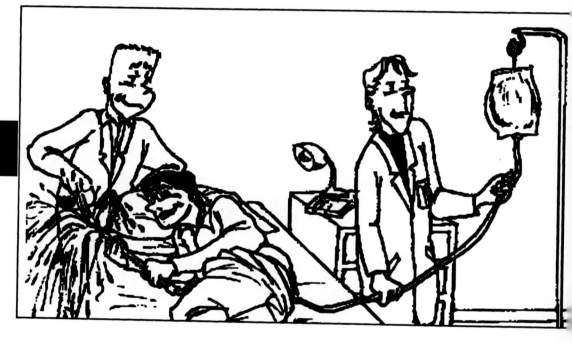

7.1

Une petite histoire _____ A short story

Pierre doit préparer un malade pour une colostomie.
Il doit lui faire de grands lavages intestinaux, deux fois par jour. Eric l'aide. Pierre a placé la sonde un peu rapidement. La sonde est simplement passée entre les cuisses du malade et celui-ci l'a attrapée vers l'avant !
Le malade, un petit rigolo, fait un clin d'oeil à Eric. Pierre ne se doute de rien. Eric et le malade ne disent mot. Ils attendent la suite des évènements !
Pierre continue très consciencieusement à donner ses explications à son jeune collègue.
Il prévient le malade: « Voilà, l'eau va entrer ... Prévenez-moi dès que vous ne pourrez plus retenir l'eau ! Dites-le-moi à temps !»

Peter has to get a patient ready for a colostomy. He has to give him a large enema twice a day. Eric helps him.
Peter inserts the catheter a little too quickly. The catheter has just gone between the thighs of the patient, who has caught it in front !

The patient, a comic, winks at Eric. Peter doesn't suspect anything. Eric and the patient don't say a word. They are waiting to see what happens next !
Peter very conscientiously carries on explaining to his young colleague what he is doing.

He warns the patient: « Now, the water is going to go in ... .Tell me when you cannot hold it in any more ! Tell me in time !»

7

Exercices   *Exercises*

Racontez votre anecdote ... en regardant ce dessin. Racontez le déroulement d'un lavement qui s'est passé avec des complications.

Tell your story ... while looking at this drawing. Explain what happens when there are complications with an enema.

7.2

Les lavements _____ *Enemas*

Les petits et les grands lavements 7.2.1 *Small and large enemas*		
Les préparations de l'intestin avant une intervention		***Preparation of the bowels for the operation***

Avez-vous été à la selle hier ? Aujourd'hui ?	**1**	*Did you go to the toilet yesterday ? Today ?*
Depuis combien de temps n'avez-vous plus été à la selle ?	**2**	*How long is it since you last went to the toilet ?*
Si vous n'avez pas été à la selle, il faut faire quelque chose !	**3**	*If you haven't been to the toilet, we'll have to do something !*
Je vais vous donner un suppositoire, un laxatif.	**4**	*I'm going to give you a suppository, a laxative.*
Nous allons procéder à un petit lavement.	**5**	*We're going to give you a small enema.*
Je vous injecte de la paraffine.	**6**	*I'm giving you a liquid paraffin injection.*
Cela vous aidera à évacuer !	**7**	*That will help you to empty your bowels !*
Vous avez des ciballes.	**8**	*You have little hard balls of faeces.*
Ce sont des boules de selles dures qui vous empêchent d'évacuer.	**9**	*These are hard balls of faeces which stop you from having a bowel motion.*
Vous avez un fécalome. Il vous est difficile d'évacuer.	**10**	*You have a faecaloma. You have difficulty evacuating.*
Vous avez des selles dures qui vous empêchent d'évacuer.	**11**	*You have hard stools which prevent you from evacuating.*
Je mets un gant et je vide votre ampoule rectale.	**12**	*I'm putting on a glove and I'm emptying your rectal ampulla (your rectum).*
Vous ne pouvez pas évacuer ce bouchon vous-même !	**13**	*You're not able to evacuate this yourself.*

Nous devons vous faire des lavements tous les jours.

14 *We have to give you enemas every day.*

Votre intestin est très paresseux.

15 *Your intestine is very lazy.*

Pensez-vous que vous allez pouvoir attendre jusqu'aux toilettes ?

16 *Do you think you're going to be able to hold on until you get to the toilet ?*

Pensez-vous que vous allez pouvoir le retenir (le lavement)?

17 *Do you think you're going to be able to hold it in (the enema) ?*

Nous allons vous aider.

18 *We're going to help you.*

Votre intestin doit être préparé pour l'intervention.

19 *Your intestine has to be prepared for the operation.*

Il faut nettoyer votre intestin en vue de l'intervention.

20 *Your intestine has to be cleaned in view of the operation.*

Votre intestin doit être tout à fait propre pour l'intervention.

21 *Your intestine has to be completely cleaned out for the operation.*

Le chirurgien incise dans l'intestin; il faut donc qu'il soit propre !

22 *The surgeon will make an incision in your intestine; so it must be clean !*

Il ne peut plus y rester de selles !

23 *There can't be any stools left !*

Vous allez avoir plusieurs lavements.

24 *You're going to have several enemas.*

Je vais commencer par vous faire un grand lavement.

25 *I'm going to begin by giving you a big enema.*

Vous allez avoir un grand lavement deux fois par jour.

26 *You are going to have a large enema twice a day.*

On va vous faire de grands lavages intestinaux pendant deux jours.

27 *We're going to give you large enemas (intestinal washes) for two days.*

Vous aurez un régime sans déchets jusqu'à l'intervention.

28 *You'll have a no-fibre diet until the operation.*

Vous allez boire ces 4 litres en 4 heures.

29 *You'll have to drink these 4 litres in 4 hours.*

C'est un produit qui nettoie très bien l'intestin.

30 *It's a solution which cleans the intestine very well.*

7

7

Vous allez devoir aller à la selle très souvent.	**31**	*You're going to have to go to the toilet very often.*
Je dépose ces 4 bouteilles sur votre table de nuit.	**32**	*I'm putting (leaving) these 4 bottles on your bedside table.*
Vous commencez à boire maintenant et tout doit être bu dans 4 heures.	**33**	*You start drinking now and it must all be drunk in 4 hours.*
Dès que vous commencerez à boire, vous aurez rapidement besoin d'aller à la selle.	**34**	*As soon as you start to drink you will quickly need to go to the toilet.*
Attention ! Le besoin d'aller à la selle est très violent.	**35**	*Careful ! The need to go to the toilet is very strong.*
Je préfère vous avertir. Je dois vous avertir.	**36**	*I prefer to let you know. I have to let you know.*
Je mets la chaise percée près de vous.	**37**	*I'll put the commode near you.*
Je vous conseille de rester à proximité des toilettes.	**38**	*I advise you to stay close to the toilet.*
Ne vous éloignez pas !˙	**39**	*Don't go too far !*
Appelez-moi, si vous ne vous sentez pas bien !	**40**	*Call me, if you don't feel well !*
Voici votre sonnette.	**41**	*Here is your bell.*
Je viendrai souvent voir si tout va bien.	**42**	*I'll be back often to see if all's well.*
Je viendrai voir souvent comment vous le supportez ! Comment ça va ?	**43**	*I'll come often to see how you're doing ! How are things ?*
Je prendrai votre tension artérielle (T.A.) et votre pouls.	**44**	*I'll take your blood pressure (B.P.) and your pulse.*
C'est un lavement spécial.	**45**	*It's a special enema.*
C'est pour nettoyer l'intestin le plus haut possible.	**46**	*It's to clear the intestine as far up as possible.*
Ne vous effrayez pas de ces préparatifs !	**47**	*Don't be afraid of all this preparation !*

Ce n'est pas agréable, mais ça ne fait pas mal.

48 *It's not very pleasant, but it doesn't hurt.*

C'est seulement un peu long.

49 *It's only a little long.*

C'est un peu ennuyeux.

50 *It's a little annoying (bothersome).*

Couchez-vous sur le côté droit !

51 *Lie on your right side !*

Vous allez vous coucher sur le côté droit.

52 *You're going to lie on your right side.*

Je vais placer cette sonde.

53 *I'm going to place this catheter.*

J'introduis la sonde.

54 *I'm putting in the catheter.*

Je vais faire entrer de l'eau, la plus grande quantité possible.

55 *I'm going to pour in as much water as possible.*

Vous allez bien me dire quand vous ne pourrez plus retenir l'eau.

56 *You must tell me when you can't hold the water any longer.*

Vous me dites immédiatement quand vous ne pouvez plus retenir l'eau.

57 *Tell me immediately when you can't hold any more water.*

J'arrête et je laisse l'eau sortir l'eau ... et puis je recommence.

58 *I'll stop and let the water come back out ... and then I'll start again.*

Vous ne devez pas laisser sortir l'eau par l'anus.

59 *You mustn't let the water come out by the anus.*

Serrez bien l'anus !

60 *Tighten your anus !*

L'eau sortira par la sonde. Je laisse sortir l'eau.

61 *The water will come out through the catheter. I'm letting the water come out.*

On essaye que l'eau entre le plus profondément possible.

62 *We try to get the water to go as far up as possible.*

On nettoie ainsi votre intestin le plus haut (loin) possible.

63 *That way we clean your intestine as far up as possible.*

Respirez profondément.

64 *Breathe deeply.*

L'eau entre et sort au fur et à mesure.

65 *The water goes in and comes back out progressively.*

Vous n'aurez pas de crampes.

66 *You won't have cramps.*

Vous ne sentirez rien.

67 *You won't feel anything.*

Ne vous inquiétez pas; toute l'eau ressort ... et votre intestin se nettoie.

68 *Don't worry; all the water comes back
out and your intestine is being cleaned.*

Je retire la sonde.

69 *I'm taking out the catheter.*

Vous devrez encore aller à la selle à
plusieurs reprises.

70 *You will have to go to the toilet again
several times.*

Je désire vérifier ce que le lavement a
évacué.

71 *I want to check what the enema has eva-
cuated.*

Appelez-moi avant de tirer la chasse.

72 *Call me before you flush the toilet.*

Le confort psychologique 7.2.2 *Psychological well-being*

On recommencera ce soir. Courage !

1 *We'll start again this evening. Be brave!
(Chin up !)*

Cet accident arrive avec ce traitement.

2 *This accident happens with this treatment.*

Ce n'est pas grave ! Ne vous en faites
pas !

3 *It's not serious ! Don't worry about it !*

Nous allons vous changer.

4 *We're going to change you.*

C'est inévitable, après un tel traitement.

5 *It's inevitable (unavoidable) with this
kind of treatment.*

Vous ne pouviez pas faire autrement.

6 *You can't do anything else.*

Cela va se régulariser d'ici une heure.

7 *That will be right again within the hour.*

Vous n'êtes pas le seul malade à qui
cet accident arrive !

8 *You're not the only patient to have this
kind of accident !*

Sonnez-moi au moindre problème.

9 *Call me at the least problem.*

Les crampes vont disparaître.

10 *The cramps will disappear.*

Avec le traitement que vous avez
reçu, c'est normal.

11 *It's normal with the treatment you've
received.*

Prenez courage ! Faites un dernier effort !

12 Be brave ! Make a last effort !

Vous êtes au bout de vos peines !

13 Your troubles are over! (You've already finished !)

C'est presque terminé !

14 It's almost finished !

L'eau du lavement revient propre.

15 The water comes back out clean.

Votre intestin est presque prêt !

16 Your intestine is almost ready.

Vous supportez cela très bien, avec beaucoup de courage.

17 You're taking this very well, you're very brave.

Cela me facilite le travail. Vous êtes très coopératif !

18 That's making my task easy. You're very cooperative !

Ce n'est pas un monologue ... Que dit... qu'exprime le malade pendant ces préparations ?	7.2.3	This isn't a monologue ... What does the patient say during the preparation ?	**7**

Je n'ai plus été à la selle depuis plusieurs jours.

1 I haven't been to the toilet for several days.

Je n'arrive pas à évacuer. Je me sens ballonné(e).

2 I can't manage to go to the toilet. I feel bloated.

J'ai un bouchon à l'entrée de l'anus.

3 I have a blockage at the entrance to the anus.

Je n'ai pas assez de force pour pousser ! Je suis ballonné(e).

4 I don't have the strength to push ! I'm bloated.

Ces suppositoires me brûlent l'anus ! Je ne les veux plus.

5 These suppositories are burning my anus ! I don't want them any more.

Des suppositoires ? Je n'en veux plus !

6 Suppositories ? I don't want any more !

Ces comprimés pour aller à la selle ne me font aucun effet !

7 The tablets for going to the toilet aren't having any effect on me !

Ne pourriez-vous pas me donner quelque chose pour que les selles passent plus facilement ?

8 Couldn't you give me something to make the stools pass more easily ?

7.2.3 Ce n'est pas un monologue ...
This isn't a monologue ...

193

7

Je voudrais une cuiller à soupe de paraffine tous les matins.

9 *I'd like a tablespoon of paraffin every morning.*

J'ai l'habitude de prendre de la paraffine tous les jours.

10 *I usually take paraffin every day.*

Avec ça, ça ira bien ! Ça m'aide bien !

11 *With that, it'll be fine ! That helps me a lot !*

Je voudrais un lavement. J'aimerais un petit lavement.

12 *I'd like an enema. I would like a little enema.*

Je ne pourrai pas retenir l'eau !

13 *I'm not going to be able to hold the water in !*

Je crains ne pas pouvoir arriver à temps aux toilettes !

14 *I'm afraid I won't be able to get to the toilet in time !*

Attention quand vous entrez la sonde ! Faites doucement !

15 *Be careful when you put the catheter in ! Go easy !*

J'ai des hémorroïdes. C'est douloureux !

16 *I have haemorrhoids. They're painful !*

L'eau est trop froide. Cela me semble assez froid.

17 *The water is too cold. That seems quite cold.*

Arrêtez ! J'ai des crampes ! Je dois évacuer !

18 *Stop ! I have cramps ! I have to evacuate !*

Arrêtez ! J'ai mal. L'eau va sortir !

19 *Stop ! It hurts. The water's going to come back out !*

Les lavements me fatiguent énormément !

20 *Enemas tire me out enormously !*

Je suis épuisé(e) d'aller à la selle tout le temps !

21 *I'm exhausted from going to the toilet all the time !*

Je n'aime pas « la panne » ! Je ne suis pas bien sur le bassin hygiénique !

22 *I don't like the bedpan ! I'm not comfortable on the bedpan !*

Je ne peux pas aller à la selle sur « la panne » !

23 *I can't go to the toilet on the bedpan !*

Mettez la chaise percée près de mon lit.

24 *Put the commode next to my bed.*

Je préfère aller aux toilettes. Je vais essayer d'aller jusqu'aux toilettes !

25 *I prefer to go to the toilet. I'm going to try to get to the toilet.*

Si vous m'aidiez ! Aidez-moi !	26	*If only you'd help me ! Help me !*
J'ai souillé les toilettes. J'ai souillé mon lit.	27	*I've soiled the toilet. I've soiled my bed.*
Je n'ai pas pu retenir le lavement. Je suis désolé(e).	28	*I wasn't able to hold the enema in. I'm sorry.*
Excusez-moi, mais je ne suis pas arrivé(e) à temps aux toilettes.	29	*I'm sorry, but I didn't get to the toilet in time.*
Votre lavement n'est pas revenu ! Il n'a rien donné.	30	*Your enema didn't come back out ! It hasn't worked.*
Qu'est-ce que vous mettez dans votre lavement ?	31	*What do you put in the enema ?*
Qu'est-ce qu'il y a dans ce lavement ?	32	*What is there in this enema ?*
Qu'y a-t-il dans cette boisson laxative ?	33	*What is there in this laxative drink ?*
Je n'ai rien évacué. Je n'ai pas eu de selles.	34	*I haven't passed anything. I haven't had a bowel motion.*
Il n'est revenu que de l'eau. Est-ce normal ?	35	*Only water came back out. Is that normal ?*
Je ne veux plus de lavement ! Ca suffit comme ça !	36	*I don't want any more enemas ! That's enough !*
Qu'on me laisse tranquille !	37	*Leave me alone (in peace) !*
Pourquoi doit-on me faire tous ces lavements ?	38	*Why do I have to have all these enemas ?*
J'ai terminé. Pouvez-vous m'aider à m'essuyer ?	39	*I've finished. Could you help me wipe myself ?*
Aidez-moi à retourner dans mon lit. Je me sens épuisé(e) !	40	*Help me get back to my bed. I feel exhausted !*
Je me sens faible ! Remettez-moi vite dans mon lit !	41	*I feel weak ! Put me back into my bed quickly !*
Le lavement a bien réussi. Je me sens soulagé(e) !	42	*The enema has succeeded (worked well). I feel eased (relieved) !*

7

7.23 Ce n'est pas un monologue ...
This isn't a monologue ...

Vous m'avez bien dégagé les intestins; je me sens beaucoup mieux !

43 *You've really cleared my intestines (bowels); I feel much better !*

Vous ne savez pas à quel point vous m'avez soulagé(e) !

44 *You don't know how much you've helped me !*

Je ne suis plus ballonné(e) ! J'ai moins mal. Je n'ai plus de crampes !

45 *I'm not bloated any more ! It hurts less. I don't have any more cramps !*

Je n'ai pas tiré la chasse, pour que vous puissiez vérifier !

46 *I didn't flush the toilet, so that you could check !*

Vous m'aviez demandé de sonner lorsque j'avais terminé.

47 *You asked me to ring when I was finished.*

Ces petits lavements sont efficaces !

48 *These enemas are very efficient !*

Avec ces petits comprimés, je vais très bien à la selle !

49 *With these little tablets, I can go to the toilet easily !*

Vous avez très bien fait cela; je n'ai pas eu mal !

50 *You did that very well; it didn't hurt !*

7

7.3

Exercices _____ Exercises

7.3.1
Les lavements   A   Enemas   ▶ 188-192

Mémorisez * *Memorise*

La paraffine	:	*the paraffin*
Les ciballes	:	*the balls of faeces*
Les boules	:	*the balls*
Le fécalome	:	*the faecaloma*
Le gant	:	*the glove*
Le bouchon	:	*the blockage*
Violent	:	*strong*
La chaise percée	:	*the commode*
A proximité	:	*near to*
Ennuyeux	:	*annoying*
La crampe	:	*the cramp*

Exercice «Texte à trous» «*Gap filling*»
Complétez le texte suivant

..... *you last went to the toilet ? (2)*
Your .... has to be ..... for the operation. (21)
You'll have to drink these .... (29)
.... by .... you a large (big) enema. (25)
You're going .... to go to the toilet .... (31)
Careful ! The .... to go to the toilet is .... (35)
I'll be back .... to see ......(42)
Call me ..... you .... the toilet. (72)

...à l'aide des mots ou expressions suivants:
often - how long is it since - I'm going to begin - 4 litres in 4 hours - completely - to clean out - very strong - very often - before - if all's well - need - to give - flush - to have to - intestine.

Fill in the gaps
Vous avez des .... qui vous empêchent de ... [11]
Je vous .... de la paraffine.   (6)
.... aidera .. évacuer.   (7)
Pensez-vous ..... tenir ... toilettes ? [16]
Je vous conseille de rester .... des toilettes. (38)
Appelez-moi si ...... (40)
Voici votre .... (41)
Je ..... vérifier ...... a évacué. (71)

...*with the help of the following words or expressions:*
injecte - cela vous - désire - évacuer - sonnette - selles dures - à - pouvoir - à proximité - jusque - vous ne vous sentez pas bien - ce que le lavement - jusqu'aux.

Solution dans les textes des pages 188 à 192   *Solution in the text pages 188 to 192*
Les numéros correspondent aux items.   *The numbers correspond to the sentences.*

Exercices de dialogue **B** *Dialogue exercises*

Imaginez une importante prépa-ration intestinale en vue d'une intervention sur le gros intestin. Le patient vous pose 4 questions au sujet de cette intervention ....

Imagine extensive intestinal pre-paration for an operation on the large intestine.
The patient asks you 4 questions about this operation ....

1. Pourquoi doit-on me faire tous ces lavements ?
2. Combien dois-je en recevoir ?

3. Vous croyez que je vais pouvoir garder toute cette eau ?
4. Je ne suis pas certain d'arriver à temps aux toilettes.

1. Why am I having all these enemas ?

2. How many of these do I have to have ?
3. Do you think I'll be able to hold all this water ?
4. I'm not sure I'll make it to the toilet in time.

Composez quelques petites phrases de « soutien psychologique ».
- « A la suite d'un lavement, le patient n'a pas pu arriver à temps aux toilettes ! Il est ennuyé.»
- Vous le réconfortez.
- « Le patient a courageusement supporté sa préparation intestina-le.»
- Dites-le lui !

Write down a few short sentences of « moral support ».
- *« The patient didn't make it to the toilet in time after an enema ! He is upset. »*
- *You reassure him/her.*
- *« The patient coped with his intesti-nal preparation very bravely. »*

- *Tell him so !*

8

Les injections
intramusculaires (I.M.), intraveineuses(I.V.),
sous-cutanées (S/C), intradermiques (I.D.)

Injections
*intramuscular (I.M.), intravenous (I.V.),
subcutaneous (S/C), intradermal (I.D.)*

La suppléance thérapeutique
Therapeutic intervention (assistance)

8

8

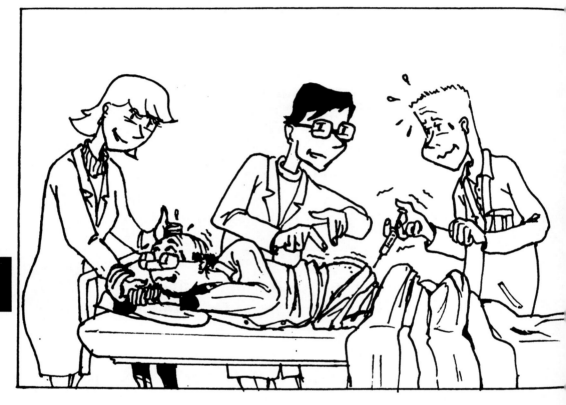

8.1

Une petite histoire ———— *A short story*

L'anesthésiste a prévenu monsieur Burton. Il recevra une prémédication, c'est-à-dire une piqûre calmante, une demi-heure avant l'intervention.
Monsieur Burton n'a jamais eu de piqûres ! Il est un peu inquiet.
Eric, qui va la lui faire, n'a encore jamais fait de piqûre! Ce sera sa première injection I.M.. Carine l'accompagne. Elle rassure monsieur Burton. Ca ne fait pas mal une piqûre et puis Eric les fait très bien !

Eric, lui, très concentré, respire profondément. Heureusement Carine a déjà tourné monsieur Burton sur le côté quand Eric s'approche avec la seringue. Il ne voit pas qu'Eric tremble.
Charles (de deuxième année) accompagne aussi Eric. Discrètement, il regarde si Eric pique au bon endroit et correctement ! Résultat ?
Monsieur Burton ne sentira rien. Il est étonné que ce soit déjà fini ! Eric se maîtrise très bien et puis il a bien répété la technique ... Sa réputation commence à se faire: « Eric fait très bien les piqûres ! »

The anaesthetist warned Mr. Burton that he would be given a premedication, i.e. a sedative injection, half an hour before the operation.
Mr. Burton has never had an injection before ! He is a bit worried.
Eric, who is going to do it, has never given any injections before. This one will be his first intramuscular injection. Karen is with him. She reassures Mr. Burton. Injections do not hurt and, anyway, Eric gives them very well !

Eric, concentrating hard, breathes deeply. Karen has already turned Mr. Burton onto his side when Eric approaches with the syringe. Mr. Burton doesn't see Eric trembling.
Charles (a second year student) is giving him a hand as well. Discreetly, he checks that Eric is giving the injection properly and in the right place.
This means that Mr. Burton will not feel a thing. He is surprised it's over already. Eric copes very well thanks to his training ... He is beginning to get himself a reputation for being good at injections !

8

Exercices — *Exercises*

Racontez votre anecdote ... en regardant ce dessin.
Racontez votre première piqûre.

Tell your story ... while looking at this picture.
Talk about your first injection.

Les injections
Intramusculaires (I.M.)
Intraveineuses (I.V.)
Sous-cutannées (S/C)
Intradermiques (I.D.)

8.2

Injections
Intramuscular (I.M.)
Intravenous (I.V.)
Subcutaneous (S/C)
Intradermal (I.D.)

Les injections intramusculaires 8.2.1 *Intramuscular injections*

Voici votre injection, votre piqûre.	1	*Here is your injection, your jab.*
Je viens vous faire une injection.	2	*I've come to give you an injection.*
Je vous fais votre piqûre.	3	*I'm giving you your injection.*
Voici l'injection que vous avez demandée	4	*Here is the injection you asked for.*
Je suis là avec votre injection.	5	*I'm here with your injection.*
C'est l'heure de la piqûre.	6	*It's time for your injection.*
C'est l'heure de votre insuline, de votre anticoagulant.	7	*It's time for your insulin, your anti-coagulant.*
Le médecin vous a prescrit cette injection.	8	*The doctor has prescribed this injection for you.*
N'hésitez pas à la demander dès que vous avez mal.	9	*Don't hesitate to ask for it if you are in pain.*
Je vais regarder ce que vous pouvez recevoir pour calmer la douleur.	10	*I'm going to see what you can have to ease the pain.*
C'est votre injection de tous les jours.	11	*It's your daily injection.*
C'est exactement le même médicament qu'hier.	12	*It's exactly the same medicine as yesterday.*
Pouvez-vous vous mettre au lit ?	13	*Could you get onto your bed ?*
De quel côté faut-il vous piquer aujourd'hui ?	14	*On which side do we do the injection today ?*
Préférez-vous que je vous la fasse au lit ou debout ?	15	*Do you prefer me to give it to you in bed or standing ?*

Tournez-vous sur le côté.	16	Turn onto your side.
Pouvez-vous descendre votre pyjama ?	17	Could you lower your pyjama trousers ?
Pouvez-vous relever votre peignoir ?	18	Could you lift your dressing-gown ?
Voulez-vous tenir votre peignoir comme ceci ?	19	Would you hold your dressing-gown like this ?
Je palpe pour trouver un endroit favorable.	20	I'm trying to find a suitable place.
Vous avez déjà eu beaucoup d'injections.	21	You've already had a lot of injections.
Ne vous saisissez pas, c'est froid !	22	Don't jump, it's cold !
Attention, c'est froid ! Cela va être froid !	23	Watch out, it's cold ! It's going to be cold !
Ne bougez pas ! Je pique.	24	Don't move ! I'm injecting.
Ne vous contractez pas ! Essayez de vous détendre !	25	Don't tense yourself ! Try to relax !
Contrôlez votre respiration ! Respirez profondément et lentement !	26	Control your breathing ! Breathe deeply and slowly !
N'ayez pas peur, vous ne sentirez quasi rien !	27	Don't be afraid, you'll feel almost nothing !
L'aiguille est fine et le produit ne fait pas mal.	28	The needle is fine (small) and the solution doesn't hurt.
Restez tranquille ! Avez-vous eu mal ?	29	Stay still ! Did it hurt ?
Avez-vous mal quand j'injecte ?	30	Does it hurt when I inject ?
C'est plus difficile; cela fait plus mal si vous vous contractez !	31	It is more difficult; it hurts more if you tense yourself.
Sentez-vous quelque chose ? Avez-vous senti quelque chose ?	32	Do you feel anything ? Did you feel anything ?
Voilà c'est fait. J'ai piqué; l'aiguille est dedans.	33	There, it's done. I've put the needle in.
J'injecte. Je retire l'aiguille.	34	I'm injecting. I'm taking out the needle.

8

8.2.1 Les injections intramusculaires
Intramuscular injections

C'est fini.	**35**	*It's finished.*
Je masse un peu l'endroit de l'injection.	**36**	*I'm rubbing the injection place a little.*
Vous pouvez vous remettre sur le dos.	**37**	*You can turn over onto your back.*
Comment vous sentez-vous ? Cela va-t-il toujours ?	**38**	*How do you feel ? Are you still alright ?*
Je continue ? Je peux continuer ?	**39**	*Shall I continue ? May I continue ?*
Vous sentez-vous mal ?	**40**	*Don't you feel well ?*
Que ressentez-vous ? J'arrête immédiatement !	**41**	*What do you feel ? I'm stopping immediately !*
Il y a beaucoup de produit à injecter.	**42**	*There is a lot of liquid to inject.*
Cela comprime les tissus. Cela fait un peu mal.	**43**	*That compresses the tissues. That hurts a little.*
N'ayez pas peur ! Ne soyez pas inquiet.	**44**	*Don't be frightened ! Don't be worried !*
Vous n'aurez pas mal. Détendez-vous !	**45**	*It won't hurt (You won't feel any pain). Relax !*
Décontractez-vous, Monsieur ! Vous aurez moins mal !	**46**	*Relax, Mr … ! It will be less painful !*
Essayez de vous décontracter !	**47**	*Try to relax !*
J'ai des difficultés à vous piquer tellement vous êtes contracté(e) !	**48**	*I have difficulty getting the needle in because you're so tense !*
J'ai des difficultés à injecter tellement vous êtes contracté(e) !	**49**	*You're so tense I have difficulty injecting !*
Vous aurez moins mal si vous êtes détendu(e) !	**50**	*It will be less painful if you are relaxed !*
Pensez à autre chose ! Où avez-vous été en vacances cet été ?	**51**	*Think of something else ! Where did you go on holiday this summer ?*
Ce produit fait mal ! Vous allez avoir un peu mal.	**52**	*This solution hurts ! It will hurt a little.*
Je préfère vous avertir. Rassurez-vous!	**53**	*I prefer to let you know. Don't worry !*

Je vais injecter doucement.	**54**	*I'm going to inject slowly.*
J'essaye que ce soit le moins doulou-reux possible.	**55**	*I'm trying to make it as painless as possible.*
Vous avez bien supporté ! Vous avez été courageux !	**56**	*You took that very well ! You were very brave !*
Avez-vous eu mal ? Comment avez-vous supporté cette piqûre ?	**57**	*Did that hurt ? How was this injection ?*

La prise de sang — 8.2.2 — *Taking blood*
Le prélèvement de sang — *Blood samples*

Je viens vous prélever du sang pour un examen de laboratoire.	**1**	*I've come to take a blood sample for a laboratory test.*
Pouvez-vous relever votre manche ?	**2**	*Could you pull up your sleeve ?*
Vous êtes bien à jeun ?	**3**	*You are fasting ?*
Vous ne devez pas être à jeun pour ceci !	**4**	*You don't have to be fasting for this !*
Donnez-moi le bras.	**5**	*Give me your arm.*
Puis-je avoir votre bras ?	**6**	*Can I have your arm ?*
Je retrousse la manche.	**7**	*I'm rolling up your sleeve.*
Je vous enlève votre pull. Je vous mets le garrot.	**8**	*I'm taking off your jumper. I'm putting the tourniquet on.*
Ca va serrer un peu. Fermez bien le poing.	**9**	*It'll be a little tight. Close your fist tightly.*
Ouvrez et fermez la main plusieurs fois.	**10**	*Open and close your hand several times.*
Vous avez de belles veines !	**11**	*You have good veins !*
Vous n'avez pas des veines faciles à piquer !	**12**	*Your veins aren't easy to find !*
Je vais regarder à l'autre bras.	**13**	*I'm going to look at the other arm.*
Je cherche une bonne veine, en bon état.	**14**	*I'm looking for a good vein, in good shape.*
On vous a déjà beaucoup piqué!	**15**	*You've already been pricked a lot! (You've already had a lot of samples taken!)*

Ce ne sera pas facile de vous piquer !	**16**	*It's not easy getting a sample from you !*
Serrez le poing ! Essayez de rester tranquille !	**17**	*Tighten your fist ! Try to hold still (to stay calm) !*
Tendez votre bras. Ne bougez pas ! C'est presque fini.	**18**	*Staighten your arm. Don't move ! It's almost finished !*
Vous pouvez ouvrir le poing.	**19**	*You can open your fist.*
Je suis désolé(e) de n'avoir pas réussi à vous piquer !	**20**	*I'm sorry that I wasn't able to get a sample from you !*
J'espère ne pas vous avoir fait trop mal !	**21**	*I hope I didn't hurt you too much.*
Je regrette, je crois que je ne vais pas vous piquer !	**22**	*I'm sorry, but I don't think I'm going to get a sample !*
Vos veines sont trop fines, à peine palpables !	**23**	*Your veins are too small, I can scarcely feel them !*
Je préfère appeler le médecin !	**24**	*I prefer to call the doctor !*
Vous allez avoir une ecchymose (un bleu) !	**25**	*You're going to have a bruise !*
C'est très difficile chez vous !	**26**	*It's very difficult with you !*
J'ai peur de vous faire mal et d'abîmer vos veines !	**27**	*I'm afraid of hurting you and of damaging your veins.*
Cette fois-ci, j'ai bien réussi; mais ce n'est pas aisé !	**28**	*This time, I've succeeded; but it wasn't easy !*
Je dois vous prendre assez bien de sang !	**29**	*I have to take quite a lot of blood !*
Cela va ? Vous vous sentez bien ?	**30**	*Are you alright ? Do you feel O.K. ?*
Je dois vous prélever du sang pour une hémoculture.	**31**	*I have to take blood for haemoculture.*
C'est parce que vous avez de la fièvre !	**32**	*It's because you have fever (a temperature) !*
Je prélève du sang trois fois, à vingt minutes d'intervalle.	**33**	*I'll be taking blood 3 times at 20 minute intervals (every 20 minutes).*

8

Les injections sous-cutanées 8.2.3 *Subcutaneous injections*

C'est le moment de votre insuline.	**1**	*It's time for your insulin.*
Vous connaissez déjà !	**2**	*You know the procedure already !*
C'est une piqûre très simple.	**3**	*It's a very easy injection.*
Présentez-moi le bras où il faut injecter.	**4**	*Show me the arm I have to give the injection in.*
A quel endroit a-t-on piqué hier ?	**5**	*Where was the injection done yesterday ?*
Vous pensez bien à varier les endroits d'injection ?	**6**	*You do think to change the injection site ?*
Ça ne fait pas mal. Ce sont des aiguilles, petites et fines.	**7**	*It doesn't hurt. They are small, fine needles.*
C'est très simple ! Vous allez essayer vous-même aujourd'hui ! Je vais vous expliquer progressivement !	**8**	*It's very simple ! You're going to try it yourself today ! I'll explain as we go along !*
Vous désinfectez la peau.	**9**	*You disinfect the skin.*
Vous saisissez correctement la seringue, comme ceci.	**10**	*You hold the syringe correctly, like this.*
Vous piquez perpendiculairement à la peau.	**11**	*You put the needle in perpendicular to the skin.*
L'aiguille est petite; elle n'entre pas très profondément.	**12**	*The needle is small; it doesn't go in very deep.*
Vous aspirez. S'il n'y a pas de sang, vous pouvez injecter.	**13**	*You draw the piston back. If there's no blood, you can inject.*
Vous injectez doucement.	**14**	*You inject slowly.*
Vous retirez l'aiguille.	**15**	*You pull out the needle.*
Vous massez doucement.	**16**	*You rub it gently.*
Je vous ai déjà appris comment vous devez prélever le produit.	**17**	*I've already taught you how to draw up the liquid.*
Combien devez-vous injecter de produit? Combien d'unités d'insuline?	**18**	*How much solution do you have to inject? How many units of insulin?*
Montrez-moi, sur la seringue, jusqu'où vous prélévez de l'insuline.	**19**	*Show me, on the syringe, where you have to draw the insulin up to.*

8

Les injections intradermiques 8.2.4 *Intradermal injections*

Je vais vous faire le test à la tuberculine.	**1**	*I've come to give you a tuberculin test.*
C'est le test de dépistage de la tuberculose.	**2**	*It's a test to detect tuberculosis.*
Pour savoir si vous avez déjà été en contact avec le bacille de la tuberculose.	**3**	*To find out if you've already been in contact with the tuberculosis bacillum.*
Pour savoir si vous avez déjà des anticorps.	**4**	*To know if you already have antibodies.*
Votre cuti-réaction est douteuse, négative.	**5**	*Your cuti-reaction is uncertain, negative.*
Cela se fait sur cette partie-ci de l'avant-bras, avec une petite aiguille très fine et très peu de produit.	**6**	*It's done on this part of the forearm, with a very small needle and very little liquid.*
Je vais vous injecter un peu de produit, juste sous la peau.	**7**	*I'm going to inject a little of the solution, just under the skin.*
Vous allez avoir une petite bulle.	**8**	*You're going to have a little bump.*
Il ne faut pas y toucher. Il ne faut pas vous laver à cet endroit.	**9**	*You mustn't touch it. You mustn't wash that area.*
Il ne faut pas y toucher jusqu'à la lecture du résultat.	**10**	*You mustn't touch it until the result has been read.*
Je vous fais une petite bulle.	**11**	*I'm making a little bump.*
Cela pince un peu.	**12**	*It pinches a little.*
Je vous mets une marque au bic à l'endroit de l'injection.	**13**	*I'm putting a pen mark round the injection site.*
Ne l'effacez pas !	**14**	*Don't wipe it off !*
Je viendrai lire le résultat dans deux jours.	**15**	*I'll come and read the result in two days.*
Vous viendrez me montrer le résultat dans trois jours.	**16**	*You'll come and show me the result in three days.*

**Ce n'est pas un monologue ...
Que demandent les malades
au sujet de leurs piqûres ? 8.2.5**

**This isn't a monologue ...
What do the patients ask about
their injections ?**

J'ai très mal; je voudrais ma piqûre calmante.	1	I have a lot of pain; I'd like my analgesic (pain-killing) injection.
Je voudrais un calmant.	2	I'd like a pain-killer.
Qu'est-ce que cette piqûre ?	3	What kind of injection is this ?
Le médecin l'a bien prescrite ?	4	Did the doctor prescribe it ?
Je n'aime pas les piqûres.	5	I don't like injections.
J'ai peur des piqûres.	6	I'm afraid of injections.
Je n'ai rien senti. Vous faites bien les piqûres !	7	I didn't feel it ! You do injections very well !
Vous m'avez fait mal. J'ai ressenti une douleur jusque dans les pieds.	8	You hurt me. I had a pain right down to my foot.
Je ne sais pas où vous allez trouver de la place pour piquer !	9	I don't know where you're going to find a space for the injection !
Cela fait toujours mal quand le produit pénètre.	10	It always hurts when the solution goes in.
Ca me fait toujours mal, les piqûres !	11	Injections always hurt me !
Vous pouvez y aller.	12	Go ahead !
Vous avez déjà fait des piqûres ?	13	Have you given injections already ?
Ce n'est pas votre première piqûre ?	14	This isn't your first injection, is it ?
J'ai de mauvaises veines, je vous préviens !	15	I warn you, I have bad veins !
Vous me faites mal ! Arrêtez !	16	You're hurting (me) ! Stop !
Je refuse cette prise de sang.	17	I refuse to have my blood taken !
Je n'ai pas besoin de calmant maintenant.	18	I don't need a pain-killer now.

Tout à l'heure peut-être !

Je n'ose pas me piquer !

Où allez-vous me piquer ? Dans la fesse ?

19 *Later maybe !*

20 *I daren't (don't dare) inject myself !*

21 *Where are you going to inject it ? In my bottom (buttock) ?*

8.3

Exercices _____ *Exercises*

Les injections Les injections intramusculaires	8.3.1	*Injections* *Intramuscular injections*	▶202-205

Le vocabulaire de « l'injection »	*	***The vocabulary of « the injection »***
La piqûre	:	*the injection, the jab*
L'injection	:	*the injection*
L'aiguille	:	*the needle*
Le biseau	:	*the point*
La seringue	:	*the syringe*
Le flacon	:	*the bottle*
L'ampoule	:	*the ampulla*
Le produit	:	*the solution, the liquid*
L'ouate	:	*the cotton-wool*
Le caoutchouc	:	*the rubber*
La membrane	:	*the membrane*
La flapule	:	*the flap*
Fine	:	*fine (small)*
Grosse	:	*big (thick)*
Longue	:	*long*
Courte	:	*short*
L'éther	:	*the ether*
L'alcool	:	*the alcohol*

Exercice de dialogue	*	***Dialogue exercise***

Décrivez au patient la seringue que vous utilisez pour lui ...
Describe to the patient the syringe you are going to use ...

Les verbes de « l'injection »	*	***The verbs of « The injection »***
Piquer	:	*to jab, to prick*
Aspirer	:	*to aspirate, to suck out*
Injecter	:	*to inject*
Changer de direction	:	*to change direction*
Retirer	:	*to pull out (to withdraw)*
Masser	:	*to rub (to massage)*
Comprimer	:	*to compress (to press on)*

Exercice 18	*	***Exercise 18***

Conjuguez au présent (1ère personne du singulier) les verbes de l'injection.
Conjugate the «injection» verbs in the present tense (1st person singular).

Les injections sous-cutanées **8.3.1** *Subcutaneous* ▶207-208
intradermiques **A** *Intradremal injections*

Mémorisez.	*	Memorise.
L'insuline	:	the insulin
L'anticoagulant	:	the anti-coagulant
L'unité	:	the unit
La tuberculine	:	the tuberculin
L'anticorps	:	the antibody
Le bacille	:	the bacillus
Le résultat	:	the result
La marque	:	the mark
La bulle	:	the bubble
Le test	:	the test
Négatif	:	negative
La garrot	:	the tourniquet
La plaie	:	the wound
Les tissus	:	the tissue
La peau	:	the skin
Le muscle	:	the muscle
La veine	:	the vein
L'ecchymose	:	the bruise
Le bleu	:	the bruise
L'hématome	:	the haematoma
L'intervalle	:	the interval
Le dépistage	:	the detection
Douteux	:	uncertain

Etudiez puis utilisez les verbes suivants dans une courte phrase.
Study, then use the following verbs in a short sentence.

Regretter	:	to be sorry
Refuser	:	to refuse
Prélever	:	to draw up, to take (a sample)
Palper	:	to palpate, to feel, to examine
Abîmer (blesser, froisser)	:	to damage
Pincer	:	to pinch

Exercice 19 * **Exercise 19**

Interrogez le patient avec les verbes suivants:
Ask the patient questions using the following verbs:

Ressentir: *to feel (pain, emotion)*	Que	....	What	....
Sentir: *to feel*	Que	....	What	....
Avoir mal: *to be in pain (to hurt)*	...	....	...	....
Serrer: *to be tight*	...	....	...	....

Solution page 271 *Solution page 271*

Exercice 20 * **Exercise 20**

Donnez un ordre bref au patient avec les verbes.
Give the patient an order using these verbs.

Se calmer: *to calm down*	....	vous !	....
Se décontracter: *to relax*	....	vous !	....
Se relaxer: *to relax*	....	vous !	....
Se détendre: *to let oneself go*	....	vous !	....
(négatif) Se contracter: *to tense up*	Ne .... pas !		....
(négatif) Bouger: *to move*	Ne .... pas !		....

Solution page 271 *Solution page 271*

Exercice 21 * **Exercise 21**

Mettez les phrases suivantes dans l'ordre logique:
Put the following sentences in logical order:

1. Ne vous saisissez pas, c'est froid !
2. Sentez-vous quelque chose ?
3. De quel côté faut-il vous piquer aujourd'hui ?
4. C'est l'heure de votre injection.
5. Pouvez-vous dégager votre pyjama ?
6. Avez-vous senti quelque chose ?
7. Pouvez-vous vous tourner sur le côté ?
8. Contrôlez votre respiration. Ne bougez pas !
9. Je masse un peu l'endroit de l'injection.
10. L'aiguille est fine et le produit ne fait pas mal.

Solution page 271

1. *It's time for your injection.*
2. *I'm rubbing the injection site a little.*
3. *Did you feel anything ?*
4. *Control your breathing ! Don't move!*
5. *Can you lie on your side ?*
6. *Do you feel anything ?*
7. *The needle is fine and the solution doesn't hurt.*
8. *Don't jump, it's cold !*
9. *Can you take your pyjamas off ?*
10. *What side do I give your injection on today ?*

Solution page 271

Exercices de dialogue B *Dialogue exercises*

1. Vous devez éduquer un malade diabétique à pratiquer ses injections d'insuline.
Que lui dites-vous au sujet :

- de l'heure
- du dosage
- des endroits d'injection

- de la technique de prélèvement
- de la technique d'injection
- des précautions ?
Composez 6 phrases d'information

2. Vous faites une injection intramusculaire chez un patient qui n'en a jamais eu.

Que lui dites-vous ?
Répondez à ses interrogations.
- Vais-je avoir mal ?
- Le produit fait-il mal ?
- Est-ce votre première piqûre ?
- Sentirai-je quelque chose ensuite ?
- Pourrai-je me lever ensuite ?
- Qu'est-ce que je dois faire ?
Composez quelques petites phrases de soutien psychologique.
«Vous devez injecter en I.M. un produit qui fait mal.»
- Avertissez le patient. -
«Le patient a bien supporté cette injection.» - Dites-le lui.
«Vous avez fait une injection I.M. ordinaire.
Comment le patient l'a-t-il ressentie ?»
- Informez-vous.

1. *You have to instruct a diabetic patient on how to give himself/herself insulin injections. What would you tell him/her about :*
- *the time*
- *the dosage, the dose*
- *the «sites» of injection, the places to inject*
- *sampling technique*
- *the injection technique*
- *the precautions ?*
Write down 6 sentences giving information.
2. *You are giving an intra-muscular injection to a patient who has never had one before.*
What do you tell him/her ?
Answer his/her questions.
- *Is it going to hurt ?*
- *Is the solution going to hurt ?*
- *Is it your first injection ?*
- *Am I going to feel anything afterwards ?*
- *Will I be able to get up afterwards ?*
- *What do I have to do ?*
Write down a few sentences of moral support.
«*You have to give a painful I.M. injection.*»
- *Warm the patient*
«*The patient took the injection bravely.*»
- *Tell him/her so.*
«*You have given an ordinary I.M. injection.*
How did the patient feel about that ?»
- *Collect information.*

8

9

Les médicaments - L'oxygénothérapie
Le besoin de respirer

Medicines - Oxygen therapy
The need to breathe

9

9

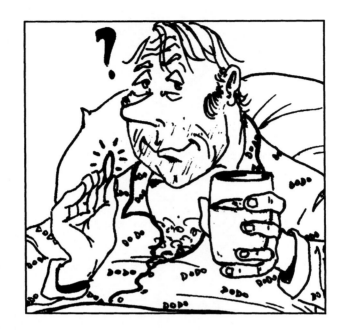

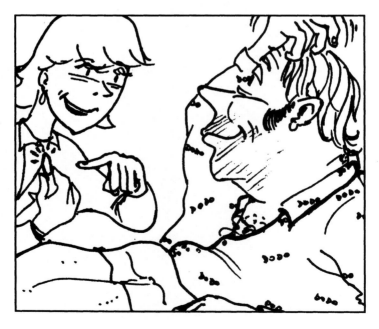

9.1

Une petite histoire   _____   *A short story*

Distribuer des médicaments paraît un geste simple ! Pourtant, c'est bien dangereux ! Marie et Charles qui en ont l'habitude initient Eric et Carine.

Il faut être ordonné et méthodique en les préparant. Il faut reconnaître les médicaments et savoir quels en seront les effets dans la situation concrète ! Vérifier l'ordre prescrit par le médecin, l'indication, le dosage, la date de péremption et connaître les effets secondaires sont des démarches indispensables.

Auprès des malades, il faut toujours s'assurer qu'ils seront pris correctement. Des malades âgés ou ignorants avalent parfois des médicaments avec l'emballage ou croquent allègrement des suppositoires !

Giving out medicines might seem fairly easy ! Nevertheless it can be dangerous ! Mary and Charles, who are used to it, are explaining this to Eric and Karen.

When preparing medication, you have to be methodical and organised. You have to be able to recognize each one and to know what their effect is in reality ! Checking the doctor's prescription, the indications, the dose, the expiry date and knowing the side effects are essential steps.

One should also make sure that medication will be taken correctly by the patients. Elderly or unknowing patients will swallow wrapped-up pills or crunch suppositories quite cheerfully !

9

Exercices   *Exercises*

Exprimez l'aspect négatif du dessin A et l'aspect positif du dessin B.

Explain the negative aspect of drawing A and the positive aspect of drawing B.

Les médicaments
per os, en suppositoire,
en gouttes oculaires, nasales,
auriculaires, en pommade, en aérosol,
L'oxygénothérapie

9.2

Medicines
oral medicine, suppositories,
eye, nose and eardrops,
creams and aerosols
Oxygen therapy

La présentation du médicament 9.2.1 *Presenting the medicine*

Madame, voici votre médicament,
vos médicaments.
C'est votre ...
Ce sont vos ...
C'est un ...
Ce sont des ...

Here is your medicine, Mrs. X.

It's your ...
They are your ...
This is a ...
These are ...

un antibiotique	*an antibiotic*
des sels minéraux	*mineral salts*
un calmant	*a sedative (a pain-killer)*
un relaxant	*a relaxing*
un antidépresseur	*an anti-depressant*
un remontant	*a tonic (pick-me-up)*
un anti-inflammatoire	*an anti-inflammatory*
un fortifiant	*a tonic*
un diurétique	*a diuretic*
des enzymes	*enzymes*
un complexe vitaminique	*a multivitamin*
un sulfamide	*a sulphonamide*
un somnifère	*a sleeping pill*
un laxatif	*a laxative*
un hypertenseur	*a hypertensive*
un antidiarrhéique	*an anti-diarrhoeic*
un hypotenseur	*a hypotensive*
un antiseptique intestinal	*an intestinal disinfectant (antiseptic)*
une vitamine	*a vitamin*
un antiseptique buccal	*an oral antiseptic*

Ce médicament agit sur votre tension.　**1**　*This medicine has an effect on your blood pressure.*

C'est pour la tension, le coeur, le foie,
les intestins, l'estomac, etc ...　**2**　*It's for your blood pressure, your heart, your liver, your intestines, your stomach, etc ...*

C'est pour ouvrir l'appétit. C'est pour
diminuer, freiner l'appétit.　**3**　*It's to give you more appetite (to increase your appetite). It's to lessen, reduce your appetite.*

C'est pour régulariser votre rythme cardiaque.

4 *It's to regulate your heart beat.*

C'est pour augmenter votre tension. C'est pour diminuer votre tension.

5 *It's to increase your blood pressure. It's to lower your blood pressure.*

C'est un médicament pour aller à la selle.

6 *It's medicine to make you go to the toilet.*

C'est un médicament pour faciliter les selles.

7 *It's medicine to facilitate bowel motions.*

C'est pour aller à la selle.

8 *It's to help you go to the toilet.*

C'est le médicament pour vous rincer la bouche.

9 *It's medicine for rinsing your mouth.*

C'est le médicament pour vous gargariser, pour vous rincer la gorge.

10 *It's medicine for gargling, for rinsing your throat.*

C'est le spray pour la gorge.

11 *It's the spray for your throat.*

Voici la pommade pour l'hématome de votre bras.

12 *Here is the cream for the bruise on your arm.*

L'action de ce médicament est de faciliter les selles, le transit intestinal.

13 *This medicine's purpose is to facilitate bowel motions, intestinal transit.*

L'administration des médicaments 9.2.2 *Administering medicines*

9

Vous le prenez avant le repas.

1 *You take it before your meal.*

Vous le prenez pendant le repas, en mangeant.

2 *You take it during the meal, while you are eating.*

Vous pouvez le prendre après le repas.

3 *You can take it after your meal.*

Vous devez le prendre une demi-heure avant le dîner.

4 *You must take it half an hour before lunch.*

Vous devez le prendre une demi-heure après le repas.

5 *You must take it half an hour after lunch.*

Vous le prenez dans une demi-heure.

6 *You take it in half an hour.*

Vous en prenez toutes les deux heures.	**7**	*You take it every two hours.*
Vous en prenez un maintenant et l'autre dans quatre heures.	**8**	*You take one now and the other in four hours.*
Vous le prenez une fois par jour, quand vous voulez !	**9**	*You take it once a day, whenever you wish !*
Tous les matins, par exemple.	**10**	*Every morning, for example .*
Vous l'avalez avec un peu d'eau.	**11**	*You swallow it with a little water.*
Vous l'avalez avec un peu de confiture.	**12**	*You swallow it with a little jam.*
Vous l'écrasez entre deux cuillers.	**13**	*You crush it between two spoons.*
Vous ajoutez un peu d'eau.	**14**	*You add a little water.*
Vous comptez 10 gouttes dans un peu d'eau.	**15**	*You count out 10 drops in a little water.*
Vous mettez 10 gouttes dans un peu d'eau.	**16**	*You put 10 drops in a little water.*
Vous prenez une cuiller à soupe (à café, à dessert) tous les soirs.	**17**	*You take a table (tea, dessert) spoon every evening.*
Vous avalez un comprimé chaque fois que c'est nécessaire.	**18**	*You swallow a tablet (pill) each time it's necessary.*
C'est un médicament à prendre à jeun, le matin.	**19**	*It's medicine that must be taken in the morning when you're fasting (before breakfast).*
C'est à prendre le soir avant de dormir.	**20**	*It's to take in the evening before sleeping.*
C'est un médicament à croquer, à sucer.	**21**	*It's medicine which is to be crunched, sucked.*
Vous mettez une cuillerée à soupe de granulés dans un verre d'eau.	**22**	*You put a tablespoon of granules in a glass of water.*
Vous le laissez fondre sous la langue.	**23**	*You let it melt under your tongue.*
Il est préférable de l'avaler en entier, d'un coup.	**24**	*It's preferable (better) to swallow it whole, in one go.*
Il vaut mieux ne pas le croquer, ça n'a pas bon goût !	**25**	*You'd better not crunch it, it doesn't taste very good !*

Vous l'avalez sans croquer.	26	You swallow it without crunching it.
C'est un suppositoire; vous le mettez dans l'anus.	27	It's a suppository; you put it in your anus.
Il faut le pousser suffisamment loin.	28	It has to be pushed up far enough.
Voici, prenez une compresse, un gant.	29	Here, take a compress, a glove.

La prise du médicament 9.2.3 Taking medicine

Je dépose vos médicaments sur le plateau.	1	I'm putting your medicine on the tray.
Vos médicaments sont sur le plateau.	2	Your medicine is on the tray.
Je mets vos médicaments sur votre table de nuit.	3	I'm putting your medicine on your bedside table.
N'oubliez pas de les prendre !	4	Don't forget to take it !
Voici vos médicaments. Il faut les prendre maintenant !	5	Here is your medicine. You must take it now !
Pensez-vous que vous pourrez avaler ce comprimé ?	6	Do you think you'll be able to swallow this tablet ?
Ce comprimé n'est-il pas trop gros pour l'avaler ?	7	Is this tablet too big to swallow ?
Mettez le comprimé sur le bout de la langue !	8	Put the tablet on the tip of your tongue !
Prenez un peu d'eau et avalez !	9	Take a little water and swallow !
Je vais vous aider à prendre votre médicament.	10	I'm going to help you take your medicine.
Je préfère que vous le preniez maintenant.	11	I prefer you to take it now.
Voulez-vous prendre maintenant vos médicaments ?	12	Would you take your medicine now ?
Je vais vous redresser, vous asseoir un peu plus droit.	13	I'm going to straighten you up, to sit you up a little straighter.

9

Voici votre verre. Voici votre médicament.	**14**	*Here is your glass. Here is your medicine.*
Je l'ai coupé en deux pour qu'il soit plus facile à avaler.	**15**	*I've cut it in two so that it will be easier to swallow.*
Avez-vous pu l'avaler ?	**16**	*Were you able to swallow it ?*
Pouvez-vous mettre votre suppositoire seul ? Voulez-vous que je le fasse ?	**17**	*Can you insert your suppository yourself ? Would you like me to do it ?*
Je vais vous mettre **des gouttes dans les yeux.**	**18**	*I'm going to put **drops in your eyes**.*
Je viens pour vous mettre des gouttes dans les yeux.	**19**	*I've come to put drops in your eyes.*
Pouvez-vous vous coucher ?	**20**	*Could you lie down ?*
Pouvez-vous vous asseoir ?	**21**	*Could you sit down ?*
Inclinez la tête vers l'arrière.	**22**	*Tilt your head backwards.*
Voulez-vous tourner la tête vers moi ?	**23**	*Would you turn your head towards me ?*
Vous ouvrez l'oeil et vous regardez vers le haut !	**24**	*Open your eye and look up !*
Voulez-vous ouvrir votre paupière et regarder au plafond.	**25**	*Would you open your eye and look at the ceiling.*
Ne fermez pas la paupière ! Ouvrez bien l'oeil !	**26**	*Don't close your eye ! Open your eye wide !*
Vous allez voir moins clair pendant un petit moment.	**27**	*You're going to see less clearly for a little while.*
Je vous conseille de rester au lit.	**28**	*I advise you to stay in bed.*
Je reviens vous mettre des gouttes d'ici une demi-heure.	**29**	*I'll be back in half an hour to put more drops in.*
Fermez doucement l'oeil.	**30**	*Close your eye carefully.*
Abaissez doucement la paupière.	**31**	*Lower your eyelid gently.*
Je vous mets un peu de pommade dans les yeux.	**32**	*I'm putting a little cream in your eyes.*

9

Je vous mets des **gouttes dans le nez.**

33 *I'm putting **drops in your nose.***

Pouvez-vous vous moucher ?

34 *Could you blow your nose ?*

Essayez de vous moucher !

35 *Try to blow your nose !*

Soufflez fort par le nez !

36 *Blow your nose hard !*

Une narine et puis l'autre.

37 *One nostril, then the other.*

Penchez la tête vers l'arrière.

38 *Tilt your head backwards.*

Ne bougez pas !

39 *Don't move !*

Je laisse tomber 2 à 3 gouttes.

40 *I'm putting 2 to 3 drops in.*

Reniflez bien par cette narine.

41 *Sniff well with this nostril.*

Bouchez l'autre !

42 *Block the other one !*

Je vais vous mettre des **gouttes dans l'oreille.**

43 *I'm going to put **drops in your ear.***

Voulez-vous vous coucher à plat ?

44 *Would you lie flat ?*

Vous tournez la tête sur le côté.

45 *Turn your head on the side.*

Je tire un peu sur votre oreille.

46 *I'm pulling your ear a little.*

Je dépose des gouttes dans votre oreille.

47 *I'm putting the drops in your ear.*

Avez-vous senti quelque chose ?

48 *Did you feel anything ?*

Je vous mets un petit bout d'ouate à l'entrée de l'oreille.

49 *I'm putting a little bit of cotton-wool in your ear.*

Essayez de laisser un moment la tête sur le côté.

50 *Try to keep your head on the side for a while.*

Voici votre **pommade.**

51 *Here is your **cream.***

Voici la pommade pour vos lèvres, vos mains, votre bras, etc ...

52 *Here is the cream for your lips, your hands, your arm, etc ...*

Vous l'étendez simplement sur les endroits douloureux.

53 *You just spread it on the painfull areas.*

Vous en mettez sur tous les endroits douloureux et vous faites pénétrer.	**54**	*You put it on all the painful areas and you rub it in.*
Etendez la pommade simplement sans frotter.	**55**	*Just spread on the cream without rubbing it in.*
Vous massez jusqu'à ce que la pommade ait pénétré.	**56**	*You massage until the cream has penetrated.*
Vous mettez cette pommade sur tous les endroits atteints.	**57**	*You put this cream on all the affected areas.*
C'est la pommade pour cicatriser les escarres du siège.	**58**	*It's a cream for healing bedsores.*
Demandez qu'on vous en applique chaque fois qu'on vous change.	**59**	*Ask for it to be put on (applied) each time you're changed.*
Pouvez-vous utiliser seul le **spray** pour votre **gorge** ?	**60**	*Can you use the **throat spray** yourself ?*
Ouvrez bien la bouche ! Dites AAAHH !	**61**	*Open wide ! Say AAAHH !*
Vous allez vous rincer la bouche avec ceci.	**62**	*You're going to rinse your mouth with this.*
Vous prenez une petite gorgée de liquide.	**63**	*You take a little mouthful of liquid.*
Vous vous rincez bien la bouche.	**64**	*Rinse your mouth well.*
Vous laissez agir quelques secondes.	**65**	*Let it work for a few seconds.*
Vous crachez ensuite ici, dans le bassin en carton.	**66**	*Then you spit it out here, in the cardboard dish.*
Pour gargariser, vous prenez un peu de liquide en bouche.	**67**	*To gargle you take a little liquid in your mouth.*
Vous basculez la tête vers l'arrière.	**68**	*You tilt your head backwards.*
Vous soufflez de l'air de votre poitrine vers la bouche.	**69**	*You blow air from your chest (lungs) towards your mouth.*

Vous dites AAAHH pendant quelques secondes !	**70**	*You say AAAHH for a few seconds !*
Vous crachez ici. Attention, ne l'avalez pas !	**71**	*You spit it out here. Careful, don't swallow it !*
Voici votre **aérosol.** Il vaut mieux vous asseoir !	**72**	*Here is your **aerosol.** You'd better sit down.*
Il vaut mieux être assis pour le prendre.	**73**	*It's better to be sitting down to take it.*
Vous respirez mieux assis.	**74**	*You'll breathe better sitting.*
Je relève le dossier de votre lit. Asseyez-vous !	**75**	*I'll raise your backrest. Sit up !*
Vous appliquez le masque autour du nez.	**76**	*You put the mask over your nose.*
Vous le tenez bien droit. Vous le collez bien au visage.	**77**	*You hold it good and straight. You hold it well against your face.*
Vous respirez bien. Il fonctionne bien.	**78**	*You're breathing well. It's working well.*
Vous le gardez 10 minutes. Vous respirez ainsi 10 minutes.	**79**	*You keep it on for 10 minutes. You breathe like that for 10 minutes.*
C'est un fin brouillard qui pénètre profondément dans vos bronches.	**80**	*It's a fine mist that penetrates well into your bronchi (lungs).*
C'est un médicament qui, à la fois, désinfecte et humidifie vos bronches, et liquéfie les sécrétions.	**81**	*It's medicine which both humidifies and disinfects your bronchi (lungs), and loosens the secretions.*
Cela vous permet de mieux cracher. Cela aide à cracher.	**82**	*It will enable you to spit better. It will help you to spit up.*
Ce produit rend les sécrétions plus fluides, plus faciles à cracher.	**83**	*This solution makes the secretions more fluid, easier to spit up.*
Cela permet d'évacuer plus facilement les sécrétions.	**84**	*It allows the secretions to be evacuated more easily.*
Je reviens dans 10 minutes. Appelez-moi dans 10 minutes.	**85**	*I'll be back in ten minutes. Call me in 10 minutes.*
A tout à l'heure !	**86**	*See you later !*

9

L'oxygénothérapie 9.2.4 *Oxygen therapy*
Le besoin de respirer *The need to breathe*

Vous allez respirer un peu d'**oxygène**.	**1**	*You're going to breathe in a little **oxygen**.*
Vous avez des difficultés à respirer pour le moment.	**2**	*You have difficulty breathing at the moment.*
Je place l'oxygène. Je place des lunettes à oxygène.	**3**	*I'm placing the oxygen. I'm placing the oxygen glasses.*
Vous vous sentirez mieux !	**4**	*You'll feel better !*
Vous serez plus à l'aise pour respirer.	**5**	*You'll find it easier to breathe.*
Je place cette petite sonde à l'entrée de votre narine.	**6**	*I'm putting this little tube at the entrance to your nostril.*
Comme ceci, cela ne vous gêne-t-il pas trop ?	**7**	*It won't bother you too much like that ?*
Vous allez vous habituer !	**8**	*You'll get used to it !*
L'oxygène arrive par le sonde.	**9**	*The oxygen comes through the tube.*
Cela fait un peu de bruit; c'est normal !	**10**	*It makes a little noise; it's normal !*
Voilà, cela fonctionne !	**11**	*There, it works !*
Vous avez sonné ? Vous souhaitez que je remette l'oxygène ?	**12**	*Did you ring ? Do you want me to put the oxygen on again ?*
Vous vous sentez moins bien ? Vous voulez l'oxygène ?	**13**	*Don't you feel so well ? Do you want (the)oxygen ?*
Je change la sonde de l'oxygène.	**14**	*I'm changing the oxygen tube.*
Je fixe la sonde à oxygène sur votre nez, avec du ruban adhésif.	**15**	*I'm fixing the oxygen tube on your nose, with some sticky tape.*
Ne fumez pas ! N'utilisez plus d'éther !	**16**	*Don't smoke ! Don't use any more ether !*
Ne mettez pas de pommade dans le nez !	**17**	*Don't put cream in your nose !*

L'éducation 925 *Education*
Le confort psychologique *Psychological well-being*

Il est important que vous preniez régulièrement vos médicaments !	**1** *It's important you take your medicine regularly !*
C'est le seul moyen de vous guérir !	**2** *It's the only way to get better (to be cured) !*
Vous avez déjà bien progressé depuis que vous le prenez !	**3** *You've already progressed well since you've been taking it !*
Si vous voulez guérir, il faut suivre le traitement !	**4** *If you want to get better, you have to follow the treatment !*
Je sais que ce n'est pas agréable à prendre, mais si vous voulez vous rétablir ... !	**5** *I know it's not pleasant to take, but if you want to get better ... !*
Encore quelques jours de courage, de patience et puis ce traitement sera terminé.	**6** *Be brave, patient, for a few more days and then the treatment will be finished.*
Courage ! Encore un effort de quelques jours.	**7** *Courage ! (Come on !) Just a few more days.*
C'est désagréable, mais efficace !	**8** *It's unpleasant but efficient !*
C'est très désagréable, mais cela va certainement vous guérir !	**9** *It's very unpleasant, but it will certainly make you better !*
Vous avez eu beaucoup de courage; vous êtes presque au bout de vos peines.	**10** *You have a lot of courage. You're almost at the end of your troubles. (It's nearly finished now.)*
Vous avez bien progressé depuis que vous suivez ce traitement.	**11** *You've progressed (made good progress) since you've been following this treatment.*
C'est un très bon médicament que vous recevez là !	**12** *It's very good medicine that you're getting there !*
C'est un médicament qui a fait ses preuves.	**13** *It's medicine that has proved to be very effective.*
Vous pouvez le prendre en toute confiance.	**14** *You can take it in all confidence.*
L'autre médicament ne vous convenait pas.	**15** *The other medicine didn't suit you. (wasn't right for you.)*

9

Il y a parfois des effets secondaires désagréables.	**16**	*There are sometimes unpleasant side-effects.*
Le médicament va agir rapidement.	**17**	*The medicine will work quickly.*
Vous n'allez plus souffrir.	**18**	*You're not going to suffer any more.(You won't suffer any more.)*
Il va rapidement vous soulager.	**19**	*It will ease (relieve) your pain rapidly.*
Comment avez-vous supporté ce médicament ?	**20**	*How did you get on with this medicine ?*
Expliquez-moi pourquoi vous ne voulez pas prendre ce médicament ?	**21**	*Tell me why you don't want to take this medicine ?*
Comment vous sentez-vous après la prise de ce médicament ?	**22**	*How do you feel after taking your medicine ?*
Comment supportez-vous ces gouttes ?	**23**	*How are you tolerating these drops ?*
Il vaut mieux continuer à prendre vos médicaments.	**24**	*It's better you continue taking your medicine.*
Ce serait mieux pour vous de suivre correctement le traitement.	**25**	*It would be better for you to follow the treatment correctly.*
Vous avez tout ce qu'il faut pour bien vous rétablir.	**26**	*You have everything you need to get better.*

9

Que dit le malade 9.2.6 *What does the patient* qui reçoit ses médicaments ? *receiving the medicine say ?*

Ce médicament me donne des nausées.	**1**	*This medicine makes me nauseous (sick).*
Je ne peux pas avaler ce comprimé: il est trop gros !	**2**	*I can't swallow this pill. It's too big !*
Il faut le couper en petits morceaux.	**3**	*It'll have to be broken into small pieces.*
Ce médicament ne me convient pas.	**4**	*This medicine doesn't suit me.*
Je ne veux plus prendre ces gélules.	**5**	*I don't want to take these gelules any more.*
Il faut écraser ces comprimés.	**6**	*You'll have to crush these tablets.*
N'y a-t-il pas moyen de me les donner autrement ?	**7**	*Isn't there any other way to give me them ?*

Je préfère mettre mes gouttes moi-même.

8 *I prefer to put my drops in myself.*

J'ai l'habitude de le faire moi-même.

9 *I'm used to doing it myself.*

Ce médicament a trop mauvais goût.

10 *This medicine tastes too bad.*

Je ne digère pas ces médicaments.

11 *I'm not digesting this medicine.*

Comment dois-je prendre ces médicaments ?

12 *How should I take this medicine ?*

Combien dois-je en prendre ? A quel moment ?

13 *How many do I take ? When ? At what time ?*

Combien de fois par jour ?

14 *How many times a day ?*

Je déteste prendre des médicaments.

15 *I hate taking medicine.*

J'ai mal à l'estomac après ...

16 *I have stomach pain after ...*

Dites au médecin que je ne les veux plus.

17 *Tell the doctor I don't want them any more.*

Je ne veux plus le prendre !

18 *I don't want to take it any more !*

Ce médicament ne me fait aucun effet.

19 *This medicine doesn't have any effect on me.*

Vous croyez vraiment que ça fait de l'effet ?

20 *Do you really think that it has an effect ?*

C'est un bon médicament ?

21 *Is it good medicine ?*

Je me sens moins bien après qu'avant !

22 *I feel worse after it than before !*

Je n'ai pas reçu mes médicaments.

23 *I didn't receive (get) my medicine.*

Je n'ai plus reçu la petite pilule bleue.

24 *I'm not getting the little blue pill anymore.*

Il faudra me dire quand il faut les prendre.

25 *You'll have to tell me when I have to take them.*

A quoi sert le médicament bleu ?

26 *What's the blue medicine (tablet) for ?*

Le médecin ne m'a pas dit que je devais prendre ce médicament.

27 *The doctor didn't tell me that I should take this medicine.*

9

926 Que dit le malade ...?
What does the patient say ...?

9.3

Exercices ───── *Exercises*

Les médicaments 9.3.1 *Medicines* ▶ 218

Verbes et expressions de la prise des médicaments
Verbs and expressions used in taking medicine

Augmenter la tension	:	*to increase blood pressure*
Ouvrir l'appétit	:	*to stimulate the appetite*
Diminuer l'appétit	:	*to reduce the appetite*
Freiner l'appétit	:	*to reduce the appetite*
Diminuer la tension	:	*to decrease blood pressure*
Gargariser	:	*to gargle*
Prendre un médicament	:	*to take medicine*
Avaler	:	*to swallow*
Croquer	:	*to crunch*
Ecraser un comprimé	:	*to crush a tablet*
Sucer	:	*to suck*
Laisser fondre dans la bouche	:	*to let melt in the mouth*
Régulariser	:	*to regulate*
Rincer	:	*to rinse*

L'administration des médicaments 9.3.2 *Administering medicines* ▶ 219

Adaptez les verbes suivants à la phrase proposée ci-dessous
Complete the following sentences using these verbs

Prendre	:	*to take*
Avaler	:	*to swallow*
Ecraser	:	*to crush*
Sucer	:	*to suck*
Laisser fondre	:	*to dissolve, to let melt*
Croquer	:	*to crunch*
Compter	:	*to count*
Diluer	:	*to dilute*

... vos médicaments pendant les repas.	*	*... your medicine during (with) meals.*
... ce cachet avec un peu de confiture.	*	*... this tablet with a little jam.*
... ce comprimé entre 2 cuillers.	*	*... this tablet between two spoons.*
... 10 gouttes dans un peu d'eau.	*	*... 10 drops in a little water.*
... ces pastilles; votre toux va se calmer.	*	*... these pastilles; your cough will be eased.*
Ne ... pas ces dragées; elles n'ont pas bon goût.		*Don't ... these pills; they don't taste very nice.*
... cette pastille sous la langue.	*	*... this pastille ... under your tongue.*
... ces granulés dans un peu d'eau.	*	*... these granules in a little water.*

| La prise
des médicaments | 9.3.3 | Taking
medicines | ▶ 219-226 |

Mémorisez les verbes suivants :	*	**Memorise the following verbs :**
Abaisser la paupière	:	to lower the eyelid
Se moucher	:	to blow the nose
Souffler	:	to blow
Renifler	:	to sniff
Boucher	:	to close
Etendre une pommade	:	to spread a cream
Faire pénétrer une pommade	:	to let penetrate, to rub a cream in
Soulager	:	to ease
Incliner (la tête)	:	to tilt (the head)
Drainer les sécrétions bronchiques	:	to drain bronchial secretions
Cicatriser	:	to heal
Basculer (la tête)	:	to tilt
Humidifier	:	to humidify
Liquéfier	:	to liquify

Exercice 22   *   Exercise 22

Complétez les phrases avec les verbes " ad hoc "

1. ... this cream on all the painful areas.
2. You massage lightly to   ... .
3. ... your head over backwards to gargle.
4. It's a fine mist that penetrates your bronchi. It ... , ... and ... your secretions.
5. It will allow you to ... your bronchial secretions better.

To tilt - to evacuate - to spread - to humidify
to let penetrate - to liquify - to disinfect.

Complete the sentences with the appropriate verbs

1. Je vous mets une goutte dans l'oeil. Voilà, ... doucement la paupière.
2. Avant de mettre vos gouttes dans le nez, pouvez-vous vous ... ?
3. ... -vous correctement, une narine à la fois.
4. ... fort par le nez. ... une narine et puis l'autre.
5. Mouchez-vous doucement. Evitez de ... tout le temps.

Bouchez - mouchez - soufflez - abaissez - renifler - moucher.

Solution page 272   **Solution page 272**

Exercices de dialogue 9.3.4 *Dialogue exercises*

1. Que répondez-vous à un malade qui vous dit:
" Vous croyez vraiment que ça sert à quelque chose ce que vous me faites prendre là, tous ces médicaments ! "

2 Expliquez à un malade comment il doit prendre les médicaments adaptés à son traitement.
Il a:
- 1 gélule toutes les 8 heures,
- 1 vitamine,
- 10 gouttes 2 fois par jour avant les repas,
- 1 laxatif,
- 1 somnifère,
- 1 spray pour la gorge,
- 1 pommade pour le siège.

3. Que dites-vous à un malade à qui vous devez mettre des gouttes dans les yeux en vue d'un examen du fond de l'oeil ?

Composez quelques petites phrases de soutien psychologique

" Vous désirez sécuriser le patient sur l'évolution de sa maladie et sur l'efficacité de son traitement. "

- Que lui dites-vous ?
" Le malade est découragé. Le traitement lui pèse. Il a intérêt à le continuer. "

- Que lui dites-vous ?

1. *What would you reply to a patient who says:*
" Do you honestly think that it is worth taking all the medicine you are giving me ? "

2. *Explain to a patient how he/she should take the medicine suited to his/her treatment*
He/she has:
- *1 capsule every 8 hours,*
- *1 vitamin,*
- *10 drops twice a day before meals,*
- *1 laxative,*
- *1 sleeping tablet,*
- *1 spray for the throat,*
- *1 ointment for his/her bottom.*

3. *What would you say to a patient to whom you need to administer eye drops for an examination of the retina ?*

Write down a few sentences expressing moral support

" You wish to reassure the patient about the progress of his/her illness and about his/her treatment's efficiency. "
- *What would you say ?*
" The patient is feeling discouraged. He/she is sick and tired of the treatment, but it is in his/her interest to continue the treatment. "
- *What would you say to him or her ?*

9

10

Les soins de plaies
La suppléance thérapeutique

Wound care
Therapeutic intervention (assistance)

10

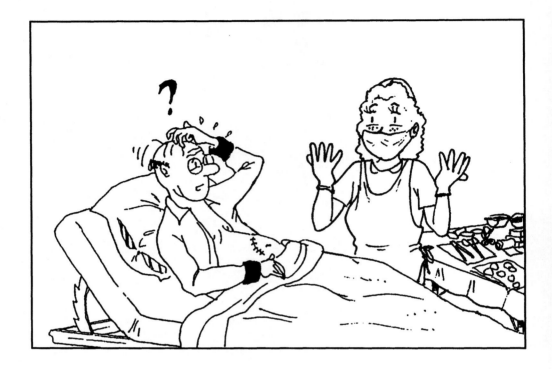

10

10.1

Une petite histoire _____ *A short story*

Monsieur Burton a été opéré. Tout s'est bien passé. Il a une plaie abdominale et l'orifice du drain coule encore. C'est un soin de plaie qui demande plus de précautions. Il faut pratiquer une irrigation par l'orifice du drain.

Mr. Burton has had an operation. Everything went smoothly. He has an abdominal wound and the drain opening is still secreting. It's the kind of wound that requires more attention. Irrigation through the drain opening is required.

C'est Marie qui va le lui faire. Elle prépare le chariot avec le matériel. Elle a mis un tablier de protection et un masque, et prépare des gants stériles.

Mary is going to do it. She is preparing the trolley with all she needs. She is wearing a protective apron, a mask and a pair of sterile gloves.

Monsieur Burton est un peu contrarié par ces préparatifs. Il se demande s'il est contagieux ! Marie perçoit son inquiétude. Elle lui explique que les germes à l'hôpital l'obligent à la plus grande stérilité autour de toute plaie chirurgicale.

Mr. Burton is a little bothered by all these preparations. He wonders if he is contagious ! Mary notices his anxiety and she explains to him that "germs" in the hospital oblige her to be very careful concerning sterility around any surgical wound.

10

Exercices **Exercises**

Que dites-vous au patient pendant que vous préparez les soins de ses plaies ?

What do you say to a patient while preparing to care for his/her wound ?

Les soins de plaies
(les pansements)
La suppléance thérapeutique

10.2

*Wound care
(dressings)
Therapeutic intervention*

L'information 10.2.1 *Giving information*
La prise d'information *Getting information*
La collecte des données *Collecting data*

Je viens soigner votre plaie.	1	*I've come to care for your wound.*
Nous venons changer vos pansements.	2	*We've come to change your dressings.*
Je vais refaire le pansement de votre bras, de votre siège.	3	*I'm going to change the dressing on your arm, your bottom.*
Aujourd'hui on enlève la mèche.	4	*We take the wick out today.*
Aujourd'hui on raccourcit le drain.	5	*We shorten the drain today.*
Demain on enlève le drain, le cathéter, les fils.	6	*Tomorrow we take out the drain, the catheter, the stitches.*
On retire le drain d'aspiration aujourd'hui.	7	*We take out the aspiration tube (drain) today.*
Ce matin on enlève un fil sur deux et demain les autres.	8	*This morning we take out every second stitch and tomorrow the others.*
Le docteur vient refaire votre pansement.	9	*The doctor's coming to change your dressing.*
Il enlève les agrafes.	10	*He's taking (he'll take) out the clips.*
Avez-vous mal à la cicatrice, la plaie ?	11	*Does your scar, wound hurt ?*
Vos pansements sont-ils souillés ?	12	*Are your dressings dirty ?*
Sont-ils mouillés ?	13	*Are they wet ?*
Votre plaie a encore beaucoup suinté ! Votre plaie a encore beaucoup coulé !	14	*Your wound has oozed a lot again ! Your wound has run a lot again !*
Votre pansement est trop mouillé; je vais le changer.	15	*Your dressing is too wet; I'll change it. (I'm going to change it.)*

236

L'information - La prise d'information - La collecte des données
Giving information - Getting information - Collecting data 10.2.1

La pratique des soins 10.2.2 *Applying the treatment*

Ne vous effrayez pas de mon masque, de mon tablier et de mes gants !

1 *Don't be frightened by my mask, my apron and my gloves !*

C'est simplement pour ne pas amener de germes de l'hôpital dans votre plaie.

2 *It's only to prevent hospital germs getting into your wound.*

Le médecin a prescrit une nouvelle pommade.

3 *The doctor has prescribed a new cream/ ointment.*

Le drain ne donne plus rien, on pourra l'enlever.

4 *The drain isn't secreting any more, we could take it out.*

On continue à irriguer la plaie avec une solution antiseptique.

5 *We'll continue to irrigate the wound with an antiseptic solution.*

Pouvez-vous vous soulever, je glisse une protection.

6 *Could you lift yourself up, I'll slip a protective sheet under you.*

Je vais retirer vos pansements. Respirez profondément !

7 *I'm going to remove your dressings. Breathe deeply !*

J'enlève le plus doucement possible.

8 *I'm taking it off as gently as possible.*

Je tire très vite en soutenant votre peau. Ça fait moins mal ainsi.

9 *I'll pull very fast while holding the skin. It hurts less that way.*

La cicatrice est saine, propre, non infectée. Vous fait-elle mal ?

10 *The scar is healthy, clean, uninfected. Does it hurt ?*

Ne vous inquiétez pas de ces rougeurs-là.

11 *Don't worry yourself about that redness.*

Lorsque les fils seront ôtés, elles disparaîtront.

12 *When the stitches are removed, it will disappear.*

Je vous préviens ! Ça va être froid ! C'est de l'éther !

13 *I warn you ! It's going to be cold ! It's ether !*

J'enlève les traces d'adhésif à l'éther !

14 *I'm removing the plaster marks (sticky tape marks) with ether !*

On vous avait bien badigeonné en salle d'opération.

15 *They painted you well in theatre.*

Un véritable peau-rouge !

16 *A real redskin ! (Red Indian).*

10

Je nettoye la cicatrice. Soyez sans crainte !	**17**	*I'm cleaning the scar. Don't worry !*
Je tamponne. Je nettoie doucement.	**18**	*I'm swabbing. I'm cleaning gently.*
C'est un liquide antiseptique, un savon antiseptique.	**19**	*It's an antiseptic liquid, an antiseptic soap.*
C'est de l'alcool. Cela va peut-être un peu piquer !	**20**	*It's alcohol. It might sting a little !*
C'est un peu froid. Ne touchez pas avec les mains !	**21**	*It's a little cold. Don't touch it with your hands !*
Je mets un bandage autour de votre main.	**22**	*I'm putting a bandage round your hand.*
Je vais vous bander la jambe. Je bande votre jambe.	**23**	*I'm going to bandage your leg. I'm bandaging your leg.*
Je recouvre la plaie de compresses.	**24**	*I am covering the wound with compresses.*
Je protège la plaie avec un pansement adhésif.	**25**	*I'm protecting the wound with an adhesive dressing.*

Les fils 10.2.3 *Stitches*

J'enlève les fils. Je mobilise un peu les fils.	**1**	*I'm taking the stitches out. I'm moving the stitches a little.*
N'ayez pas peur. Ca ne fait pas mal !	**2**	*Don't worry. It doesn't hurt !*
Ça chatouille simplement un peu.	**3**	*It will only itch (tickle) a little.*
Ce sont de très bons petits ciseaux.	**4**	*These are very good little scissors.*
Les ciseaux sont souvent mauvais. Je préfère un bistouri.	**5**	*Scissors are often not very good. I prefer a scalpel.*
Excusez-moi, mais les fils sont terriblement serrés.	**6**	*I'm sorry, but the stitches are very tight !*
Je suis obligé de tirer un peu dessus pour pouvoir les couper.	**7**	*I have to pull on them a little to be able to cut them.*
Ce sont de très petits points, très serrés, et un fil très fin.	**8**	*They are very small stitches, very tight, and the thread is very fine.*

Je suis désolée de vous faire un peu mal. Ce n'est plus très long.

9 *I'm sorry if I'm hurting you a little. It won't be much longer.*

Ce n'est pas simple. C'est tellement petit.

10 *It's not easy. It's so small.*

Voilà ! C'est enlevé !

11 *There ! It's out !*

Vous voulez les garder en souvenir ?

12 *Would you like to keep them as a souvenir ?*

Je nettoie toutes les traces de sparadrap.

13 *I'm cleaning up all the sticky tape marks.*

Voilà, votre pansement est à nouveau propre.

14 *There, your dressing is clean again.*

Le drain 10.2.4 *The drain*

Je vais retirer le drain de 2 cm.

1 *I'm going to pull the drain out 2 cm.*

Il se peut que cela pince un peu comme c'est la première fois.

2 *It might pinch a little as it's the first time.*

Je vais retirer le drain.

3 *I'm going to remove the drain.*

Respirez profondément.

4 *Breathe deeply.*

Ne soyez pas inquiet; l'épingle, c'est pour fixer le drain !

5 *Don't worry; the pin is for fixing the drain !*

Je ne vous piquerai pas dans la peau.

6 *I'm not going to stick it in your skin.*

Tous les jours, on va retirer 2 à 3 cm de drain.

7 *Every day, we'll remove 2 to 3 cm of the drain.*

Ils sont parfois très longs, ces drains, 50 cm.

8 *These drains are sometimes quite long, 50 cm.*

Cela permet aux sérosités de s'évacuer vers l'extérieur.

9 *It allows the serous fluid to be drained out.*

Il ne faut pas que des sérosités restent à l'intérieur des tissus.

10 *The serous fluid mustn't be left inside the tissues.*

Votre drain ne ramène presque plus rien.

11 *Your drain isn't producing much any more.*

On va bientôt le retirer.

12 *We'll remove it soon. We'll be removing it soon.*

Je place une poche autocollante autour du drain pour recueillir les sérosités.	**13**	*I'm putting an adhesive bag round the drain to collect the serous fluid.*
Si elle se décollait, appelez-moi !	**14**	*If it starts coming off (unstuck), call me !*

La mèche 10.2.5 *The wick*

Je vais placer une mèche dans la cavité de la plaie.	**1**	*I'm going to put a wick into the wound cavity.*
Vous n'aurez pas mal. Je dois la poser au fond de la plaie.	**2**	*It won't hurt. I have to place it at the bottom of the wound.*
Je laisse un bon bout au-dehors.	**3**	*I'm leaving a good bit on the outside.*
Vous me demandez à quoi cela sert ?	**4**	*You were asking what it's for ?*
Les sérosités remontent par capillarité.	**5**	*The serous fluid comes out by capillarity.*
La mèche draine les sérosités vers l'extérieur.	**6**	*The wick drains the serous fluid to the outside.*
Elle empêche ainsi la plaie de se refermer trop vite.	**7**	*It also stops the wound from closing too quickly.*
On évite de laisser des sérosités au fond de la plaie.	**8**	*We avoid leaving serous fluid in the bottom of the wound.*
Je suis obligée de presser un peu autour de l'orifice.	**9**	*I have to press a little round the opening.*
Je fais sortir les sérosités.	**10**	*I'm making the serous fluid come out.*

L'irrigation et l'application 10.2.6 *Irrigation and application* de produits *of products*

Je mouille bien les compresses.	**1**	*I'm wetting the compresses well.*
Elles sont plus faciles à retirer.	**2**	*They are easier to take off.*
Cela évite qu'elles collent et arrachent la peau.	**3**	*It prevents them sticking and pulling off the skin.*
Je vais irriguer la plaie avec du liquide antiseptique.	**4**	*I'm going to irrigate the wound with an antiseptic solution.*

Pouvez-vous tenir ce bassin «haricot» contre vous ?

5 Could you hold this «kidney» dish against you ?

Vous vous penchez légèrement vers moi.

6 Lean over slightly towards me.

Vous allez m'aider en vous tournant vers moi et en tenant ce bassin contre vous.

7 You're going to help me by turning towards me and holding this dish against you.

Comme ceci ! Ne mettez pas les doigts dedans !

8 Like this ! Don't put your fingers in it !

J'aspire le liquide.

9 I'm aspirating the liquid.

Je vais toucher avec un tampon les parties sensibles.

10 I'm going to touch the tender parts with a swab.

Je place des compresses grasses.

11 I'm placing paraffin compresses.

C'est une pommade cicatrisante.

12 It's a wound-healing cream.

Elle guérit très vite et très bien.

13 It's healing well and very quickly.

Cela pique très fort au moment même !

14 It stings a lot at the time.

Cela guérit très bien ensuite.

15 It will heal very well afterwards.

C'est une pommade antiseptique.

16 It's an antiseptic cream.

C'est une poudre qui assainit la plaie.

17 It's a powder that disinfects the wound.

C'est un produit qui draine les sérosités.

18 It's a product that drains the serous fluid.

Je sèche bien votre peau.

19 I'm drying your skin well.

J'adapte une poche autocollante autour de l'orifice.

20 I'm fitting an adhesive bag round the opening.

Votre pansement restera plus sec, plus propre.

21 Your dressing will stay drier, cleaner.

Je colle cette plaque à même la peau.

22 I'm sticking this patch on the skin itself.

C'est pour protéger la peau des sérosités irritantes.

23 It's to protect the skin from irritating serous fluid.

Votre plaie va guérir en dessous.

24 Your wound will heal underneath.

L'éducation 10.2.7 *Education*

Il est important de ne pas décoller les pansements !	**1**	*It's important not to unstick the dressing !*
Ne touchez pas à vos pansements !	**2**	*Don't touch your dressings !*
Vous risquez d'infecter la plaie !	**3**	*You risk infecting the wound !*
Essayez de ne pas mouiller les pansements en vous lavant !	**4**	*Try not to wet your dressings when you wash !*
Ne décollez pas les bords du pansement.	**5**	*Don't unstick the edges of the dressing.*
Vous facilitez l'entrée des germes.	**6**	*You'll make it easier for the germs to get in.*
Ne grattez pas votre plaie. Ne frottez pas sur le pansement.	**7**	*Don't scratch your wound. Don't rub the dressing.*
Prévenez une infirmière dès que le pansement est souillé, percé !	**8**	*Tell the nurse as soon as the dressing is dirty, leaking !*
Tournez-vous de préférence du côté où est situé le drain.	**9**	*Turn yourself preferably on the side where the drain is situated.*
Soutenez la plaie avec la main quand vous vous levez.	**10**	*Hold your wound with your hand when you get up !*

Le confort physique 10.2.8 *Physical comfort*

Dès que le pansement est mouillé, appelez-moi !	**1**	*As soon as the dressing is wet, call me !*
Ne restez pas avec un pansement humide.	**2**	*Don't keep a damp dressing.*
Etes-vous bien installé(e) pour la durée des soins ?	**3**	*Are you comfortable for the length of time it will take for your care ?*
J'essaye d'aller le plus rapidement possible pour ne pas vous laisser trop longtemps ainsi !	**4**	*I'm trying to work as quickly as possible so that you don't have to stay like this too long !*
Vous vous sentirez mieux une fois les pansements refaits !	**5**	*You'll feel better once the dressings have been changed !*

Le confort psychologique 10.2.9 *Psychological well-being*

Votre plaie se guérit bien.	**1**	*Your wound is healing well.*
On voit l'amélioration de jour en jour !	**2**	*You can see the improvement day by day !*
L'évolution de cette plaie est lente.	**3**	*The wound's development is slow.*
Il faut d'abord qu'elle se nettoie.	**4**	*It has to clean itself out first.*
Ce sont de longs soins.	**5**	*This is long term care.*
Vous êtes très courageux(se) et patient(e).	**6**	*You are very brave and patient.*
C'est très lent à guérir, mais vous aviez une plaie très large.	**7**	*It's slow to heal, but you have a very large wound.*
Il me semble qu'elle évolue bien.	**8**	*It seems to me that it's doing well.*
Vos plaies sont plus propres qu'hier.	**9**	*Your wounds are cleaner than yesterday.*
Il y a moins de sérosités.	**10**	*There is less serous fluid.*
Il y a des bourgeonnements à plusieurs endroits.	**11**	*There is repair tissue in several places.*
La plaie se rétrécit de jour en jour.	**12**	*The wound gets smaller every day.*
La plaie est très propre depuis plusieurs jours.	**13**	*The wound has been very clean for a few days now.*
On peut déjà voir des bourgeonnements.	**14**	*We can see repair tissue.*
Je comprends que vous ne vouliez pas regarder la plaie !	**15**	*I understand that you don't want to look at the wound !*
Vous le ferez dès que vous le désirerez; quand elle sera cicatrisée !	**16**	*You will do it as soon as you wish; when it's healed !*
Vous avez été très courageux(se) et coopératif(ive).	**17**	*You have been very brave and cooperative.*
Ces fils étaient trop serrés ! Ce n'était pas facile !	**18**	*These stiches were very tight ! It wasn't easy !*
Merci de votre patience !	**19**	*Thank you for being patient !*

10.3

Exercices ———— *Exercises*

Les soins de plaies 10.3.1 *Wound care*	236
L'information *Giving information*	

Le vocabulaire des soins de plaies	*	***The vocabulary of wound care***
Le soin	:	*the care (of)*
La plaie	:	*the wound*
Le soin de plaie	:	*the wound care*
L'épingle de sûreté	:	*the safety pin*
Le cordonnet	:	*the cordlet*
La poche autocollante	:	*the adhesive bag (pouch)*
La mèche	:	*the wick*
Le drain	:	*the drain*
Le cathéter	:	*the catheter*
Les fils	:	*the stitches*
Les agrafes	:	*the clips*

Exercice 23   *   ***Exercise 23***
Etudiez puis utilisez dans une courte phrase.
Study then use in a short sentence

Faire un pansement	:	*to do a dressing*
Etre souillé	:	*to be dirty*
Suinter	:	*to ooze*
Couler	:	*to run*
Etre mouillé	:	*to be wet*
Retirer une mèche	:	*to pull out a wick*
Poser une mèche	:	*to put in a wick*
Raccourcir le drain	:	*to shorten the drain*
Enlever les fils	:	*to take out stitches*
Irriguer la plaie	:	*to irrigate the wound*
Changer le pansement	:	*to change the (a) dressing*
Je viens ...	*	*I'm coming ...*
Les compresses sont ...	*	*The compresses are ...*
La plaie ...	*	*The wound ...*
Le drain ...	*	*The drain ...*
Vous êtes ...	*	*You are ...*
Je retire ...	*	*I'm pulling ... out.*
Le docteur va ...	*	*The doctor will ...*
Je vais ...	*	*I'm going to ...*
C'est aujourd'hui ...	*	*It's today ...*
Il faut ...	*	*The wound has to ...*
Je ...	*	*I ...*

Solution page 272   ***Solution page 272***

La pratique des soins	10.3.2 A	Applying the treatment	▶ 237

Mémorisez	*	**Memorise**
Le masque	:	the mask
Le tablier	:	the apron
Les gants stériles	:	the sterile gloves
Les germes	:	the germs
La rougeur	:	the redness
La plaie infectée	:	the infected wound
La plaie saine	:	the healthy (clean) wound
Les traces d'adhésif	:	the adhesive marks (sticky tape marks)
La peau rouge	:	the redskin
Le bandage	:	the bandage
Le pansement adhésif	:	the adhesive dressing
Le pansement aseptique	:	the sterile dressing
Le pansement septique	:	the septic dressing

Exercice 24 * **Exercise 24**

Etudiez puis intégrez dans une courte phrase en commençant par " Je ".
Study then put into a short sentence starting with "I" .

Décoller le sparadrap	1	to remove the sticky tape
Soutenir la peau	2	to hold the skin
Tamponner	3	to swab
Nettoyer la plaie	4	to clean the wound
Désinfecter	5	to disinfect
Aseptiser	6	to disinfect, to sterilise
Oter	7	to remove (to take off)
Recouvrir la plaie	8	to cover the wound
Protéger la cicatrice	9	to protect the scar
Disposer les compresses	10	to apply the compresses
Rembourrer le pansement	11	to pad the dressing
Bander la jambe	12	to bandage the leg

1 Je ....   I ....
2 Je ....   I ....
3 Je ....   I ....
4 Je ....   I ....
5 Je ....   I ....
6 Je ....   I ....
7 Je ....   I ....
8 Je ....   I ....
9 Je ....   I ....
10 Je ....   I ....
11 Je ....   I ....
12 Je ....   I ....

Solution page 272   Solution page 272

10

Exercices de dialogue	B	Dialogue exercises

Faites de courtes phrases :
Vous enlevez un pansement souillé. Que dites-vous ?
Vous nettoyez une plaie. Que dites-vous ?
Vous recouvrez une incision. Que dites-vous ?

Make short sentences :
You are removing a dirty dressing. What do you say ?
You are cleaning a wound. What do you say ?
You are covering an incision. What do you say ?

Les fils - Le drain - La mèche **10.3.3**	*Stitches - The drain - The wick*
L'irrigation et	*Irrigation and* ▶238-240
l'application des produits **A**	*application of products*

Mémorisez * *Memorise*

La cicatrice	:	the scar
L'incision	:	the incision
Les points de suture	:	the stitches
Le bourgeonnement	:	the repair tissue
L'orifice	:	the opening, the mouth
La cavité	:	the cavity
Le conduit	:	the tube
La poche de liquide	:	the liquid pouch
L'abcès	:	the abcess
Les sérosités	:	the serous fluid
Les sécrétions	:	the secretions
Le pus	:	the pus
Les croutes	:	the scabs
Les tissus nécrosés	:	the necrotic (dead) tissue

Etudiez et intégrez les verbes suivants dans une courte phrase
Study and put the following verbs into short sentences

Mobiliser des fils	:	to move the stitches
Chatouiller	:	to tickle, to itch
Arracher	:	to pull out
Guérir (recouvrer la santé)	:	to get better (to get back to health)
Guérir (sens plus local,	:	to heal (more locally,
par ex. se cicatriser)		e.g. a wound)
Gratter	:	to scratch
Cicatriser	:	to heal, to close (a wound)
Coller une poche	:	to stick a bag on
Drainer des sérosités	:	to drain serous fluid
Exprimer des sérosités	:	to let serous fluid come (drain) out
Badigeonner	:	to paint (to dawb)
Sécher	:	to dry (off)
Essayer de	:	to try to

Exercice 25: Choix multiple * **Exercise 25: Multiple choice**

Trouvez à la page suivante les phrases réponses pouvant correspondre aux questions du patient ...
Find the answers on the following page which correspond to the patient's questions ...

Questions du patient * *Patient's questions*

1. La cicatrice me chatouille ! (3 phrases)
   My scar is itchy ! (3 phrases)
2. Dites-moi comment vous allez m'enlever les fils ? (4 phrases)
   Tell me how you're going to take my stitches out. (4 phrases)
3. Comment évolue l'abcès ? (3 phrases)
   How is the abcess doing ? (3 phrases)
4. Que pensez-vous de mon escarre ? (3 phrases)
   What do you think of my bedsore ? (3 phrases)

Réponses du patient	*	Patient's answers
J'exprime des sérosités.	1	I'm letting the serous fluid out.
J'enlève les croûtes.	2	I'm removing the scabs.
Je tire les fils.	3	I'm pulling the stitches out.
Je coupe les fils.	4	I'm cutting the stitches.
La poche de liquide s'est vidée.	5	The liquid bag is empty.
Ne grattez pas !	6	Don't scratch !
Je mobilise les fils.	7	I'm moving the stitches.
Il n'y a plus de tissus nécrosés.	8	There's no more dead tissue.
N'arrachez pas vos pansements !	9	Don't pull off your dressings !
La cavité se rétrécit.	10	The cavity is getting smaller.
La mèche a drainé le pus.	11	The wick has drained out the pus.
La plaie se guérit.	12	The wound is healing.
Il y a des bourgeonnements dans le fond.	13	There is repair tissue at the bottom.
L'orifice se referme.	14	The opening is closing over.

Solution page 272

Solution page 272

Le vocabulaire du matériel	*	The vocabulary of the equipment
Le chariot	:	the trolley
Le pansement	:	the dressing
Le champ	:	the field, the area
Le tampon	:	the swab
La compresse	:	the compress
La pince	:	the forceps
La pince de Kocher	:	the Kocher forceps
La pince à dissection	:	the dissecting forceps
La pince mousse	:	the hemostatic forceps
La pince griffe	:	the toothed forceps
Les ciseaux	:	the scissors
Deux paires de ciseaux	:	two pairs of scissors
Le bistouri	:	the scalpel
Le ruban adhésif	:	the sticky tape
Le sparadrap (R)	:	the elastoplast (R)
L'emballage	:	the wrapping
L'antiseptique	:	the antiseptic
Le désinfectant	:	the disinfectant
Le sac à déchets	:	the rubbish bag
La protection de lit	:	the bed protection
L'instrument	:	the instrument
La poire de Bonneau	:	the Bonneau syringe
Le bol	:	the bowl
Le bassin réniforme (ou haricot)	:	the kidney-dish
La poche adhésive	:	the adhesive bag (pouch)
La compresse grasse	:	the paraffin compress (gauze)
La pommade cicatrisante	:	the wound-healing cream
La pommade antiseptique	:	the antiseptic cream
La plaque adhésive	:	the adhesive patch

10

103.3 Les fils - Le drain - La mèche - L'irrigation et l'application de produits
Stitches - The drain - The wick - Irrigation and application of products

247

Exercices de dialogue B *Dialogue exercises*

Faites une dizaine de petites phrases se rapportant au vocabulaire ci-dessus ... en commençant par ...

Je cherche ...
Y a-t-il ...
J'ai besoin ...
Il n'y a plus de ...
Il me faut ...
Peut-on commander ...
J'aimerais ...
J'aurais plus de facilité(s) avec ...
J'ai absolument besoin de ...
Où a-t-on rangé ...

Write about ten short sentences using the vocabulary on the preceding pages ... beginning with ...

I'm looking for ...
Is there ...
I need ...
There isn't any ... left.
I must have ...
Is it possible to order ... ?
I'd like ...
Things would be easier for me with ...
I am in great need of ...
Where has ... been stored ?

Composez quelques petites phrases de soutien psychologique

Le malade a bien supporté les soins de plaie (enlèvement des fils).

  - Dites-le lui !

La plaie du patient évolue lentement mais favorablement.
  - Informez le patient de l'évolution de sa plaie.
  - Rassurez-le sur l'efficacité des soins.
  - Encouragez-le dans son attitude.

Build some short sentences of moral support

The patient has put up with his/her wound care quite well. (removal of his/her stitches)

  - Tell him/her that !

The patient's wound is progressing slowly but surely.
  - Inform the patient about the progress of his/her wound.
  - Reassure him/her about the efficiency of the care.
  - Congratulate him/her on his/her bravery.

10

248

Les fils - Le drain - La mèche - L'irrigation et l'application de produits
Stitches - The drain - The wick - Irrigation and application of products 10.3.3

11

Le sondage vésical - Le besoin d'élimination urinaire
La suppléance thérapeutique

*Urinary catheterisation - The need to eliminate urine
Therapeutic intervention (assistance)*

11

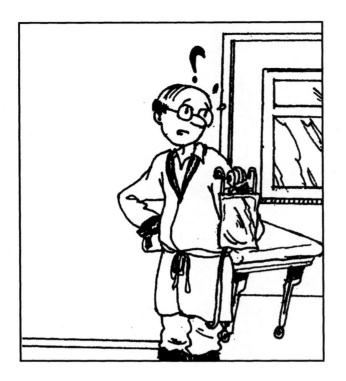

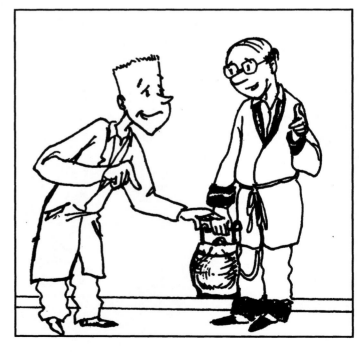

Une petite histoire
A short story 11.1

11.1

Une petite histoire _____ A short story

Le premier jour où monsieur Burton s'est levé, il avait encore une sonde vésicale reliée à un sac à urines.

Eric l'a aidé à se lever et à enfiler son peignoir pour marcher dans le couloir. Pour cette petite promenade, faute d'explication, monsieur Burton avait attaché son sac à urines à la ceinture !

Jusqu'à ce qu'il regagne son lit, il n'y a pas eu d'urines dans le sac à urines de monsieur Burton ! Eric, en le remettant au lit, saisit son erreur. Ça ne lui arrivera plus ! La prochaine fois, il expliquera à monsieur Burton que le sac à urines doit se situer plus bas que sa vessie pour que l'urine s'écoule bien. La stase urinai-re est à éviter. Elle favorise l'infection !

The first day that Mr. Burton got up, he still had a catheter attached to a urine bag.

Eric helped him to get up and put on his dressing gown to have a walk in the corridor. During that short walk, and because nothing had been explained to him, Mr. Burton had attached his urine bag to his belt !

When Mr. Burton got back to his bed, there was no urine in his urine bag ! When putting him back to bed, Eric understands his mistake. It won't happen again ! Next time, he will explain to Mr. Burton that the urine bag should hang below the bladder in order to let the urine run normally. Urinary stasis (stoppage) is to be avoided as it leads to infection !

Exercices — *Exercises*

Exprimez l'aspect négatif du dessin A et l'aspect positif du dessin B.

Express the negative aspect of drawing A and the positive one of drawing B.

11

11.2

Le sondage vésical
(Lavages vésicaux-
Soins aux sondes)

Urinary catheterisation
(Bladder washing -
Catheter care)

L'information 11.2.1 Giving information		
La prise d'informations Getting information		
La collecte des données Collecting data		

Je vais vous placer une sonde dans la vessie.	1	I'm going to place a catheter in your bladder.
Nous allons vous sonder, puisque vous n'arrivez pas à uriner.	2	We're going to catheterise you as you can't manage to urinate.
Vous n'urinez pas assez; vous retenez des urines.	3	You're not passing enough urine; you're retaining your urine.
Vous n'avez plus uriné depuis longtemps.	4	You haven't passed urine (urinated) for a long time.
Je dois vous prélever des urines stériles pour le laboratoire.	5	I have to take a sample of sterile urine for the laboratory.
Je dois vous mettre une sonde vésicale avant l'intervention.	6	I have to put in a urinary catheter before the operation.
Votre vessie est remplie d'urines.	7	Your bladder is full of urine.
On palpe une vessie pleine d'urines.	8	You can feel that the bladder is full of urine.
Si vous ne pouvez pas uriner, on va devoir vous sonder !	9	If you can't urinate, we're going to have to catheterise you !
Vous êtes constamment mouillé; l'urine irrite votre peau.	10	You're constantly wet; the urine is irritating your skin.
Il vaut mieux vous mettre une sonde.	11	It would be better if we catheterised you.
Il est impossible de vous bouger pour le moment.	12	It's impossible to move you for the moment.
Nous allons vous placer une sonde vésicale.	13	We're going to place a urinary catheter.

11

Je vous sonderai dès que vous aurez uriné.

14 *I'll catheterise you as soon as you've passed water (urinated).*

___

Nous voulons savoir si vous videz bien votre vessie.

15 *We want to know if you empty your bladder properly.*

___

Il faut mettre une sonde vésicale pour cet examen.

16 *We have to catheterise you for this test.*

La pratique des soins 11.2.2 *Applying the treatment*

Pouvez-vous vous coucher tout à fait à plat?

1 *Could you lie down quite flat ?*

___

Il est préférable de vous laver la région génitale avant de placer la sonde.

2 *It's better to wash the genital area before placing the catheter.*

___

Il vaut mieux faire une toilette intime avant de placer la sonde.

3 *It's better to wash you private parts before placing the catheter.*

___

Je vous lave la région génitale avant les soins.

4 *I'm washing your genital area before the treatment.*

___

Je vous fais une toilette intime avant les soins.

5 *I'm going to wash your private parts before the treatment.*

___

C'est une mesure d'hygiène pour éviter le risque d'infection.

6 *It's a question of hygiene, to avoid the risk of infection.*

___

Je glisse la protection et le bassin sous le siège.

7 *I'm sliding the protection and the bedpan under your bottom.*

___

Je nettoie la région avec un produit désinfectant.

8 *I'm cleaning the area with a disinfectant.*

___

Ca va être froid ! Ecartez bien les jambes !

9 *It will be cold ! Open your legs wide !*

___

Je dois voir suffisamment pour placer correctement la sonde.

10 *I have to be able to see well enough to place the catheter.*

___

Cela me permet de mieux voir et d'être plus précis(e).

11 *It will enable me to see better and to be more accurate.*

___

Ce sera plus vite terminé pour vous.

12 *It will be over more quickly for you.*

___

Ne bougez pas ! Pensez à autre chose !

13 *Don't move ! Think of something else !*

___

11

Je mets un champ stérile sur les jambes.

14 *I'm putting a sterile sheet on your legs.*

Laissez bien vos jambes étendues et légèrement écartées.

15 *Keep your legs good and straight and slightly apart.*

J'injecte un produit pour faciliter la pénétration de la sonde.

16 *I'm injecting a solution that will make it easier to introduce the catheter.*

Cette seringue contient un anesthésiant, un lubrifiant et un antiseptique.

17 *This syringe contains an anaesthetic, a lubricant and an antiseptic.*

Je place l'embout de la seringue à l'entrée du méat urinaire.

18 *I'm placing the tip of the syringe at the entrance to the urinary canal.*

J'injecte. Cela ne fait pas mal ! C'est froid !

19 *I'm injecting. It won't hurt ! It's cold !*

Quand la sonde pénètre, cela pince un peu.

20 *It will pinch a little when the catheter goes in.*

Vous allez juste sentir un petit pincement.

21 *You'll feel it pinch just a little.*

Respirez bien ! Détendez-vous !

22 *Breathe well ! Relax !*

Pour ce soin, il est très important de vous relaxer !

23 *It's important you relax for this treatment !*

Respirez profondément !

24 *Breathe deeply !*

La sonde est bien placée. L'urine vient. C'est terminé.

25 *The catheter is properly placed. The urine is coming. It's finished.*

Je gonfle un petit ballonnet au bout de la sonde pour l'empêcher de sortir.

26 *I'm blowing up a little balloon at the end of the catheter to stop it coming out.*

Je prélève un peu d'urines pour le laboratoire.

27 *I'm taking a little urine for the laboratory.*

On va analyser vos urines.

28 *We're going to analyse (test) your urine.*

Je raccorde votre sonde à un petit sac dans lequel l'urine s'écoule.

29 *I'm attaching your catheter to a little bag into which the urine will run.*

Vous ne devez plus vous lever pour uriner.

30 *You don't have to get up any more to urinate.*

Vous ne devez plus nous appeler pour uriner.

31 *You don't have to call us any more to urinate.*

Vous pouvez uriner; l'urine sort par la sonde.

32 *You can pass water; the urine comes through the catheter.*

Vous sentirez la sonde pendant un petit moment et puis cela passera.

33 *You'll feel the catheter for a little while and then you'll forget it.*

D'ici une heure vous ne sentirez plus rien.

34 *An hour from now you'll won't feel anything any more.*

Il y a du lubrifiant sur la sonde.

35 *There's a lubricant on the catheter.*

Vous ne sentirez rien.

36 *You won't feel anything.*

C'est juste un peu désagréable.

37 *It's just a little uncomfortable.*

Quand la sonde entre dans la vessie, cela pince un peu.

38 *When the catheter goes into the bladder, it pinches a little.*

C'est au moment où elle passe le méat urinaire.

39 *It's just as it goes through the urinary canal.*

Je dois vous décalotter. Je vous recalotte.

40 *I have to push back the foreskin. I'm putting your foreskin back in place.*

Voulez-vous vous recalotter vous-même ?

41 *Would you put your foreskin back yourself ?*

Momentanément, on arrête l'écoulement de l'urine.

42 *We're going to stop the urine flow for a minute.*

On ne peut pas laisser toute l'urine s'écouler en une fois.

43 *We can't let all the urine run out at once.*

Cela ne serait pas bon pour votre vessie.

44 *It wouldn't be good for your bladder.*

On attend un peu et puis on laisse le reste s'écouler.

45 *We wait a little and then we let the rest run out.*

Je vais injecter de l'eau dans votre vessie et la réaspirer ensuite.

46 *I'm going to inject a little water into the bladder and then aspirate it out again.*

C'est pour faciliter l'évacuation des caillots.

47 *It's to help eliminate the clots.*

C'est pour évacuer les dépôts qui se forment et éviter qu'ils ne bouchent la sonde.

48 It's to evacuate the deposits which form and prevent them blocking the catheter.

11

L'éducation 11.2.3 *Education*

Ce n'est pas parce que vous avez une sonde que vous devez rester au lit !	1	*It's not because you have a catheter that you have to stay in bed !*
Vous n'êtes pas obligé de rester au lit quand vous avez une sonde !	2	*You don't have to stay in bed when you have a catheter.*
Vous pouvez vous lever et marcher.	3	*You can get up and walk.*
Il ne faut pas tirer sur la sonde.	4	*You mustn't pull out your catheter.*
Il faut éviter de tirer sur la sonde.	5	*You must avoid pulling on the catheter.*
Cela provoque des micro-lésions à l'entrée de la vessie.	6	*That would create micro lesions at the entrance to the bladder.*
Faites attention de ne pas accrocher votre sonde.	7	*Be careful not to catch your catheter on anything.*
N'oubliez pas d'emporter votre sac à urines.	8	*Don't forget to take your urine bag with you.*
Lorsqu'il est trop rempli, appelez-nous.	9	*When it's too full, call us.*
Il ne faut pas que le sac à urines soit plus haut que votre vessie.	10	*The urine bag mustn't be higher than your bladder.*
Cela provoque un reflux d'urines.	11	*That would cause the urine to flow backwards.*
C'est-à-dire un retour d'urines vers la vessie.	12	*That is, the urine would go back towards the bladder.*
Cela empêche l'urine de s'écouler.	13	*That prevents the urine from running out.*
Cela favorise l'infection.	14	*That encourages infection.*
L'urine ne s'écoule plus bien.	15	*The urine isn't flowing properly any more.*
Vous tenez votre sac à la main, le bras tendu vers le bas.	16	*You hold the bag in your hand, your arm held downwards.*
Je fixe le tuyau avec de l'adhésif à votre cuisse.	17	*I'm attaching the tube to your thigh with some tape.*

256

Ne vous étonnez pas de la couleur de vos urines.

18 *Don't be surprised by the colour of your urine.*

Vos urines sont rouges ; ne vous étonnez pas.

19 *Your urine is red; don't be surprised !*

C'est normal après cette intervention.

20 *It's normal after this operation.*

Elles vont s'éclaircir progressivement.

21 *It will become progressively clearer.*

Les saignements vont s'arrêter.

22 *The bleeding will stop.*

L'eau entre et ressort aussitôt.

23 *The water goes in and comes straight back out.*

C'est une sonde à double courant.

24 *It's a catheter with a double flow.*

Ce système évite la formation de caillots dans la vessie.

25 *This system prevents clots forming in the bladder.*

N'arrachez pas votre sonde.

26 *Don't pull out your catheter.*

Cela fait très mal. Vous allez vous faire mal.

27 *That hurts a lot. You will hurt yourself.*

Vous abîmez le sphincter.

28 *You're damaging the sphincter.*

Nous serons obligés de vous en remettre une.

29 *We're going to have to put in a new one.*

Il faut boire beaucoup quand on a une sonde !

30 *You have to drink a lot when you have a catheter.*

N'oubliez pas de bien boire ! Cela évite l'infection !

31 *Don't forget to drink well ! It will prevent infection !*

Buvez-vous assez ? Je vous conseille de boire beaucoup !

32 *Do you drink enough ? I advise you to drink a lot !*

Ce n'est pas parce que vous avez une sonde qu'il ne faut pas vous laver !

33 *It's not because you have a catheter that you don't have to wash yourself !*

Au contraire ! Il faut bien vous laver parce que vous avez une sonde !

34 *On the contrary ! You must wash properly because you have a catheter !*

Vous devez bien vous laver, malgré la sonde !

35 *You must wash properly, in spite of the catheter !*

11

Le confort physique 11.2.4 *Physical comfort*

La sonde est-elle bien fixée ainsi ?	1	*Is the catheter fixed properly like that ?*
N'attendez pas que le sac à urines soit plein pour nous appeler !	2	*Don't wait until the bag is full to call us !*
Appelez-nous à temps pour le vider !	3	*Call us in time to empty it !*
Je vais vous laver la région génitale et la base de la sonde.	4	*I'm going to wash your genital area and the base of the catheter.*
Je vais vous faire une toilette intime et vérifier la propreté de la sonde.	5	*I'm going to wash your private parts and check that the catheter is clean.*
Il est préférable que l'entrée du méat reste très propre.	6	*It's better that the canal be very clean.*
Cela évite les infections et les complications.	7	*That prevents infection and complications.*

Le confort psychologique 11.2.5 *Psychological well-being*

Dès que ce ne sera plus nécessaire, on vous enlèvera la sonde.	1	*As soon as it's no longer necessary, we'll take the catheter out.*
Les interventions sur le petit bassin inhibent momentanément le réflexe d'uriner. C'est pour cela qu'on vous a placé une sonde !	2	*Operations on the lower pelvis inhibit the urinary reflex temporarily. That's why we placed a catheter !*
Cela ne rend ni stérile, ni impuissant, ni incontinent.	3	*It doesn't make you sterile, or impotent, or incontinent.*
Vous avez été courageux pendant le placement de votre sonde.	4	*You were brave while we were putting in your catheter.*
Si on a réussi du premier coup, c'est certainement parce que vous étiez calme et détendu.	5	*We succeeded first time, because you were calm and relaxed.*
Demain, vous pourrez probablement uriner normalement.	6	*Tomorrow, you will probably be able to urinate normally.*
Maintenant que c'est fini, dites-moi: était-ce si terrible ?	7	*Now that it's finished, tell me: was it so bad ?*

11

Votre peur était-elle justifiée ?

8 *Was your fear justified ?*

Quand on vous enlèvera la sonde vésicale, vous pourrez uriner normalement.

9 *When we take out the urinary catheter, you will be able to urinate normally.*

Un réflexe mictionnel acquis reste acquis !

10 *An acquired mictionnal reflex stays with you.*

Je vous remercie de votre collaboration. Merci de votre collaboration.

11 *I thank you for your cooperation. Thank you for your cooperation.*

11

11.3

Exercices ———— *Exercises*

Le vocabulaire du sondage vésical	*	*The vocabulary of placing a catheter*
La sonde vésicale	:	*the urinary/bladder catheter*
Le lubrifiant	:	*the lubricant*
Impuissant	:	*impotent*
Stérile (non fécond)	:	*sterile (not fertile)*
Incontinent	:	*incontinent*
C'est stérile	:	*it's sterile*
C'est déstérilisé	:	*it's no longer sterile*
Le réflexe	:	*the reflex*
La pénétration	:	*penetration (putting in)*
L'embout	:	*the end of the tip*
Le pincement	:	*the pinching feeling*
Les dépôts	:	*the deposits*
L'écoulement	:	*the flow*
Le reflux	:	*the reflux (running back)*
En formation	:	*developing*
Le tuyau	:	*the tube*
Acquis	:	*acquired*

Les verbes du sondage vésical	*	*The verbs of catheterising*
Sonder	:	*to catheterise*
Faire pénétrer	:	*to insert*
Introduire	:	*to introduce*
Glisser	:	*to slide*
Enfoncer	:	*to push in*
Pousser	:	*to push*
Faire une fausse voie	:	*to take a false/wrong way*
Fixer	:	*to fix, to attach*
Accrocher	:	*to catch on (something)*
Inhiber	:	*to inhibit*
Connecter	:	*to connect, to join*
Décalotter le gland	:	*to push back the foreskin*
Recalotter le gland	:	*to put the foreskin back in place*

11

Exercice 26 « A TROUS »   *   *Exercise 26 «Fill in»*
Complétez les phrases ci-dessous: ***Complete the sentences below:***

Vous n'avez pas encore ...
Votre vessie est ...
Vous présentez un ...
Je vais vous ...
Pouvez-vous vous ... ?
Je vous fais une « ... » avant le soin.
... -vous ! J'injecte un ... pour faciliter la ... de la sonde.
C'est un peu ... ! J' ... la sonde ... profondément ! La sonde est ...
L'urine ... .
Je ... votre sonde à un petit .....
D'ici une heure, vous ne ... plus rien !

You were operated on yesterday and you haven't been able to...yet.
You will have to be ....
I'm ... a protection under your ....
I'm ... the area with ....
There is a ... on the catheter.
The catheter will ... more easily.
You will ... almost nothing.
... your legs ....!
It's finished; the urine...
I'm ... a little ... to hold the catheter in place.
Will you ... your foreskin yourself ?
You don't ... stay in bed.
You can ... , if you want to.

à l'aide des mots ou expressions suivants:
with the help of the following words and expressions:

uriner - toilette intime - froid - sentir - venir - globe vésical - sonder
sac à urines - coucher à plat - relaxer - lubrifiant - placer - introduire
pénétration - raccorder - pleine

to feel - to open - to get up - a disinfectant - bottom - to catheterise -
a lubricant - a balloon - to clean - to put back the foreskin - to urinate -
to penetrate - to slide - please - to flow - to inflate - to be obliged/ to have to

Solution page 272   ***Solution page 272***

11

Exercices de dialogue 11.3.4 *Dialogue exercises*

Qu'expliquez-vous à un jeune malade opéré de l'appendicite qui n'arrive pas à uriner après l'intervention ?

Composez quelques petites phrases de "soutien psychologique".

A un patient qui a une sonde vésicale, donnez quatre conseils d'hygiène.

Commencez vos phrases par ...
- Il vaut mieux ...
- Il faut ...
- Je vous conseille ...
- Essayez ...
- Il est préférable ...

" Vous avez sondé un patient. Il avait très peur. Il a cependant été coopératif. "

- Dites-le lui !

What do you tell a young patient who cannot urinate after being operated on for appendicitis?

Make up some sentences of "moral support"

Give four pieces of advice concerning hygiene to someone with a urinary catheter.

Begin your sentences with ...
- *It would be better if ...*
- *You have to ...*
- *I advise you to ...*
- *Try to ...*
- *It's better to ...*

" You have just catheterized a patient. He/she was very frightened. Nevertheless, he/she has been very cooperative. "

- *Tell him/her that !*

11

LES MOTS DE LA FIN
LAST WORDS

Que «doivent» bien souvent exprimer, demander les malades ? ... Hélas !	**1**	*What do patients often «have to» say, ask ? ... Alas !*

N'oubliez pas ma sonnette !

1 *Don't forget my bell !*

Voulez-vous me donner ma sonnette ?

2 *Would you give me my bell ?*

Pourrais-je avoir ma table de nuit près de moi ?

3 *Could I have my bedside table close to me ?*

Pouvez-vous me donner un verre d'eau ?

4 *Could you give me a glass of water ?*

Mon siège me fait si mal ! Pouvez-vous me masser un peu ?

5 *My bottom is so sore ! Could you rub me a little ?*

Mon bassin hygiénique n'a pas été vidé ! Pourriez-vous vider mon bassin hygiénique ?

6 *My bedpan hasn't been emptied ! Could you empty my bedpan ?*

FIN

263

J'ai demandé plusieurs fois de la vian-de moulue !

7 *I've asked several times for minced meat !*

___

N'y a-t-il pas moyen d'avoir des repas moulus ?

8 *Isn't it possible to have my meals minced ?*

___

Je n'ai pas pu manger ceci.

9 *I wasn't able to eat this.*

___

J'appelle depuis 20 minutes. Je n'en peux plus !

10 *I've been calling for 20 minutes. I can't hold on any longer !*

___

Je voudrais retourner dans mon lit.

11 *I'd like to get back into bed.*

On m'a promis un oreiller depuis plu-sieurs jours.

12 *I was promised a pillow several days ago.*

___

J'aimerais voir le médecin. Je ne l'ai plus vu !

13 *I'd like to see the doctor. I haven't seen him recently !*

___

On n'a toujours pas retrouvé mon den-tier ?

14 *You still haven't found my dentures ?*

___

Ces gants de toilette là ne sont pas à moi !

15 *Those facecloths aren't mine ! (don't belong to me !)*

___

Pensez-vous que je vais un jour me remettre ?

16 *Do you think I'll get better one day ?*

___

Quelqu'un peut-il m'aider à conduire mon mari vers l'ascenseur ?

17 *Can someone help me to take my husband to the lift ?*

___

Je ne peux pas, à la fois, porter ses bagages et pousser la chaise roulante !

18 *I can't carry his luggage and push the wheelchair at the same time !*

___

Etc.

Etc.

FIN

Que «doivent» bien souvent exprimer, demander les malades? ... Hélas !
What do patients often «have to»say, ask ? ... Alas !

Que disent les infirmières
... très souvent ?
... Heureusement !

2

What do the nurses say
... very often ?
... Thank goodness !

A demain, ... en forme !

1 *See you tomorrow, ... in good shape !*

Reposez-vous bien !

2 *Rest well ! Have a good rest !*

Vous avez fait un bel effort aujourd'hui !

3 *You tried hard today !*

Ne vous fatiguez pas trop ! Il faut y aller progressivement !

4 *Don't tire yourself out too much ! You have to do it little by little !*

Demain vous en ferez un peu plus !

5 *Tomorrow you'll do a little more !*

Je trouve que vous progressez chaque jour.

6 *I think you're making progress every day.*

Vous progressez chaque semaine !

7 *You are progressing every week !*

Votre famille vous gâte; elle vous apporte de jolies fleurs.

8 *Your family spoils you; they bring you lovely flowers.*

Ça ne va pas fort aujourd'hui !

9 *You're not so good today !*

Il faut prendre votre mal en patience !

10 *You have to be patient !*

D'ici huit jours le traitement sera fini !

11 *The treatment will be finished in 8 days time. Eight days from now the treatment will be finished.*

Je crois que vous vous remettrez ensuite.

12 *I think you will get better afterwards.*

Je crois que vous commencez à vous remettre.

13 *I think you're beginning to recover.*

Vous serez moins fatigué.

14 *You'll be less tired.*

Ce n'est pas facile à supporter !

15 *It's not easy to take !*

FIN

Que disent les infirmières ... très souvent ? ... Heureusement !
What do the nurses say ... very often ? ... Thank goodness !

265

Il faut du courage, mais vous l'avez !

16 *You'll have to be brave, but you are !*

Ce sont quelques mauvais mois à passer !

17 *These are difficult months to get through !*

Je vous ai commandé un dîner léger qui vous plaira !

18 *I've ordered a light lunch which you should like !*

Vous allez pouvoir bientôt vous débrouiller seul !

19 *You'll soon be able to manage on your own !*

Vous vous en sortez bien !

20 *You're doing very well !*

Vous n'avez presque plus besoin de moi !

21 *You almost don't need me any more !*

Vous êtes chaque jour un peu mieux.

22 *You're a little better each day !*

Je ne vous trouve pas moins bien qu'hier !

23 *I don't think you're worse than yesterday !*

Je viens vous dire un petit bonjour entre deux services.

24 *I've come to say «hello» between my shifts.*

Ça me fait plaisir de vous trouver beaucoup mieux.

25 *I'm pleased to see you much better.*

Je suis contente de vous trouver de nouveau en forme !

26 *I'm happy to see you back in shape again !*

Etc.

Etc.

FIN

Que disent les infirmières ... très souvent ? ... Heureusement !
What do the nurses say ... very often ? ... Thank goodness !

SOLUTION DES EXERCICES
SOLUTION TO THE EXERCISES

EXERCICE 1 *EXERCISE* p./*pg.* 71

	Indicatif présent		Interrogatif
1. Pouvoir	Je peux	Vous pouvez	Pouvez-vous ?
2. Désirer	Je désire	Vous désirez	Désirez-vous ?
3. Devoir	Je dois	Vous devez	Devez-vous ?
4. Vouloir	Je veux	Vous voulez	Voulez-vous ?
5. Savoir	Je sais	Vous savez	Savez-vous ?
1. *To be able*	*I can / I am able to*	*You can/You are able to*	*Can you ?*
2. *To wish*	*I wish*	*You wish*	*Do you wish ?*
3. *To have to*	*I must / have to*	*You must / have to*	*Do you have to ?*
4. *To want*	*I want*	*You want*	*Do you want ?*
5. *To be able to (To know how to)*	*I can*	*You can*	*Can you ?*
6. *To know*	*I know*	*You know*	*Do you know ?*

EXERCICE 2 *EXERCISE* p./*pg.* 72

Voici votre lit. / Voilà votre armoire.	*Here is your bed. There are your keys.*
Par ici, c'est votre chambre. /	*Your room is here / this way.*
Par là, c'est la sortie.	*The way out is there / that way.*
Ce côté-ci de l'armoire est à vous.	*This side of the cupboard is yours.*
Ce côté-là est à votre voisin.	*That side is your neighbour's.*
Cette table-ci est-elle à vous ?	*Is this your table ?*
Cette chaise-là est-elle occupée ?	*Is that chair occupied ?*
Ce drap-ci est-il propre ?	*Is this sheet clean ?*
Cet oreiller-là est-il à vous ?	*Is that your pillow ?*

		EXERCICE	3	*EXERCISE*		p./*pg.* 73

Quel est votre médecin traitant ?   *What treatment are you having ?*
Quelle est la personne à prévenir ?   *Which tests have you had (undergone) already ?*
De qui tenez-vous ces renseignements ? *From whom did you do get this information ?*
De quoi souffrez-vous ?   *From what are you suffering ?*
A qui parlez-vous ?   *Who were you talking to ?*
A quoi ressemble votre douleur ?   *What does your pain feel like ?*
Laquelle de ces chemises voulez-vous ? *Which of these nightdresses do you want ?*
Lequel de ces oreillers est le vôtre ?   *Which of these pillows is yours ?*

		EXERCICE	4	*EXERCISE*		p./*pg.* 74

1 - f	2 - j	3 - h	4 - a	5 - d	6 - i	7 - e
8 - c	9 - b	10 - g	11 - k	12 - l		

	EXERCICE	5	*EXERCISE*	p./*pg.* 76

1. être soulagé	2. se rétablir	3. être anxieux	4. faire le nécessaire
5. ce qui va se passer	6. doucement	7. calme	8. se détendre
9. rester calme	10. agir (médicament)		

1. your arrival	*2. the next few hours*	*3. to inform*	*4. to make contact*
5. to be patient	*6. to examine*	*7. I'll explain*	*8. everything will be alright*
9. how to do it	*10. to be worried*		

	EXERCICE	6	*EXERCISE*	p./*pg.* 100

Transpirer	: *to sweat*	Il a transpiré	*He has sweated*
Trembler	: *to tremble*	Il a tremblé	*He has trembled*
Frissonner	: *to shiver*	Il a frissonné	*He has shivered*
Circuler	: *to walk around*	Il a circulé	*He has walked around*
Somnoler	: *to doze*	Il a somnolé	*He has dozed*
Déranger	: *to bother*	Il a dérangé	*He has bothered*

	EXERCICE	7	*EXERCISE*	p./*pg.* 102

Sonder	: *to catheterise*	J'ai sondé	*I have catheterised*
			I have placed a catheter
Vider	: *to empty*	J'ai vidé	*I have emptied*
Arracher	: *to pull out*	J'ai arraché	*I have pulled out*
Tirer	: *to pull (on)*	J'ai tiré	*I have pulled (on)*
Placer	: *to place*	J'ai placé	*I have placed*
Gonfler	: *to inflate (blow up)*	J'ai gonflé	*I have inflated (blown up)*
Changer	: *to change*	J'ai changé	*I have changed*
Désobstruer	: *to unblock*	J'ai désobstrué	*I have unblocked*

268

EXERCICE 8 *EXERCISE* p./*pg.* 103

A.

Je clampe.	Je réamorce.	J'injecte.	Je connecte.	Je ramène.	J'aspire.
I clamp.	*I start up again.*	*I inject.*	*I connect.*	*I bring back.*	*I aspirate.*

B.

Le malade refuse,	est incapable,	est ballonné,	supporte,	vomit,	est soulagé.
The patient refuses,	*isn't able,*	*has wind,*	*tolerates,*	*vomits,*	*is relieved.*

EXERCICE 9 *EXERCISE* p./*pg.* 121

To take - take	*To give - give*	*To lift up - lift up*
To slide - slide	*To slip - slip*	*To look at - look at*
To breathe - breathe	*To come - come*	*To go forward - go forward*
To walk - walk		

Redresser - redressez	Relever - relevez	Remonter - remontez
S'asseoir - asseyez-vous	Plier - pliez	Pousser - poussez
Se tourner - tournez-vous	S'appuyer - appuyez-vous	Soutenir - soutenez
Poser - posez		

the hand	*the arm*	*the head*	*the back*	*the seat (bottom)*
les jambes	les pieds	les genoux	les talons	le côté

EXERCICE 10 *EXERCISE* p./*pg.* 122

1 - 5	2 - 4	3 - 3	4 - 6	5 - 2	6 - 1	
7 - 10	8 - 11	9 - 12	10 - 7	11 - 13	12 - 9	13 - 8

1. Prendre	: *to take*	take	5. mon bras	: *my arm*
2. Soulever	: *to lift up*	lift up	4. votre siège	: *your bottom*
3. Glisser	: *to slide*	slide	3. vos pieds	: *your feet*
4. Poser	: *to put*	put	6. les pieds sur le sol	: *your feet on the ground*
5. Regarder	: *to look*	look	2. devant vous	: *in front of you*
6. Respirer	: *to breathe*	breathe	1. profondément	: *deeply*
7. To come	: venir	venez	10. *towards me*	: vers moi
8. *To move up*	: remonter	remontez	11. *in your bed*	: dans votre lit
9. *To sit down*	: s'asseoir	asseyez-vous	12. *in the chair*	: dans le fauteuil
10. *To bend*	: plier	pliez	7. *the knees*	: les genoux
11. *To push*	: pousser	poussez	13. *on your heels*	: sur les talons
12. *To lean*	: appuyer	appuyez	9. *on me*	: sur moi
13. *To pull*	: tirer	tirez	8. *on the lifting handle*	: sur le perroquet.

EXERCICE 11 — *EXERCISE* p./*pg.* 137

Exemple: A-t-il déjà fait sa toilette ?
Example: Has he washed and dressed already ?

1. *Are you going to do it ?*	6. Avez-vous essayé de la faire seul ?
2. *Are you busy with it ?*	7. Vous devriez essayer de la faire seul !
3. *Do you feel able to do it ?*	8. Ce serait mieux si vous la faisiez seul !
4. *Will you do it ?*	9. Où voulez-vous faire votre toilette ?
5. *Will you do part of your wash ?*	10. Avez-vous terminé votre toilette ?

Have you washed and dressed already ?
Avez-vous déjà fait votre toilette ?

EXERCICE 12 — *EXERCISE* p./*pg.* 153

Proposer	:	*to offer*
Que puis-je vous proposer ?		*What can I offer you ?*
Désirer (vouloir, souhaiter)	:	*to want*
Que désirez-vous boire ?		*What do you want to drink ?*
Préférer	:	*to prefer*
Que préférez-vous manger ?		*What would you prefer to eat ?*
Aimer	:	*to like*
Qu'aimez-vous pour déjeuner ?		*What would you like for breakfast ?*
To want	:	vouloir, désirer
Voulez-vous autre chose ?		*Do you want something else ?*
Désirez-vous autre chose ?		*Would you like something else ?*
To choose	:	choisir
Avez-vous choisi ?		*Have you chosen ?*
To follow	:	suivre
Quel régime suivez-vous ?		*What diet are you following ?*
To feel like	:	plaire
Qu'est-ce qui vous plairait ?		*What do you feel like ?*
To feel like	:	avoir envie de
De quoi avez-vous envie ?		*What do you feel like ?*

EXERCICE 13 — *EXERCISE* p./*pg.* 154

A.	1 - 2	2 - 1	3 - 5	4 - 3	5 - 7	6 - 4	7 - 6
B.	1 - 3	2 - 5	3 - 1	4 - 6	5 - 2	6 - 7	7 - 4

EXERCICE 14 — *EXERCISE* p./*pg.* 155

canard - facilement - dents - moulue - d'appétit - supplément - nausées - légère
potage

appetite - extra - *nauseous - light - soup* - *drinking-cup - easily -*
Teeth - minced

EXERCICE   **15**   *EXERCISE*   p./*pg.* 178
A.
4 - 6 - 2 - 8 - 10 - 1 - 5 - 3 - 9 - 7
B
10 - 2 - 5 - 3 - 7 - 1 - 4 - 6 - 8 - 9

EXERCICE   **16**   *EXERCISE*   p./*pg.* 179
A. 3 - 7 - 4 - 1 - 8 - 2 - 6 - 5
B. 3 - 6 / 7 - 1 / 4 - 8 / 1 - 3 / 8 - 4 / 2 - 7 / 6 - 2 / 5 - 5 /

EXERCICE   **17**   *EXERCISE*   p./*pg.* 182

| (Français) | 1 - 6 | 2 - 7 | 3 - 8 | 4 - 5 | *(French)* |
| (Anglais) | 1 - 6 | 2 - 8 | 3 - 7 | 4 - 5 | *(English)* |

EXERCICE   **18**   *EXERCISE*   p./*pg.* 211

Je pique	J'aspire	J'injecte	Je change de direction	Je retire
Je masse	Je comprime.			
I prick	*I aspirate*	*I inject*	*I change direction*	*I pull out*
I rub	*I press.*			

EXERCICE   **19**   *EXERCISE*   p./*pg.* 212

Que ressentez-vous ?   Que sentez-vous ?   Avez-vous mal ?
Cela ne serre-t-il pas trop ?
What do you feel ?   *What do you feel ?*   *Are you in pain ?*   (Does that hurt ?)
Isn't that too tight ?

EXERCICE   **20**   *EXERCISE*   p./*pg.* 212

Calmez-vous.	Décontractez-vous	Relaxez-vous	Détendez-vous
Ne vous contractez pas	Ne bougez pas.		
Calm down	*Relax*	*Relax*	*Let yourself go*
Don't tense up	*Don't move*		

EXERCICE   **21**   *EXERCISE*   p./*pg.* 213

| 4 | 3 | 5 | 7 | 1 | 8 | 2 | 10 | 6 | 9. |
| 1 | 10 | 9 | 5 | 8 | 4 | 6 | 7 | 3 | 2. |

EXERCICE 22 *EXERCISE* p./pg. 231

to spread (spread)/étendez	to let penetrate (let it penetrate)/ faire pénétrer	to tilt (tilt)/basculer
to disinfect (disinfects) /désinfecter	to humidify (humidifies)/humidifier	
to liquify (liquifies)/liquéfier	to evacuate (evacuate)/évacuer	
abaissez/to lower (lower) soufflez/to blow (blow)	moucher/blow the nose bouchez/to close over	mouchez/to blow the nose renifler/to sniff

---

EXERCICE 23 *EXERCISE* p./pg. 244

Je viens faire le pansement.	I'm coming to do the dressing.
Les compresses sont souillées.	The compresses are dirty.
La plaie suinte.	The wound is oozing.
Le drain coule ("donne").	The drain is running.
Vous êtes mouillé.	You are wet.
Je retire la mèche.	I'm pulling the wick out.
Le docteur va poser une mèche.	The doctor is going to put in a wick.
Je vais raccourcir le drain.	I'm going to shorten the drain.
C'est aujourd'hui qu'on enlève les fils.	It's today we take the stitches out.
Il faut irriguer la plaie.	The wound has to be irrigated.
Je change le pansement.	I'm changing the dressing.

EXERCICE 24 *EXERCISE* p./pg. 245

Je décolle le sparadrap.	I'm removing the sticky tape.
Je soutiens la peau.	I'm holding the skin.
Je tamponne.	I'm swabbing.
Je nettoye la plaie.	I'm cleaning the wound.
Je désinfecte.	I'm disinfecting.
J'aseptise.	I'm disinfecting.
J'ôte les fils.	I'm removing the stitches.
Je recouvre la plaie.	I'm covering the wound.
Je protège la cicatrice.	I'm protecting the scar.
Je dispose les compresses.	I'm applying the compresses.
Je rembourre votre pansement.	I'm padding your dressing.
Je bande votre jambe.	I'm bandaging your leg.

EXERCICE 25 *EXERCISE* p./pg. 246

A. 1 (6 - 9 - 12) 2 (2 - 7 - 4 - 3) 3 (5 - 14 - 1 - 11) 4 (10 - 13 - 8)

EXERCICE 26 *EXERCISE* p./pg. 261

A. uriné - pleine - globe vésical - sonder - coucher à plat - toilette intime - relaxez - lubrifiant - pénétration - froid - j'introduis - respirez - placée - vient - raccorde - sac à urines - sentirez.

B. urinate - catheterised - sliding - bottom - cleaning - a disinfectant - lubricant - penetrate - feel - open - please - is flowing - inflating - balloon - put back - have to - get up.

272

LEXIQUE

VOCABULARY

1

Lexique _____ *Vocabulary*

A

abaisser	6	*lower (to ...)*
abaisser la paupière	9	*lower (to ...) the eyelid*
abcès (l' - un)	10	*abcess (the)*
abîmer	8	*damage (to ...)*
ablation (l' - une)	6	*removal (the)*
accrocher	11	*catch (to ... on) (something)*
acétone (l' - un)	6	*acetone (the)*
achever	4	*finish (to ...)*
achever (la toilette)	4	*finish (to ...) (washing)*
acompte (l' - un)	1	*account (the)*
acquis	11	*acquired*
adhésif (l' - un)	10	*adhesive tape (the), sticky plaster (the)*
admettre	2	*admit (to ...)*
admis (être) pour	2	*be (to ...) admitted for*
adresser (s') à	1	*apply (to ...) to, speak (to ...) to*
adroit	6	*skilful*
adroit (être)	6	*skilful (to be ...)*
agité	2	*agitated*
agité (être)	2	*be (to ...) agitated*
agoniser	2	*dying (to be ...)*
agrafes (les)	10	*clips (the)*
aide (l' - une)	1	*help (the)*
avoir besoin d'aide	1	*help (to need ...)*
aiguille (l' - une)	8	*needle (the)*
alcool (l' - un)	8	*alcohol (the)*
alèse (l' - une) ou l'alaise	3	*drawsheet (the)*
aliment (l' - un)	1	*food (the)*
aller	1	*go (to ...)*
aller à la selle	1	*go (to ...) to the toilet, have (to ...) a bowel motion*
aller à pied	1	*walk (to ...)*
aller chercher	1	*fetch (to ...), go (to ...) and fetch*
allergique (à)	1	*allergic (to)*
allergique (être) à	1	*be (to ...) allergic to*
amaigrissant	5	*slimming*

bassin (le)	1	basin (the)
bassin (le) de toilette	1	wash basin (the)
bassin (le) en carton	4	cardboard basin (the)
bassin (le) hygiénique ("la panne")	1	bedpan (the)
bassin (le) réniforme (ou haricot)	10	kidney-dish (the)
beurrer les tartines	5	butter (to ...) bread
bijoux (les)	6	jewelry (the)
bile (la)	2	bile (the)
biseau (le)	8	point (the)
bistouri (le)	10	scalpel (the)
blesser	8	damage (to ...), injure (to ...)
bleu (le)	8	bruise (the)
blouse (la) d'opéré	1	operation gown (the)
bocal (le)	3	jar (the)
bocal (le) d'aspiration	3	aspiration bottle (the) (jar)
bocal (le) gradué	2	graduated container (the)
bol (le)	5,10	bowl (the)
boucher	9	close (to ...) , block (to ...)
bouché	2	blocked
être bouché	2	blocked (to be ...)
bouchée (la)	5	mouthfull (the), morsel (the)
bouchon (le)	7	blockage (the)
boucles (les) d'oreilles	6	earrings (the)
bouger	1	move (to ...) (about)
boules (les)	7	balls (the)
bourgeonnement (le)	10	repair tissue (the)
bouton (le)	1	knob (the)
bracelet (le) d'identification	1	identification bracelet (the)
brancard (le)	1	stretcher (the)
broche (la)	6	brooch (the)
brosse (la) à dents	4	toothbrush (the)
brosser	4	brush (to ...)
brosser (les dents)	4	brush (to ...) your teeth
bulle (la)	8	bubble (the)

C

cabinet (le) de toilette	3	bathroom (the), toilet (the)
cafetière (la)	5	coffee pot (the)
caillots (les)	2	clots (the)
calmant (le)		sedative (the)
calmer (se)	8	calm down (to ...)
canard (le)	5	drinking cup (the), beaker (the)
caoutchouc (le)	8	rubber sheet (the)
carnet (le) de mutuelle	1	medical insurance booklet (the)
carte (la)	1	card (the)
carte (la) d'identité	1	identity card (the)
carte (la) de groupe sanguin	1	blood group card (the)
casier (le)	1	locker (the)
cathéter (le)	10	catheter (the)
cavité (la)	10	cavity (the)
chaise (la)	3	chair (the) (wooden)
chaise (la) à bascule	1	weighing chair (the)
chaise (la) percée	7	commode (the)
chaise (la) roulante	1	wheelchair (the)
chaîne (la)	6	chain (the)

276

convulsions (les)	2	*convulsions (the)*
cordes (les) vocales	2	*vocal cords (the)*
cordon (le)	2	*cord (the), band (the)*
cordonnet (le)	10	*cordlet (the)*
couler	2,10	*run (to ...), flow (to ...)*
ne plus couler	2	*run (to ...) no longer*
couler à côté	2	*run (to ...) beside*
couper	5	*cut (to ...)*
couper la viande	5	*cut (to ...) meat*
court(e)	8	*short*
coussin (le)	3	*cushion (the)*
coussin (le) à air	3	*air-cushion (the)*
coussin (le) à eau	3	*water-cushion (the)*
coussin (le) mousse	3	*foam cushion (the)*
coussin (le) spécial	3	*special cushion (the)*
couteau (le)	5	*knife (the)*
couvercle (le)	1,5	*cover (the), top (the), lid (the)*
couverture (la)	1,3	*blanket (the)*
crachat (le)	2	*phlegm (the), expectoration (the)*
cracher	4	*spit (to ...) (out)*
crachoir (le)	4	*sputum pot (the), spit bucket (the)*
craindre	6	*afraid (to be ...), fear (to ...)*
crampe (la)	7	*cramp (the)*
avoir des crampes	7	*cramps (to have ...)*
crème (la) épilatoire	6	*hair-removing cream (the)*
crochets (les)	1	*hooks (the)*
croquer	9	*crunch (to ...)*
croûtes (les)	10	*crusts (the), scabs (the)*
cuiller (la)	5	*spoon (the)*
cuiller (la) à café	5	*coffee spoon (the), teaspoon (the)*
cuiller (la) à dessert	5	*dessert spoon (the)*
cuiller (la) à soupe	5	*soup spoon (the)*
culture (la)	2	*culture (the)*
cyanosé	2	*cyanotic (blue)*

D

débarrasser	5	*clear (to ...) up, clear (to ...) away*
débrouiller (se)	1	*help (to ...) oneself, manage (to ...)*
décalotter le gland	11	*push (to ...) back the foreskin*
décéder	2	*die (to ...), pass (to ...) away*
déchets (les)	1	*fibre (the)*
déchets (sans ...)	5	*no fibre, low residue*
décoller	10	*unstick (to ...)*
décoller le sparadrap (R)	10	*unstick (to ...) the tape*
défendre (= interdire)	6	*forbid (to ...) (not allow)*
défendre (= prendre la défense de)	6	*defend (to ...), take (to ...) the defense of*
défendre (= protéger)	6	*defend (to ...), protect (to ...)*
dégager	6	*clear (to ...)*
dégager les intestins	6	*clear (to ...) the intestins*
dégonfler	2	*deflate (to ...)*
dégraisser	6	*dry (to ...)*
dégraisser la peau	6	*dry (to ...) the skin*
déjeuner (le)	5	*lunch (the), midday meal (the)*
dentier (le)	4	*dentures (the) (false teeth)*
dentifrice (le)	4	*toothpaste (the)*

dépistage (le)	8	detection (the)
déposer	6	put (to ...) down , set (to ...), deposit (to ...)
dépôts (les)	11	deposits (the ...)
déranger	2	bother (to ...)
déshabiller (se)	1	get (to ...) undressed, undress (to ...)
désinfectant (le)	6,10	disinfectant (the)
désinfecter	6,10	disinfect (to ...)
désobstruer	2	unblock (to ...)
désolé (je suis ...)	1	sorry (I'm ...)
déstérilisé (C'est ...)	11	sterile (it's no longer ...)
diabétique	5	diabetic
diarrhée (la)	2	diarrhea (the)
diététicienne (la)	5	dietitian (the)
diluer	9	dilute (to ...)
diminuer	9	reduce (to ...)
diminuer l'appétit	9	reduce (to ...) the appetite
dîner (le)	5	dinner (the), meal (the) (midday/evening)
disposer	10	arrange (to ...)
disposer les compresses	10	arrange (to ...) the compresses
dissolvant (le)	6	(nail-varnish) remover (the)
diurèse (la)	2,11	diuresis (the)
diurèse (la) horaire	2,11	diuresis schedule (the)
domaine (dans ce ...)	6	field (in this ...), area (in this ...)
donner	3	give (to ...)
dose (la)	1	dose (the)
dossier (le)	5	backrest (the)
dossier (le) infirmier	1	nursing file (the)
douche (la)	4	shower (the)
douleur (la)	3	pain (the)
douleurs (les)	2	pains (the)
les douleurs constrictives	2	constricting pains, tight pains
les douleurs intercostales	2	intercostal pains
douteux	8	uncertain
drain (le)	10	drain (the)
drainer	10	drain (to ...)
drainer des sérosités	10	drain (to ...) serous fluid
drainer les sécrétions bronchiques	9	drain (to ...) bronchial secretions
drap (le)	3	sheet(s) (the)
dyspnéïque	2	short of breath, dyspnoeic
dyspnéïque (être)	2	short of breath (to be ...), dyspnoeic (to be ...)

E

eau (l' -une) de toilette	4	toiletwater (the)
ecchymose (l' - une)	8	bruise (the)
échantillon (l' - un)	1	sample (the)
écorcher	6	graze (to ...)
écoulement (l' - un)	2,11	discharge (the), flow (the)
écouter	2	listen (to ...) to
écraser	9	crush (to ...)
écraser les aliments	5	mash (to ...) food
écraser un comprimé	9	crush (to ...) a tablet
effectuer	2	do (to ...), carry out (to ...)
effort (l' - un)	2	effort (the)

égarer	6	*lose (to ...)*
emballage (l' - un)	10	*wrapping (the) (up)*
embout (l' - un)	11	*end (the ... of)*
encombré	2	*congested*
enfiler	4	*put (to ...) on*
enflammé	2	*inflamed*
enfoncer	11	*push in (to ...)*
enlever	10	*take (to ...) out (off)*
enlever les fils	10	*take (to ...) out stitches*
ennuyeux	7	*annoying*
entendre	2	*hear (to ...)*
épiler	6	*remove (to ...) hair*
épingle (l' - une) de sûreté	10	*safety pin (the)*
épouse (l' - une)	1	*wife (the)*
époux (l' - un)	1	*husband (the)*
équipe (l' - une)	6	*team (the)*
erreur (l' - une)	1	*error (the), mistake (the)*
escarre (l' - une)	1	*bedsore (the)*
essayer de	10	*try (to ...) to*
essuie (l' - un) de toilette	4	*handtowel (the)*
essuie-main (l' - un)	4	*handtowel (the)*
essuyer	4	*dry (to ...) (wipe dry, dry off)*
étendre	9	*spread (to ...)*
étendre une pommade	9	*spread (to ...) a cream*
éther (l' - un)	8	*ether (the)*
éveillé	2	*awake*
éveillé (être)	2	*be (to ...) awake*
évier (l' - un ...) (avec robinets)	1	*sink (the) (with taps)*
évier (l' - un)	3	*sink (the)*
éviter	6	*avoid (to ...), prevent (to ...)*
éviter une erreur	1	*avoid (to ...) an error, a mistake*
évoluer	6	*progress (to ...)*
examens (les)	1	*tests (the)*
excrétion (l')	7,11	*excretion (the), elimination (the)*
expérimenté	6	*experienced*
expérimenté (être)	6	*experienced (to be ...)*
expirer	2	*breathe (to ...) out, exhale (to ...)*
exprimer des sérosités	10	*let (to ...) serous fluid come (drain) out*

F

faciliter le transit intestinal	1	*improve (to ...) the digestion*
faciliter les selles	1	*make (to ...) the bowel motion easier*
faire de l'effet (un lavement)	6	*have (to ...) an effect (an enema)*
faire la toilette	4	*wash (to ...) (and dress)*
faire le lit	3	*make (to ...) the (a) bed*
faire pénétrer une pommade	9	*let (to ...) a cream go in,*
	9	*rub (to ...) a cream in*
	9	*let (to ...) a cream penetrate*
faire un pansement	10	*do (to ...) a dressing*
fausses dents (les)	6	*false teeth (the)*
fauteuil (le)	3	*chair (the) (armchair)*
favoriser	6	*favour (to ...)*
femme (la)	1	*woman (the)*
fécalome (le)	7	*faecaloma (the)*
fiche (la)	1	*sheet or card (the)*

fiche (la) d'identification	1	identification sheet or card (the)
fièvre (la)	1	fever (the), temperature (the)
fils (les)	10	stitches (the)
fin(e)	8	fine (small)
fixer	11	attach (to ...), fix (to ...)
flacon (le)	8	bottle (the)
flapule (la)	8	flap (the)
fonctionner	1	work (to ...)
forcer	5	force (to ...)
formation (en ...)	11	development (the ...), developing, forming
forme (en ...)	3	fit (to be ...)
fortifiant (le)	9	tonic (the)
fourchette (la)	5	fork (the)
freiner	9	reduce (to ...)
freiner l'appétit	9	reduce (to ...) the appetite
frictionner	4	rub (to ...)
frissonner	2	shiver (to ...)
frissons (les)	2	shivering (the), shivers (the)
froisser	8	crumple (to ...), crease (to ...)
futur opéré (le)	6	person (the) to be operated on

G

gant (le)	7	glove (the)
gant (le) de toilette	4	facecloth (the)
gant (le) de toilette propre	1	clean facecloth (the)
gants (les) stériles	10	sterile gloves (the)
garder	1	hold (to ...) on to, keep (to ...)
garder dans	1	keep (to ...) (something) in
gargariser	9	gargle (to ...)
gargouillis (les)	2	gurgling (the)
garrot (le)	8	tourniquet (the)
gavage (le)	2	tubefeed (the)
gaz (les)	2	gases (the)
gémir	2	groan (to ...)
germes (les)	10	germs (the)
glisser	3,11	slide (to ...)
globe (le) vésical	2	full bladder (the)
gobelet (le)	4	beaker (the)
gonfler	2	inflate (to ...), blow up (to ...)
gonflé (être)	2	be (to ...) swollen
gorgée (la)	5	sip (the)
goûter (le)	5	coffee (tea)-time (the), a light meal
goûter	5	taste (to ...)
goûter un aliment	5	taste (to ...) food
gratter	10	scratch (to ...)
gros(se)	8	big (thick)
groupe (le) sanguin	1	blood group (the)
guérir (recouvrer la santé)	10	get (to ...) better, recover (to ...) one's health
guérir (sens plus local, par ex. se cicatriser)	10	heal (to ...) (more locally, e.g. a wound)

H

| habitudes (les) | 1 | habits (the) |

280

hématome (l' - un)	8	haematoma (the), bruise (the)
hémoculture (l' - une)	2	blood culture (the)
hémorroïdes (les)	6	haemorrhoids (the)
hépatique	5	hepatic (of the liver)
humidifier	9	humidify (to ...), dampen (to ...)
hygiène (l' - une)	1	hygiene (the)

I

il paraît que	3	it seems ... (it appears ...) that
impalpable	2	impalpable, can't be felt
imprenable	2	can't be taken
impuissant	11	impotent
incapable	2	unable to, incapable of
incapable (être) de	2	not to be able to, to be unable to
incision (l' - une)	6,10	incision (the)
incliner	9	tilt (to ...)
incliner (la tête)	9	tilt (to ...) (the head)
inconscient	2	unconscious
incontinent	1,11	incontinent
indiquer	1	indicate (to ...), point (to ...) to
infecter	6	infect (to ...)
infection (l' - une)	2	infection (the)
inhiber	11	inhibit (to ...)
injecter	2,8	inject (to ...)
injection (l' - une)	8	injection (the)
insaisissable	2	impalpable (can't be felt)
inspirer	2	inhale (to ...)
installer	4	install (to ...), place (to ...)
installer (au lit)	1	to put to bed
installer (au lit)	1	settle (to ...) down (in bed)
institution (l' - une)	1	institution (the), establishment (the)
instrument (l' - un)	10	instrument (the)
insuline (l' - une)	8	insulin (the)
interroger	1	ask (to ...) questions, question (to ...)
intervalle (l' - un)	8	interval (the)
intervention (l' - une)	6	operation (the)
introduire	11	introduce (to ...)
irriguer	2	irrigate (to ...)
irriguer la plaie	10	irrigate (to ...) the wound
isoler	2	isolate (to ...)

J

jeun (être à ...)	1	be (to ...) fasting
jeûne (le)	1	fast (the)
jet (le)	1	jet (the)
premier jet (le)	1	first jet (the)

L

laisser	6	allow (to ...)
laisser agir	6	allow (to ...) to work
laisser fondre	9	let (to ...) melt
laisser fondre dans la bouche	9	let (to ...) melt in the mouth
lavabo (le)	1	washhand basin (the)
lavage (le) vésical	2	bladder wash (the)

lavement (le)	2	enema (the)
faire de l'effet (un lavement)	6	have (to ...) an effect (an enema)
laver (se)	4	wash (to ...) oneself
laxatif (le)	2	laxative (the)
lentilles (les)	1	contact lenses (the)
lettre (la) d'accompagnement	1	accompanying letter (the)
lever (se)	3	get (to ...) up
libérer (se)	1	free (to ...) oneself
linge (le)	4	linen (the)
liquéfier	9	liquify (to ...)
liquide	1	liquid
lit (le)	3	bed (the)
faire le lit	3	make (to ...) the (a) bed
long(ue)	8	long
lubrifiant (le)	11	lubricant (the ...)
lunettes (les)	1	glasses (the)

M

mâcher	1,5	chew (to ...)
mal (le)	8	pain (the)
avoir mal	8	pain (to be in ...)
maladie (la)	1	illness (the)
manche (la)	1	sleeve (the)
marcher	3	walk (to ...)
mari (le)	1	husband (the)
marque (la)	8	mark (the)
masque (le)	10	mask (the)
masser	6,8	massage (to ...) , rub (to ...)
mastiquer	5	chew (to ...)
maximum (le)	2	maximum (the)
mèche (la)	10	wick (the)
membrane (la)	8	membrane (the)
menu (le)	5	menu (the)
mesure (la) d'hygiène	6	measure (the) of hygiene
mettre (déposer)	1	put (to ...), set down (to ...)
mettre (enfiler un vêtement)	1	put (to ...) on (clothing)
mettre à plat	4	lay (to ...) flat
mettre (se) à plat	4	lie (to ...) flat
médecin (le) traitant	1	general practitioner (the) (G.P.), family doctor (the)
médicament (le)	1	medicine (the)
mélanger	5	mix (to ...)
mélanger les aliments	5	mix (to ...) food(s)
miction (la)	1	miction (the)
minimum (le)	2	minimum (the)
mobiliser	2	move (to ...)
mobiliser (se)	2	move (to ...) oneself
mobiliser des fils	10	move (to ...) the stitches
montre (la)	6	watch (the)
montrer	1	show (to ...)
moral (le)	3	morale (the)
mou	1	soft
moucher (se)	9	blow (to ...) the nose
mouchoirs (les)	4	handkerchieves (the)
mouillé	3,10	wet

mouillé (être)	3,10	*wet (to be ...)*
moulu	1	*minced*
muet (le)	2	*dumb man/woman (the)*
muscle (le)	8	*muscle (the)*
myope (le)	2	*short-sighted man/woman (the), (myopic),*

N

narcose (la)	6	*anaesthetic (the)*
nausées (les)	2	*nausea (the), sickness (the)*
ne pas convenir	2	*not to suit/unsuitable (to be ...)*
ne pas toucher	6	*don't touch, (not to touch)*
ne plus "couler"	2	*not to run (flow) any more*
négatif	8	*negative*
nettoyer	6	*clean (to ...)*
nettoyer la peau	6	*clean (to ...) the skin*
nettoyer la plaie	10	*clean (to ...) the wound*
nouer	6	*fix (to ...), tie (to ...) up*

O

obliger	6	*oblige (to ...) someone*
être obligé	6	*be (to ...) obliged to, have to (to ...)*
obstrué (être), bouché (être)	2	*be (to ...) blocked*
occuper (s') de	1	*care (to ...) for, look (to ...) after*
odeurs (les)	2	*smells (the)*
odorat (l' - un)	2	*smell (the) (sense of)*
oedématié	2	*oedematous, swollen*
oedème (l' - un)	2	*oedema (the), swelling (the)*
oeil (l' - un) de verre	6	*glass eye (the)*
opération (l' - une)	6	*operation (the)*
opérer	1	*operate (to ...)*
opéré (être)	1	*be (to ...) operated on*
orifice (l' - un)	10	*opening (the)*
oreiller (l' - un)		*pillow (the)*
ôter	10	*remove (to ...), take (to ...) off*
ouate (l' - une)	8	*cotton-wool (the)*
ouvrir	9	*open (to ...)*
ouvrir l'appétit	9	*open (to ...) up the appetite, stimulate (to ...) the appetite*
ouvrir la bouche	5	*open (to ...) the mouth*
oxygène (l' - un)	2	*oxygen (the)*

P

paille (la)	5	*straw (the)*
palper	8	*palpate (to ...), feel (to ...), examine (to ...)*
panade (la)	5	*fruit puree (the)*
"panne" (la) = le bassin hygiénique	1	*bedpan (the)*
pansement (le)	2,10	*dressing (the)*
faire un pansement	10	*do (to ...) a dressing*
pansement (le) adhésif	10	*adhesive dressing (the)*
pansement (le) aseptique	10	*sterile dressing (the)*
pansement (le) septique	10	*septic dressing (the)*
pantoufles (les)	3	*slippers (the)*

paraffine (la)	7	*paraffin (the)*
paraître	3	*look (to ...), seem (to ...)*
paraître mieux	3	*look (to ...) better, seem (to ...) better*
il paraît que	3	*it seems ..., it appears ..., that*
patienter	1	*patient (to be ...), wait (to ...)*
peau (la)	8	*skin (the)*
peau rouge (la ...)	10	*redskin (the), red India (the)*
peigne (le)	4	*comb (the)*
peigner (se)	4	*comb (to ...) the hair*
peignoir (le)	3	*dressing gown (the)*
pencher (se)	4	*lean (to ...) over forwards*
pénétration (la)	11	*penetration (the ...) (putting in)*
pénétrer (faire ...)	11	*insert (to ...)*
faire pénétrer une pommade		*rub (to ...) in a cream*
perfuser	2	*perfuse (to ...) (to give a perfusion)*
perfusion (la)	2	*perfusion (the) [the "drip"]*
perfusion (la) centrale	2	*central perfusion (the)*
perroquet (le)	1	*lifting handle (the)*
perruque (la)	6	*wig (the)*
pèse-personne (le)	1	*scales (the)*
petit déjeuner (le)	5	*breakfast (the)*
peur (la)	6	*fear (the)*
pince (la)	10	*forceps (the)*
pince (la) de Kocher	10	*Kocher forceps (the)*
pince (la) dissection	10	*dissecting forceps (the)*
pince (la) griffe	10	*toothed forceps (the)*
pince (la) mousse	10	*hemostatic forceps (the)*
pincement (le)	11	*pinching feeling (the ...)*
pincer	8	*pinch (to ...)*
piquer	2,8	*jab (to ...), prick (to ...)*
piquer (sensation)	2	*prick (to ...) (sting) (sensation)*
piqûre (la)	8	*injection (the), jab (the)*
placer	2	*place (to ...)*
placer une sonde	2	*place (to ...) a catheter*
plaie (la)	6,8,10	*wound (the)*
plaie (la) infectée	10	*infected wound (the)*
plaie (la) saine	10	*healthy (clean) wound (the)*
plaindre (se)	2	*complain (to ...)*
plaque (la) adhésive	10	*adhesive patch (the)*
plaques (les)	2	*patches (the)*
plaquette (la) de mutuelle	1	*medical insurance card (the)*
plier	3	*bend (to ...)*
poche (la)	10	*bag (the) (pouch)*
poche (la) adhésive	10	*adhesive bag (the) (pouch)*
poche (la) autocollante	10	*adhesive bag (the) (pouch)*
poche (la) de liquide	10	*liquid pouch (the)*
poids (le)	1	*weight (the)*
poils (les)	6	*hairs (the)*
points (les) de suture	10	*stitches (the)*
poire (la) de Bonneau	10	*Bonneau syringe (the)*
pommade (la)	2	*cream (the)*
pommade (la) antiseptique	10	*antiseptic cream (the)*
pommade (la) cicatrisante	10	*wound-healing cream (the)*
porte-essuie-mains (les)	1	*towel rail (the)*
porte-serviettes (les)	1	*towel rail (the)*
portemanteau (le)	1	*coat-stand (the)*

284

porter	1	*wear (to ...)*
porter des lunettes	1	*wear (to ...) glasses*
poser	3	*put (to ...) (something somewhere)*
poser une mèche	10	*put (to ...) in a wick*
position (la)	2	*position (the)*
pot (le)	5	*jug (the)*
pot (le) à lait	5	*milk jug (the)*
pot (le) à urine	1	*sample bottle (the), urine pot (the)*
pouls (le)	1	*pulse (the)*
pousser	3,11	*push (to ...)*
premier jet (le)	1	*first jet (the)/first stream (the)*
prendre	3,9	*take (to ...)*
prendre un médicament	9	*take (to ...) medicine*
presbyte (le)	2	*long-sighted man/woman (the), (presbytic)*
prescription (la)	1	*prescription (the)*
préférer	1	*prefer (to ...)*
prélever	8	*draw (to ...) up, to take (a sample)*
prémédication (la)	6	*premedication (the)*
préoccupé	6	*worried (about something)*
préoccupé (être)	6	*worried (to be ...) (about something)*
préparation (la)	2,6	*preparation (the)*
présenter	2	*show (to ...)*
présenter (une maladie)	1	*have (to ... an illness)*
présenter un symptôme	2	*show (to ...) a symptom*
prévenir	1	*inform (to ...), tell (to ...)*
prise (la) de sang	2	*blood sample (the)*
problème (le)	1	*problem (the)*
produit (le)	8	*product (the), solution (the), liquid (the)*
profession (la)	1	*profession (the)*
progrès (le)	4	*progress (the)*
proposer	1	*propose (to ...)*
protection (la) de lit	10	*bed protection (the)*
protéger	6	*protect (to ...)*
protéger la cicatrice	10	*protect (to ...) the scar*
prothèse (la)	1	*prosthesis (the), artificial limb (the)*
prothèses (les) dentaires	1	*dentures (the), false teeth (the)*
provision (la)	1	*account (the), provision (the)*
proximité (à ...)	7	*near to*
pus (le)	10	*pus (the)*
pyjama (le)	4	*pyjamas (the)*

Q

quantité (la)	1	*quantity (the)*
queue (la) de cheval	6	*ponytail (the)*
quitter	3	*leave (to ...)*

R

raccourcir	2	*shorten (to ...)*
raccourcir le drain	10	*shorten (to ...) the drain*
raconter	3	*tell (to ...)*
radiographies (les)	1	*X-rays (the)*
rafraîchir	4	*freshen (to ...) up*
rafraîchir (se)	1	*freshen (to ...) up*

ramener	2	bring (to ...) back
ranger	1	arrange (to ...), tidy (to ...)
ranger du linge	4	put (to ...) away the linen,
ranger du linge		tidy (to ...) up the linen
raser	4	shave (to ...)
rasoir (le)	4	razor (the) (shaver)
ravier (le)	5	dish (the)
réaction (la)	2	reaction (the)
réactions (avoir des ...)	2	reaction (to have a ...)
réagir	2	react (to ...)
réamorcer	2	start (to ...) up again
recalotter le gland	11	put (to ...the foreskin back)
réconforter	6	comfort (to ...)
recouvrir	10	cover (to ...)
recouvrir la plaie	10	cover (to ...) the wound
redresser	3,5	straighten (to ...) (up)
réflexe (le)	11	reflex (the ...)
reflux (le)	11	reflux (the ...) (running back)
refuser	2,8	refuse (to ...)
regarder	3	look (to ...) at
régime (le)	1	the diet
régime (le) spécial	1,5	special diet (the)
région (la)	1	area (the)
région (la) génitale	1	genital area (the)
région (la) opératoire	6	operation area (the)
regretter	8	sorry (to be ...)
régulariser	9	regulate (to ...)
relever	3,5	lift (to ...) up, pull (to ...) up
religion (la)	1	religion (the)
rembourrer	10	fill (to ...), pad (to ...)
rembourrer le pansement	10	pad (to ...) the dressing
remettre (se)	3	get (to ...) better, get (to ...) well, recover (to ..)
remonter	3	come (to ...) back up
remplir	1	fill (to ...) in
remplir un papier	1	fill (to ...) in a paper
renifler	9	sniff (to ...)
renseignement (le)	1	piece (the) of information
rentrer	3	go home (to ...)
rentrer à la maison	3	go (to ...) home
repas (le)	5	meal (the)
repiquer	2	re-prick (to ...)
replacer	2	replace (to ...)
réserver	1	reserve (to ...)
résidu (le)	5	fibre (the)
résidus (sans ...)	5	no fibre
respirer	2,3	breathe (to ...)
rester	3	stay (to ...)
rester au lit	3	stay (to ...) in bed
résultat (le)	6,8	result (the)
résultats (les) d'examens	1	results (the) of the tests
résultats (les) d'examens	1	test results (the)
retirer	2,6,8	take (to ...) out, remove (to ...) , pull (to ...) out,
retirer	8	withdraw (to ...)
retirer une mèche	10	pull (to ...) out a wick

réveil (le)	6	*waking (the)*
rincer	4,9	*rinse (to ...)*
robinets (les)	2	*taps (the)*
rouge (le) à ongles	6	*nail-varnish (the)*
rougeur (la)	10	*redness (the)*
ruban (le) adhésif	10	*sticky tape (the)*

S

sac (le)	10	*bag (the)*
sac (le) à déchets	10	*rubbish bag (the)*
sac (le) à urine	2	*urine bag (the)*
saigner	2	*bleed (to ...)*
sang (le)	2	*blood (the)*
savon (le)	4	*soap (the)*
savonner	4	*soap (to ...)*
sec (à ...)	6	*dry*
sécher	4,10	*dry (to ...) (off)*
sécher (se)	4	*dry (to ...) oneself*
sécrétions (les)	6,10	*secretions (the)*
sécurité (en ...)	6	*in a safe place*
selles (les)	1	*bowel motion (the), stools (the)*
sensation (la)	1	*feeling (the), sensation (the)*
sensibilité (la)	2	*sensitivity (the)*
sentir	3	*feel (to ...)*
sentir (odeurs)	2	*smell (to ...) (smells/odors)*
sentir (se) en forme	3	*feel (to ...) fit*
seringue (la)	8	*syringe (the)*
sérosités (les)	10	*serous fluid (the)*
serrer	6	*tighten (to ...)*
serrer les fesses	6	*tighten (to ...) the buttocks*
serviette (la)	5	*napkin (the)*
serviette (la) de toilette	4	*handtowel (the)*
servir	5	*serve (to ...)*
shampooing (le)	4	*shampoo (the)*
siège (le)	1,3	*seat (the) (bottom)*
siffler	2	*wheeze (to ...)*
signer	1	*sign (to ...)*
soin (le)	10	*care (the ... of)*
soin (le) de plaie	10	*wound (the) care*
solution (la)	1	*solution (the)*
somnifère (le)	1	*sleeping pill (the)*
somnolent	2	*drowsy*
somnoler	2	*be (to ...) sleepy, doze (to ...)*
sonde (la)	2	*catheter (the)*
sonde (la) à demeure	2	*permanent catheter (the)*
sonde (la) de gavage	2	*feeding tube (the)*
sonde (la) gastrique	2	*gastric catheter (the)*
sonde (la) vésicale	2,11	*urinary catheter (the), bladder catheter (the)*
sonder	11	*catheterise (to ...)*
sonder un malade	2	*catheterise (to ...) a patient*
sonnette (la)	1	*bell (the)*
sortir		*leave (to ...)*
sortir de son lit	2	*get (to ...) out of bed*
soucoupe (la)	5	*saucer (the)*

souffler	9	blow (to ...)
souffrir	1	endure (to ...) , suffer (to ...)
souiller	10	dirty (to ...), soil (to ...)
souillé (être)	10	dirty (to be ...)
soulager	9	ease (to ...)
soulagé	2	relieved
soulagé (être)	2	relieved (to be ...)
soulever	3	lift (to ...) up
souper (le)	5	evening meal (the), supper (the)
sourd (le)	2	deaf man (the)
soutenir	3	hold (to ...) up, support (to ...)
soutenir la peau	10	hold (to ...) the skin
sparadrap (le) (R)	10	sticky tape (the), elastoplast (the) (R)
décoller le sparadrap	10	remove (to ...) the sticky tape, elastoplast
stérile	11	sterile
stérile (c'est ...)	11	sterile (it's ...)
stérile (non fécond)	11	sterile (not fertile)
stopper	2	stop (to ...)
stopper un traitement	2	stop (to ...) a treatment
subir une opération	1	undergo (to ...) an operation
sucer	9	suck (to ...)
suinter	10	ooze (to ...)
suivre	1	follow (to ...)
suivre quelqu'un	1	follow (to ...) someone
supporter	2	tolerate (to ...), put (to ...) up with
suppositoire (le)	2	suppository (the)
surélever	3	raise (to ...) up
sursauter	2	jump (to ...)

T

table (la)		table (the)
table (la) de nuit	1,3	bedside table (the)
tablier (le)	10	apron (the)
tâcher de	6	try (to ...) to
taie (la) d'oreiller	3	pillowcase (the)
taille (la)	1	height (the)
tampon (le)	10	swab (the)
tamponner	10	swab (to ...)
tartiner	5	spread (to ...) (butter, etc ...)
faire les tartines	5	make (to ...) sandwiches
tasse (la)	5	cup (the)
teint (le)	2	colour (the)
température (la)	1	temperature (the)
température (la) rectale	1	rectal temperature (the)
tension (la) artérielle	1	blood pressure (the)
test (le)	8	test (the)
thermomètre (le)	1	thermometer (the)
théière (la)	5	teapot (the)
thyroïde (la)	6	thyroid (the)
tirer	2	pull (to ...)
tirer (sa sonde)	2	pull (to ...) on (his catheter)
tirer la chasse	6	flush (to ...) the toilet
tiroir (le)	1	drawer (the)
tissus (les)	8	tissue (the)
tissus (les) nécrosés	10	necrotic tissue (the), dead tissue (the)

toilette (la)	1	*washing and dressing (the)*
faire la toilette	1	*wash and dress (to ...) oneself*
toilette (la) intime	1	*washing (the) of the private parts*
toucher		*touch (to ...)*
ne pas toucher !		*do not touch !*
tourner (se)	3	*turn (to ...) (over)*
traces (les) d'adhésif	10	*adhesive marks (the) (sticky tape marks)*
traitement (le)	1	*treatment (the)*
transférer	2	*transfer (to ...)*
transfuser	2	*transfuse (to ...) (to give a transfusion)*
transpirer	2	*perspire (to ...) , sweat (to ...)*
tremblements (les)	2	*shaking (the)*
trembler	2	*shake (to ...) , tremble (to ...)*
tremper	4	*steep (to ...), soak (to ...)*
trempé (être)	3	*soaked (to be ...) (soaking wet)*
trousses (les)	2	*instrument cases (the)*
tuberculine (la)	8	*tuberculin (the) (test)*
tuyau (le)	11	*tube (the ...)*

U

unité (l' - une)	8	*unit (the)*
unité (l' - une) de soin	1	*care unit (the), treatment unit (the)*
urgence (en)	2	*emergency (in ...)*
urinal (l' - un)	1	*urinal (the), urine bottle (the)*
urine (l' - une)	1	*urine (the)*
urines (les) stériles	1	*sterile urine (the)*
uriner	1	*pass (to ...) water, urinate (to ...)*
utiliser	1	*use (to ...)*

V

veine (la)	8	*vein (the)*
venir	3	*come (to ...)*
vernis (le) à ongles	6	*nail-varnish (the)*
verre (le)	5	*glass (the)*
verser	5	*pour (to ...)*
verser (de l'argent)	1	*pay (to ...) (money)*
verser (un liquide)	1	*pour (to ...) (a liquid)*
vêtement (le) de nuit	1	*nightclothes (the)*
vider	1,6	*empty (to ...)*
vider (une vessie)	2	*empty (to ...) (the bladder)*
vignette (la)	1	*sticker (the)*
vignettes (les) d'identification	1	*identification stickers (the)*
violent (un besoin ...)	7	*strong (a ... need)*
voie (la)	11	*way (the)*
voie (faire une fausse ...)	11	*way (to make a false/wrong ...)*
voisin (le)	1	*neighbour (the)*
voisine (la)	1	*neighbour (the) (female)*
vomir	2	*bring (to ...) up, vomit (to ...)*

2

Vocabulary _____ Lexique

A

abcess (the)	10	abcès (l' - un)
accompanying letter (the)	1	lettre (la) d'accompagnement
account (the)	1	acompte (l' - un), provision (la)
acetone (the)	6	acétone (l' - un)
acquired	11	acquis
adhesive (the)	10	autocollant (l' - un)
adhesive bag (the) (pouch)	10	poche (la) autocollante, poche (la) adhésive
adhesive dressing (the)	10	pansement (le) adhésif
adhesive marks (the) (sticky tape marks)	10	traces (les) d'adhésif
adhesive patch (the)	10	plaque (la) adhésive
afraid (to be ...)	6	craindre
air-cushion (the)	3	coussin (le) à air
alcohol (the)	8	alcool (l' - un)
allow (to ...) to work	6	laisser agir
ampulla (the)	8	ampoule (l' - une)
anaesthetic (the)	6	anesthésie (l' - une), narcose (la)
annoying	7	ennuyeux
anti-coagulant (the)	8	anticoagulant (l' - un)
antibody (the)	8	anticorps (l' -un)
antiseptic (the)	1,6,10	antiseptique (l' - un), aseptisant (l' - un)
antiseptic cream (the)	10	pommade (la) antiseptique
apathetic	2	apathique
appetite (the)	5	appétit (l' - un)
apply (to ...) to	1	adresser (s') à
apron (the)	10	tablier (le)
arrange (to ...)	1	ranger
arrange (to ...) the compresses	10	disposer les compresses
artificial limb (the)	1	prothèse (la)
asepticise (to ...)	6	aseptiser
ask (to ...) questions	1	interroger
aspirate (to ...)	8	aspirer
aspiration (the)	2	aspiration (l' - une)
aspiration bottle (the) (jar.)	3	bocal (le) d'aspiration
aspirate (to ...), suck out (to ...)	2	aspirer
attach (to ...)	11	fixer, attacher
auditory canal (the)	2	conduit (le) auditif
avoid (to ...)	6	éviter
avoid (to ...) an error, a mistake	1	éviter une erreur

B

bacillus (the)	8	bacille (le)
backrest (the)	5	dossier (le)
balloon (the)	2	ballonnet (le)
balls (the)	7	boules (les)
balls (the) of faeces	7	ciballes (les)

band (the)	2	cordon (le)
bandage (the)	10	bandage (le)
bandage (to ...) the leg	10	bander la jambe
barber (the)	4	barbier (le)
bath (the)	4	bain (le)
bathroom (the)	3	cabinet (le) de toilette
be (to ...) admitted for	2	être admis pour
agitated	2	être agité
allergic to	1	être allergique à
awake	2	être éveillé
blocked	2	être obstrué, être bouché
fasting	1	être à jeun
obliged to ...	6	obliger
operated	1	être opéré
sleepy, doze (to ...)	2	somnoler
swollen	2	être gonflé
taken (to)	2	être amené
beaker (the)	4,5	canard (le), gobelet (le)
bed (the)	3	lit (le)
bed protection (the)	10	protection (la) de lit
bedpan (the)	1	bassin (le) hygiénique ("la panne")
bedside table (the)	1,3	table (la) de nuit
bedsore (the)	1	escarre (l' - une)
bell (the)	1	sonnette (la)
bend (to ...)	3	plier
big (thick)	8	gros(se)
bile (the)	2	bile (la)
bladder catheter (the)	2	sonde (la) vésicale
bladder wash (the)	2	lavage (le) vésical
blanket (the)	1,3	couverture (la)
bleed (to ...)	2	saigner
blind man (the)	2	aveugle (l')
blockage (the)	7	bouchon (le)
blood (the)	2	sang (le)
blood culture (the)	2	hémoculture (l' - une)
blood group card (the)	1	carte (la) de groupe sanguin
blood pressure (the)	1	tension (la) artérielle
blood sample (the)	2	prise (la) de sang
blow (to ...)	9	souffler
blow (to ...) the nose	9	moucher (se)
blow (to ...) up	2	gonfler
blue	2	cyanosé
Bonneau syringe (the)	10	poire (la) de Bonneau
bother (to ...)	2	déranger
bottle (the)	8	flacon (le)
bowel motion (the)	1	selles (les)
bowl (the)	5,10	bol (le)
breakfast (the)	5	petit déjeuner (le)
breathe (to ...)	2,3	respirer
breathe (to ...) out	2	expirer
bring (to ...) back	2	ramener
bring (to ...) up	2	vomir
brooch (the)	6	broche (la)
bruise (the)	8	bleu (le), ecchymose (l' - une)
brush (to ...)	4	brosser
bubble (the)	8	bulle (la)
butter (to ...) bread	5	beurrer les tartines

C

English	Ref	French
can't be felt	2	impalpable
can't be taken	2	imprenable
cardboard basin (the)	4	bassin (le) en carton
care (the ... of)	10	soin (le)
care (to ...) for	1	occuper (s') de
care unit (the)	1	unité (l' - une) de soin
catch (to ... on) (something)	11	accrocher
catheter (the)	2,10	sonde (la), cathéter (le)
catheterise (to ...)	11	sonder
catheterise (to ...) a patient	2	sonder un malade
cavity (the)	10	cavité (la)
central perfusion (the)	2	perfusion (la) centrale
chain (the)	6	chaîne (la)
chair (the) (armchair)	3	fauteuil (le)
chair (the) (wooden)	3	chaise (la)
change (to ...)	2	changer
change (to ...) (the catheter)	2	changer (la sonde)
change (to ...) (the linen)	4	changer (de linge)
change (to ...) direction	8	changer (de direction)
change (to ...) the (a) dressing	10	changer (le pansement)
change (to ...) the bed	3	changer (le lit)
check (to ...)	6	contrôler
chew (to ...)	1,5,9	mâcher, mastiquer
circulation (the)	3	circulation (la)
clamp (to ...)	2	clamper
clean (to ...)	6	nettoyer
clean (to ...) the skin	6	nettoyer la peau
clean (to ...) the wound	10	nettoyer la plaie
clean facecloth (the)	1	gant (le) de toilette propre
clear (to ...)	5	débarrasser
clear (to ...) away	5	débarrasser
clear (to ...) the intestins	6	dégager les intestins
clear (to ...) up	5	débarrasser
clips (the)	10	agrafes (les)
close (to ...)	9,10	boucher, cicatriser
clots (the)	2	caillots (les)
coat-stand (the)	1	portemanteau (le)
coffee (tea)-time (the)	5	goûter (le)
coffee pot (the)	5	cafetière (la)
coffee spoon (the)	5	cuiller (la) à café
colic (the)	2	coliques (les)
colour (the)	2	teint (le)
comatose	2	comateux
comb (the)	4	peigne (le)
comb (to ...) the hair	4	peigner (se)
come (to ...)	3	venir
come (to ...) back up	3	remonter
comfort (to ...)	6	réconforter
commode (the)	7	chaise (la) percée
competent	6	compétent
complain (to ...)	2	plaindre (se)
compress (the)	10	compresse (la)
compress (to ...)	8	comprimer
congested (to be ...)	2	congestionné (être), encombré (être)

connect (to ...)	2,11	connecter
conscientious	6	consciencieux
constipation (the)	2	constipation (la)
constricting pains (the)	2	douleurs (les) constrictives
contact lenses (the)	1	lentilles (les)
continue (to ...) a treatment	2	continuer un traitement
contractions (the)	2	contractions (les)
convulsions (the)	2	convulsions (les)
cord (the)	2	cordon (le)
cordlet (the)	10	cordonnet (le)
cotton-wool (the)	8	ouate (l' - une)
cover (the)	1,5	couvercle (le)
cover (to ...) the wound	10	recouvrir la plaie
cramp (the)	7	crampe (la)
cramps (the)	2	coliques (les)
cream (the)	2	pommade (la)
crunch (to ...)	1,5,9	croquer
crush (to ...)	9	écraser
* crush (to ...) a tablet*	9	écraser un comprimé
culture (the)	2	culture (la)
cup (the)	5	tasse (la)
cupboard (the)	1	armoire (l' - une)
cushion (the)	3	coussin (le)
cut (to ...) meat	5	couper la viande
cyanotic	2	cyanosé

D

damage (to ...)	8	abîmer , blesser, froisser
dawb (to ...)	10	badigeonner
dead tissue (the)	10	tissus (les) nécrosés
deaf man (the)	2	sourd (le)
defend (to ...)	6	défendre
(to take the defense of ...)		(prendre la défense de ...)
defend (to ...) (to protect)	6	défendre (= protéger)
deflate (to ...)	2	dégonfler
dentures (the)	1	prothèses (les) dentaires
dentures (the) (false teeth)	4	dentier (le)
deposit (to ...)	6	déposer
deposits (the ...)	11	dépôts (les)
dessert plate (the)	5	assiette (l' - une) à dessert
dessert spoon (the)	5	cuiller (la) à dessert
detection (the)	8	dépistage (le)
development (the ...)	11	formation (en ...)
diabetic	5	diabétique
diarrhea (the)	2	diarrhée (la)
die (to ...)	2	décéder
dietitian (the)	5	diététicienne (la)
dinner (the)	5	dîner (le)
dirty (to be ...)	10	souillé (être)
discharge (the)	2	écoulement (l' - un)
dish (the)	5	ravier (le)
disinfect (to ...)	6,10	aseptiser, désinfecter
disinfectant (the)	6,10	désinfectant (le)
dissecting forceps (the)	10	pince (la) dissection
diuresis (the)	2	diurèse (la)

diuresis schedule (the)	11	diurèse (la) horaire
do (to ...)	2	effectuer
do (to ...) a dressing	10	faire un pansement
don't touch	6	ne pas toucher
dose (the)	1	dose (la)
drain (the)	10	drain (le)
drain (to ...)	9	draîner
drain (to ...) bronchial secretions	9	draîner les sécrétions bronchiques
drain (to ...) serous fluid	10	drainer des sérosités
draw (to ...) up	8	prélever
drawer (the)	1	tiroir (le)
drawsheet (the)	3	alèse (l' - une) ou l'alaise
dressing (the)	2,10	pansement (le)
dressing gown (the)	3	peignoir (le)
drinking cup (the)	5	canard (le)
drip (the)	2	perfusion (la)
drowsy	2	somnolent
dry	6	sec (à ...)
dry (to ...)	4	sécher
dry (to ...) (off)	10	sécher
dry (to ...) (wipe dry, dry off)	4	essuyer
dry (to ...) oneself	4	sécher (se)
dry (to ...) the skin	6	dégraisser la peau
dumb person (the)	2	muet (le)
dying (to be ...)	2	agoniser
dyspnoeic (to be ...)	2	dyspnéïque (être)

E

earrings (the)	6	boucles (les) d'oreilles
ease (to ...)	9	soulager
effort (the)	2	effort (l' - un)
elastoplast (R)	10	sparadrap (R)
emergency (in ...)	2	urgence (en)
empty (to ...)	1,6	vider
empty (to ...) (the bladder)	2	vider (la vessie)
end (the ... of)	11	embout (l' - un)
endure (to ...)	1	souffrir
enema (the)	2	lavement (le)
error (the), mistake (the)	1	erreur (l' - une)
ether (the)	8	éther (l' -un)
evening meal (the)	5	souper (le)
excretion (the)	7,11	excrétion (l')
exhale (to ...)	2	expirer
experienced (to be ...)	6	expérimenté (être)

F

facecloth (the)	4	gant (le) de toilette
faecaloma (the)	7	fécalome (le)
false teeth (the)	1,6	prothèses (les) dentaires, fausses dents (les)
family doctor (the)	1	médecin (le) traitant
fear (the)	6	peur (la)
fear (to ...)	6	craindre
feeding tube (the)	2	sonde (la) de gavage

feel (to ...) fit	3	sentir (se) en forme
feeling (the)	1	sensation (la)
fetch (to ...)	1	aller chercher
fever (the)	1	fièvre (la)
fibre (the)	1	déchets (les)
field (the)	10	champ (le)
operative field (the)	11	champ (le) opératoire
fill (to ...)	1	remplir
fill (to ...) in a paper	1	remplir un papier
fine (small)	8	fin(e)
finish (to ...) (washing)	4	achever (la toilette), compléter (la toilette)
first jet (the)	1	premier jet (le)
fix (to ...)	6,11	fixer, nouer
flap (the)	8	flapule (la)
flow (the ...)	11	écoulement (l' - un)
flow (to ...)	2,10	couler
flush (to ...) the toilet	6	tirer la chasse
flushing (the) (of the toilet)	6	chasse (la) (de WC)
foam cushion (the)	3	coussin (le) mousse
follow (to ...) someone	1	suivre quelqu'un
food (the)	1	aliment (l' - un)
for the liver	5	hépatique
forbid (to ...) (not allow)	6	défendre (= interdire)
force (to ...)	5	forcer
forceps (the)	10	pince (la)
fork (the)	5	fourchette (la)
free (to ...) oneself	1	libérer (se)
freshen (to ...) up	1,4	rafraîchir, rafraîchir (se)
fruit puree (the)	5	panade (la)
full bladder (the)	2	globe (le) vésical

G

gargle (to ...)	9	gargariser
gases (the)	2	gaz (les)
gastric	2	gastrique
gastric aspiration (the)	2	aspiration (l' - une) gastrique
gastric catheter (the)	2	sonde (la) gastrique
general practitioner (the) (G.P.)	1	médecin (le) traitant
genital area (the)	1	région (la) génitale
germs (the)	10	germes (les)
get (to ...)	1	procurer, obtenir
get (to ...) back to health	10	guérir (recouvrer la santé)
get (to ...) better	3,10	remettre (se), guérir (recouvrer la santé)
get (to ...) out of bed	2	sortir de son lit
get (to ...) undressed	1	déshabiller (se)
get (to ...) up	3	lever (se)
get (to ...) well	3	remettre (se)
give (to ...)	3	donner
glass (the)	5	verre (le)
glass eye (the)	6	oeil (l' - un) de verre
glasses (the)	1	lunettes (les)
glove (the)	7	gant (le)
go (to ...)	1	aller

go (to ...) and fetch	1	aller chercher
go (to ...) down the wrong way	5	avaler de travers
go (to ...) forwards	3	avancer
go (to ...) home	3	rentrer à la maison
go (to ...) to the toilet	1	aller à la selle
graduated container (the)	2	bocal (le) gradué
graze (to ...)	6	écorcher
groan (to ...)	2	gémir
gurgling (the)	2	gargouillis (les)

H

habits (the)	1	habitudes (les)
haemorrhoids (the)	6	hémorroïdes (les)
hair-removing cream (the)	6	crème (la) épilatoire
hairs (the)	6	poils (les)
handkerchieves (the)	4	mouchoirs (les)
handtowel (the)	4	essuie (l' - un) de toilette, essuie-mains (l' - un)
handtowel (the)	4	serviette (la) de toilette
have (to ...)	1	avoir
have (to ... an illness)	1	présenter (une maladie)
have (to ...) a bowel motion	1	aller à la selle
have (to ...) an effect (an enema)	6	faire de l'effet (un lavement)
have (to ...) cramps	6	avoir des crampes
have (to ...) wind	2	ballonné (être)
heal (to ...)	9,10	guérir
heal (to ...) (more locally, e.g. a wound)	10	cicatriser (sens plus local, par ex. se cicatriser)
healthy (clean) wound (the)	10	plaie (la) saine
hear (to ...)	2	entendre
hearing aid (the)	2	appareil (l' - un) auditif
hearing aid (the)	1	appareil (l' - un) d'audition
height (the)	1	taille (la)
help (to ...) oneself	1	débrouiller (se)
hematoma (the)	8	hématome (l' - un)
hemostatic forceps (the)	10	pince (la) mousse
hold (to ...)	1	garder
hold (to ...) on to	1	garder
hold (to ...) the skin	10	soutenir la peau
hold (to ...) up	3	soutenir
hooks (the)	1	crochets (les)
hot plate (the)	5	assiette (l' - une) chauffante
humidify (to ...)	9	humidifier
husband (the)	1	époux (l' - un)
hygiene (the)	1	hygiène (l' - une)

I

identification bracelet (the)	1	bracelet (le) d'identification
identification sheet or card (the)	1	fiche (la) d'identification
identification stickers (the)	1	vignettes (les) d'identification
identity card (the)	1	carte (la) d'identité
illness (the)	1	maladie (la)
impalpable (can't be felt)	2	insaisissable
impotent	11	impuissant

296

improve (to ...)	1	améliorer, faciliter
improve (to ...) the digestion	1	faciliter le transit intestinal
improve (to ...) intestinal transit	1	faciliter le transit intestinal
in a safe place	6	sécurité (en ...)
in this field	6	domaine (dans ce ...)
incision (the)	6,10	incision (l' - une)
incontinent	1,11	incontinent
increase (the)	2	augmentation (l' -une)
increase (to ...) blood pressure	9	augmenter la tension
indicate (to ...)	1	indiquer
infect (to ...)	6	infecter
infected wound (the)	10	plaie (la) infectée
infection (the)	2	infection (l' - une)
inflamed	2	enflammé
inflate (to ...)	2	gonfler
inform (to ...)	1	prévenir
information (the piece of)	1	renseignement (le)
inhale (to ...)	2	inspirer
inhibit (to ...)	11	inhiber
inject (to ...)	2,8	injecter
injection (the)	8	injection (l' - une), piqûre (la)
insert (to ...)	11	pénétrer (Faire ...)
install (to ...)	1	installer (au lit)
install (to ...)	4	installer
institution (the)	1	institution (l' - une)
instrument (the)	10	instrument (l' - un)
instrument cases (the)	2	trousses (les)
insulated plate (the)	5	assiette (l' - une) isolante
insulin (the)	8	insuline (l' - une)
intercostal pains (the)	2	douleurs (les) intercostales
interval (the)	8	intervalle (l' - un)
introduce (to ...)	11	introduire
irrigate (to ...)	2	irriguer
irrigate (to ...) the wound	10	irriguer la plaie
isolate (to ...)	2	isoler
it seems ... (it appears ...) that	3	il paraît que
itch (to ...)	10	chatouiller

J

jab (the)	8	piqûre (la)
jab (to ...)	8	piquer
jewelry (the)	6	bijoux (les)
join (to ...)	11	connecter
jump (to ...)	2	sursauter

K

keep (to ...)	1	garder
keep (to ...) (something) in	1	garder (quelque chose) dans
key (the)	6	clef (la)
kidney-dish (the)	4,10	bassin (le) réniforme (ou haricot)
knife (the)	5	couteau (le)
knob (the)	1	bouton (le)
Kocher forceps (the)	10	pince (la) de Kocher

L

laxative (the)	2	laxatif (le)
lay (to ...) flat	4	mettre à plat
lean (to ...) on	3	appuyer (s')
lean (to ...) over forwards	4	pencher (se)
leave (to ...)	3	quitter
let (to ...) a cream go in	9	faire pénétrer une pommade
let (to ...) a cream penetrate	9	faire pénétrer une pommade
let (to ...) melt	9	laisser fondre
let (to ...) melt in the mouth	9	laisser fondre dans la bouche
let (to ...) serous fluid come (drain) out	10	exprimer des sérosités
lid (the)	1,5	couvercle (le)
lie (to ...) flat	4	se mettre à plat
lift (to ...) up	3,5	soulever, relever
lifting handle (the)	1	perroquet (le)
linen (the)	4	linge (le)
liquid	1	liquide
liquid pouch (the)	10	poche (la) de liquide
liquify (to ...)	9	liquéfier
listen (to ...) to	2	écouter
locker (the)	1	casier (le)
long	8	long(ue)
long-sighted person (the), (presbytic)	2	presbyte (le)
look (to ...) (seem) better	3	paraître mieux
look (to ...) after	1	occuper (s') de
look (to ...) at	3	regarder
lose (to ...)	6	égarer
lower (to ...)	6	abaisser
lower (to ...) the eyelid	9	abaisser la paupière
lubricant (the ...)	11	lubrifiant (le)
lunch (the)	5	déjeuner (le)

M

make (to ...) the (a) bed	3	faire le lit
make (to ...) the bowel motion easier	1	faciliter les selles
man (the)	1	homme (l' - un)
manage (to ...)	1	débrouiller (se)
mark (the)	8	marque (la)
mash (to ...) food	5	écraser les aliments
mask (the)	10	masque (le)
massage (to ...)	6,8	masser
maximum (the)	2	maximum (le)
meal (the)	5	repas (le)
light meal (the)	5	goûter (le)
measure (the) of hygiene	6	mesure (la) d'hygiène
medicine (the)	1	médicament (le)
medical insurance booklet (the)	1	carnet (le) de mutuelle
medical insurance card (the)	1	plaquette (la) de mutuelle
membrane (the)	8	membrane (la)
menu (the)	5	menu (le)
miction (the)	1	miction (la)
midday meal (the)	5	déjeuner (le), dîner (le)
milk jug (the)	5	pot (le) à lait
minced	1	moulu
minimum (the)	2	minimum (le)

mix (to ...) food(s)	5	mélanger les aliments
morale (the)	3	moral (le)
morsel (the)	5	bouchée (la)
mouthfull (the)	5	bouchée (la)
move (to ...) about	1	bouger
move (to ...) oneself	2	mobiliser (se)
move (to ...) the stitches	10	mobiliser les fils
muscle (the)	8	muscle (le)

N

nail-varnish (the)	6	rouge (le) à ongles, vernis (le) à ongles
(nail-varnish) remover (the)	6	dissolvant (le)
napkin (the)	5	serviette (la)
nausea (the)	2	nausées (les)
near to	7	proximité (à ...)
necklace (the)	6	collier (le)
necrotic tissue (the)	10	tissus (les) nécrosés
need (to ...) help	1	avoir besoin d'aide
needle (the)	8	aiguille (l' - une)
negative	8	négatif
neighbour (the)	1	voisin (le), voisine (la)
nightclothes (the)	1	vêtement (le) de nuit
nightdress (the)	1	chemise (la) de nuit
no fibre, low residue	5	déchets (sans ...), résidus (sans ...)
not to be able to	2	incapable (être) de
not to run (flow) any more	2	ne plus couler
not to suit	2	ne pas convenir
nursing file (the)	1	dossier (le) infirmier

O

oedema (the)	2	oedème (l' - un)
oedematous	2	oedématié
ooze (to ...)	10	suinter
open (to ...)	9	ouvrir
open (to ...) the appetite	9	ouvrir l'appétit
open (to ...) the mouth	5	ouvrir la bouche
opening (the)	10	orifice (l' - un)
operation (the)	6	intervention (l' - une), opération (l' - une)
operation area (the)	6	région (la) opératoire
operation gown (the)	1	blouse (la) d'opéré
oxygen (the)	2	oxygène (l' - un)

P

pad (to ...) the dressing	10	rembourrer le pansement
pain (the)	3	douleur (la)
pains (the)	2	douleurs (les)
paint (to ...)	10	badigeonner
palpate (to ...)	8	palper
paraffin (the)	7	paraffine (la)
paraffin compress (the) (gauze)	10	compresse (la) grasse
pass (to ...) away	2	décéder
pass (to ...) water	1	uriner
patches (the)	2	plaques (les)
patient (to be ...)	1	patienter

pay (to ...) (money)	1	verser (de l'argent)
penetration (the ...) (putting in)	11	pénétration (la)
perfuse (to ...) (to give a perfusion)	2	perfuser
perfusion (the) [the drip]	2	perfusion (la)
permanent catheter (the)	2	sonde (la) à demeure
person (the) to be operated on	6	futur opéré (le)
perspire (to ...)	2	transpirer
phlegm (the)	2	crachat (le)
piece (the) of information	1	renseignement (le)
pillow (the)	3	oreiller (l' - un)
pillowcase (the)	3	taie (la) d'oreiller
pinch (to ...)	8	pincer
pinching feeling (the ...)	11	pincement (le)
place (to ...)	2,4	placer, installer
place (to ...) a catheter	2	placer une sonde
plate (the)	5	assiette (l' - une)
point (the)	8	biseau (le)
point (to ...) to	1	indiquer
ponytail (the)	6	queue (la) de cheval
position (the)	2	position (la)
pour (to ...)	5	verser
pour (to ...) (a liquid)	1	verser (un liquide)
prefer (to ...)	1	préférer
premedication (the)	6	prémédication (la)
preparation (the)	2,6	préparation (la)
prescription (the)	1	prescription (la)
prevent (to ...)	6	éviter
prick (to ...)	2,8	piquer
prick (to ...) (sting) (sensation)	2	piquer (sensation)
private room (a ...)	1	chambre (une) privée
problem (the)	1	problème (le)
product (the)	8	produit (le)
profession (the)	1	profession (la)
progress (the)	4	progrès (le)
progress (to ...)	6	évoluer
propose (to ...)	1	proposer
prosthesis (the)	1	prothèse (la)
protect (to ...)	6	défendre (= protéger), protéger
protect (to ...) the scar	10	protéger la cicatrice
provision (the)	1	provision (la)
pull (to ...)	2	tirer
pull (to ...) off	10	décoller (sparadrap (R))
pull (to ...) on (his catheter)	2	tirer (sa sonde)
pull (to ...) out	6,8,10	arracher, retirer
pull (to ...) out (his catheter)	2	arracher (sa sonde)
pull (to ...) out a wick	10	retirer une mèche
pull (to ...) up	3	relever
pulse (the)	1	pouls (le)
pus (the)	10	pus (le)
push (to ... back the foreskin)	11	décalotter le gland
push (to ...)	3,11	pousser
push in (to ...)	11	enfoncer
put (to ...) (something somewhere)	3	poser
put (to ...) away the linen	4	ranger du linge
put (to ...) down	6	déposer
put (to ...) in a wick	10	poser une mèche
put (to ...) on	4	enfiler

put (to ...) on (clothing)	1	mettre (enfiler un vêtement)
put (to ...) weight on	3	appuyer (s')
put (to ...), set (to ...)	1	mettre (déposer)
put (to ... the foreskin back in place)	11	recalotter le gland
pyjamas (the)	4	pyjama (le)

Q

quantity (the)	1	quantité (la)
question (to ...)	1	interroger

R

raise (to ...) up	3	surélever
razor (the) (shaver)	4	rasoir (le)
re-prick (to ...)	2	repiquer
react (to ...)	2	réactions (avoir des ...), réagir
reaction (to have a ...)	2	réactions (avoir des ...)
recover (to ...)	3	remettre (se)
rectal temperature (the)	1	température (la) rectale
redness (the)	10	rougeur (la)
redskin (the)	10	peau rouge (le ...)
reduce (to ...) the appetite	9	diminuer l'appétit, freiner l'appétit
reflex (the ...)	11	réflexe (le)
reflux (the ...) (running back)	11	reflux (le)
refuse (to ...)	2,8	refuser
regulate (to ...)	9	régulariser
relieved (to be ...)	2	soulagé (être)
religion (the)	1	religion (la)
removal (the)	6	ablation (l' - une)
remove (to ...)	6,10	ôter, retirer, décoller
remove (to ...) hair	6	épiler
repair tissue (the)	10	bourgeonnement (le)
replace (to ...)	2	replacer
reserve (to ...)	1	réserver
result (the)	6,8	résultat (le)
results (the) of the tests	1	résultats (les) d'examens
ring (the)	6	bague (la)
rinse (to ...)	4,9	rincer
rub (to ...)	4	frictionner
rub (to ...)	8	masser
rubber sheet (the)	8	caoutchouc (le)
rubbish bag (the)	10	sac (le) à déchets
run (to ...)	2,10	couler
run (to ...) beside	2	couler à côté

S

safety pin (the)	10	épingle (l' - une) de sûreté
sample (the)	1	échantillon (l' - un)
sample bottle (the urine ...)	1	pot (le) à urine
saucer (the)	5	soucoupe (la)
scales (the)	1	balance (la), pèse-personne (le)
scalpel (the)	10	bistouri (le)
scar (the)	10	cicatrice (la)
scissors (the)	10	ciseaux (les)

scissors (two pairs of ...)	10	deux paires de ciseaux
scratch (to ...)	10	gratter
seat (the)	1	siège (le)
seat (the) (bottom)	3	siège (le)
secretions (the)	6,10	sécrétions (les)
sensation (the)	1	sensation (la)
sensitivity (the)	2	sensibilité (la)
septic dressing (the)	10	pansement (le) septique
serous fluid (the)	10	sérosités (les)
serve (to ...)	5	servir
set (to ...)	6	déposer
settle (to ...) down (in bed)	1	installer (au lit)
shake (to ...)	2	trembler
shaking (the)	2	tremblements (les)
shampoo (the)	4	shampooing (le)
shave (to ...)	4	raser
sheet (the)	11	champ (le)
sterile sheet (the)	11	champ (le) stérile
sheet(s) (the)	3	drap (le)
shiver (to ...)	2	frissonner
shivering (the)	2	frissons (les)
shivers (the)	2	frissons (les)
short	8	court(e)
short of breath (to be ...)	2	dyspnéïque (être)
short-sighted person (the), (myopic)	2	myope (le)
shorten (to ...)	2	raccourcir
shorten (to ...) the drain	10	raccourcir le drain
show (to ...)	1	montrer
show (to ...) a symptom	2	présenter un symptôme
shower (the)	4	douche (la)
sickness (the)	2	nausées (les)
sign (to ...)	1	signer
single room (a ...)	1	chambre (une) individuelle
sink (the)	3	évier (l' - un)
sink (the) (with taps)	1	évier (l' - un ...) (avec robinets)
sip (the)	5	gorgée (la)
sit (to ...) down	3	asseoir (s')
skilful (to be ...)	6	adroit (être)
skin (the)	8	peau (la)
sleeping pill (the)	1	somnifère (le)
sleeve (the)	1	manche (la)
slide (to ...)	3,11	glisser
slimming	5	amaigrissant
slippers (the)	3	pantoufles (les)
smell (the) (sense of)	2	odorat (l' - un)
smell (to ...) (odors)	2	sentir (odeurs)
smells (the)	2	odeurs (les)
sniff (to ...).	9	renifler
soaked (to be ...) (soaking wet)	3	trempé (être)
soap (the)	4	savon (le)
soap (to ...)	4	savonner
soft	1	mou
solution (the)	1	solution (la)
sorry (I'm ...)	1	désolé (je suis ...)
sorry (to be ...)	8	regretter
soup spoon (the)	5	cuiller (la) à soupe

speak (to ...) to	1	adresser (s') à
special cushion (the)	3	coussin (le) spécial
special diet (the)	1,5	régime (le) spécial
spit (to ...) (out)	4	cracher
spit bucket (the)	4	crachoir (le)
spread (to ...) (butter, etc ...)	5	tartiner
spread (to ...) a cream	9	étendre une pommade
sputum pot (the)	4	crachoir (le)
squeeze (to ...)	8	comprimer
start (to ...) (washing)	4	commencer (la toilette)
start (to ...) up again	2	réamorcer
stay (to ...) in bed	3	rester au lit
steep (to ...)	4	tremper
sterile	11	stérile
sterile (it's ...)	11	stérile (C'est ...)
sterile (it's no longer ...)	11	déstérilisé (C'est ...)
sterile (not fertile)	11	stérile (non fécond)
sterile dressing (the)	10	pansement (le) aseptique
sterile gloves (the)	10	gants (les) stériles
sterile urine (the)	1	urines (les) stériles
stick (to ...) a bag	10	coller une poche
sticky plaster (the)	6	adhésif (l')
sticky tape (the)	10	ruban (le) adhésif, sparadrap (le) (R)
stimulate (to ...) the appetite	9	ouvrir l'appétit
stitches (the)	10	fils (les), points (les) de suture
stools (the)	1	selles (les)
stop (to ...) a treatment	2	stopper un traitement
straighten (to ...) (up)	3,5	redresser (se)
straw (the)	5	paille (la)
stretcher (the)	1	brancard (le)
stretcher-bearer (the)	2	brancardier(s) (le,les)
strong	7	violent
strong (a ... need)	7	violent (un besoin ...)
suck (to ...)	9	sucer
suffer (to ...)	1	souffrir
suffer (to ...) from wind	2	ballonné (être)
supper (the)	5	souper (le)
support (to ...)	3	soutenir
suppository (the)	2	suppositoire (le)
swab (the)	10	tampon (le)
swab (to ...)	10	tamponner
swallow (to ...)	1,5,9	avaler
sweat (to ...)	2	transpirer
swollen	2	oedématié
syringe (the)	8	seringue (la)

T

take (to ...)	3,9	prendre
take (to ...) medicine	9	prendre un médicament
take (to ...) off	10	ôter
take (to ...) out	2	retirer
take (to ...) out stitches	10	enlever les fils
take (to ...) the defense of	6	défendre (= prendre la défense de)
taps (the)	2	robinets (les)
taste (to ...) food	5	goûter un aliment

team (the)	6	équipe (l' - une)
teapot (the)	5	théière (la)
teaspoon (the)	5	cuiller (la) à café
tell (to ...)	1,3	prévenir, raconter
test (the)	8	test (le)
test results (the)	1	résultats (les) d'examen
tests (the)	1	examens (les)
the diet	1	régime (le)
thermometer (the)	1	thermomètre (le)
thyroid (the)	6	thyroïde (la)
tickle (to ...)	10	chatouiller
tidy (to ...)	1	ranger
tidy (to ...) up the linen	4	ranger du linge
tie (to ...) up	6	nouer
tighten (to ...) the buttocks	6	serrer les fesses
tilt (to ...)	9	basculer (la tête)
tilt (to ...) (the head)	9	incliner (la tête)
tip (the)	11	embout (l'-un)
tissue (the)	8	tissus (les)
toiletwater (the)	4	eau (l' -une) de toilette
tolerate (to ...)	2	supporter
toothbrush (the)	4	brosse (la) à dents
toothed forceps (the)	10	pince (la) griffe
toothpaste (the)	4	dentifrice (le)
top (the)	5	couvercle (le)
tourniquet (the)	8	garrot (le)
towel rail (the)	1	porte-essuie-mains (les), porte-serviettes (les)
transfer (to ...)	2	transférer
transfuse (to ...) (to give a transfusion)	2	transfuser
treatment (the)	1	traitement (le)
treatment unit (the)	1	unité (l' - une) de soins
tremble (to ...)	2	trembler
trolley (the)	10	chariot (le)
try (to ...) to	6,10	tâcher de, essayer de
tube (the ...)	10,11	tuyau (le), conduit (le)
tubefeed (the)	2	gavage (le)
tuberculin (the)	8	tuberculine (la)
turn (to ...) (over)	3	tourner (se)
two-bed room (a ...)	1	chambre (une) à deux lits

U

unblock (to ...)	2	désobstruer
uncertain	8	douteux
unconscious	2	inconscient
undergo (to ...) an operation	1	subir une opération
undress (to ...)	1	déshabiller (se)
unit (the)	8	unité (l' - une)
urinal/urinal bottle (the)	1	urinal (l' - un)
urinary catheter (the ...)	11	sonde (la) vésicale
urinate (to ...)	1	uriner
urine (the)	1	urine (l' - une)
urine bag (the)	2	sac (le) à urine
urine pot (the)	1	pot (le) à urine
use (to ...)	1	utiliser

V

vein (the)	8	veine (la)
vocal cords (the)	2	cordes (les) vocales
vomit (to ...)	2	vomir

W

wait (to ...)	1	patienter
waking (the)	6	réveil (le)
walk (to ...)	1,3	aller à pied, marcher
walk (to ...) about	2	circuler
wash (to ...) (and dress)	4	faire la toilette
wash (to ...) oneself	4	laver (se)
wash basin (the)	1	bassin (le) de toilette
washhand basin (the)	1	lavabo (le)
washing (the) of the private parts	1	toilette (la) intime
watch (the)	6	montre (la)
water-cushion (the)	3	coussin (le) à eau
way (to make a false ...)	11	voie (faire une fausse ...)
wear (to ...) glasses	1	porter des lunettes
weighing chair (the)	1	chaise (la) à bascule
weight (the)	1	poids (le)
wet (to be ...)	3,10	mouillé (être)
wheelchair (the)	1	chaise (la) roulante
wheeze (to ...)	2	siffler
wick (the)	10	mèche (la)
wife (the)	1	épouse (l' - une)
wig (the)	6	perruque (la)
withdraw (to ...)	8	retirer
woman (the)	1	femme (la)
work (to ...)	1	fonctionner
worried (to be ...) (about something)	6	préoccupé (être)
wound (the)	6,8,10	plaie (la)
wound (the) care	10	soin (le) de plaie
wound-healing cream (the)	10	pommade (la) cicatrisante
wrapping (the) (up)	10	emballage (l' - un)

X

X-rays (the)	1	radiographies (les)